医学心理学

张伯源　主　编
苏光荣　副主编

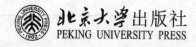

北京大学出版社
PEKING UNIVERSITY PRESS

图书在版编目(CIP)数据

医学心理学/张伯源主编. —北京:北京大学出版社,2010.12
ISBN 978-7-301-15856-2

Ⅰ.①医… Ⅱ.①张… Ⅲ.①医学心理学 Ⅳ.①R395.1

中国版本图书馆 CIP 数据核字(2009)第 171196 号

书　　　　名:医学心理学
著作责任者:张伯源　主编
责 任 编 辑:陈小红
封 面 设 计:张　虹
标 准 书 号:ISBN 978-7-301-15856-2/B · 0827
出 版 发 行:北京大学出版社
地　　　　址:北京市海淀区成府路 205 号　100871
网　　　　址:http://www.pup.cn　电子邮箱:zpup@pup.pku.edu.cn
电　　　　话:邮购部 62752015　发行部 62750672　编辑部 62752021　出版部 62754962
印　　刷　者:河北滦县鑫华书刊印刷厂
经　销　者:新华书店
　　　　　　787 毫米×980 毫米　16 开本　15.5 印张　338 千字
　　　　　　2010 年 12 月第 1 版　2010 年 12 月第 1 次印刷
印　　　　数:0001—4000 册
定　　　　价:28.00 元

前　言

医学心理学是心理学的一个应用性的分支学科,它是心理学和医学结合产生的一门交叉性学科;是把心理学的理论原理和方法技术运用到医学临床实践中,以阐明心理因素在各种疾病发生、发展和转归、康复中的作用。

医学心理学的基本观点认为人体内部进行的生理活动和心理活动是一个不可分割的整体,它们相互联系、相互影响、相互制约而且相互转化。这两方面在关系到人的健康和疾病问题上是紧密联系在一起并共同起作用的。医学心理学将心理学的理论方法和技术应用于临床实践,研究心理因素与人体健康和疾病的相互关系,直接服务于疾病的临床诊断、治疗、护理、预防和康复的整个医疗卫生保健事业。

进入 20 世纪以来,在人类健康和疾病的领域中威胁人类健康和生命,造成死亡的疾病谱和死因顺位都发生了重大的变化。当今社会人类死因的头几位不再是各种劣性传染病,如伤寒、霍乱、天花、肺结核等,而是心理、社会因素所致的疾病,如心血管病、脑血管病、恶性肿瘤以及意外事故死亡等。由于人类健康和疾病领域所发生的这些巨变迫使世界卫生组织于 1948 年在阿拉木图召开的世界卫生组织成立大会上对健康概念进行重新定义,把原来普遍认为人体没有病就是健康,改变为"健康不仅是没有疾病和缺陷,而是在生理、心理、社会适应三个方面都处在完好状态"。随着世界科学,特别是医学的发展,为了更有效地应对人类的这种疾病谱和死因顺位的变化,医疗实践所遵循的医学模式也由单一的"生物医学模式"转变为新的综合性的"生物—心理—社会医学模式"。无论是健康新概念还是新的医学模式,都特别突出了心理的和社会的因素。因此可以说医学心理学在心理学和医学之间架起了一座桥梁。首先,它促进了医学界去了解和熟悉心理学的理论与知识,认识人的心理活动规律,以及心身之间的密不可分的关系,从而为新的医学模式开辟道路。其次,医学心理学为医学界提供了心理学的研究方法和技术以及对人的心理进行评估和干预的手段和措施,从而有助于促进医学临床实践,并全面地提高医疗服务质量。

这本《医学心理学》是我 1960 年于北大毕业留校任教后,针对本科生的应用心理学课编写的教程,教材曾反复修改,后来又成为北京考试院心理学自学考试的一门课程的教材。第一次于 1990 年由光明日报社出版,第二次在 1996 年经修改后由中国科学技术出版社出版。到今天经过十多年的变迁,书中许多内容和观点已经陈旧,需要更新修改,补充有关医学科学、心理科学和医学心理学方面的新内容新观点。

　　针对医学心理学这门课,医学院校有专门的教科书,但书中的许多内容是给医学院校学生传授心理学的一般知识,因此内容比较繁杂。本次编写的《医学心理学》不似医学院校所用教科书那样有完整的体系,是专为已经具有心理学基本知识理论的心理学系本科学生编写的,医学院校学生也可以参考。

　　本书是在参编人员的共同努力下完成的,第1、2、7章由张伯源(北京科技职业学院)编写;第3、5、6章由苏光荣(《生命与健康》杂志总编)编写;第4章由杨凤池(首都医科大学)编写;第8、10章由全渝英(吉利大学心理治疗中心)编写;第9章由唐丽丽、宋丽莉(北京大学肿瘤医院)编写;第11、12章由霍莉钦(北京大学医学部)编写;第13章由施承孙(空军总医院)编写;最后全书由张伯源和苏光荣统审。本书得到北京大学出版社的大力支持和责任编辑陈小红的精心编辑才得以顺利出版,在此深表谢意! 由于我们水平有限,书中难免有不少错漏与不足之处,谨请广大读者、专家和同行学者不吝赐教、批评指正。

张伯源

2010 年 2 月 12 日

于北京大学燕东园

目 录

1

绪　　论

第一节　医学心理学概述

一、什么是医学心理学

医学心理学是心理学和医学相结合的产物,是一门交叉学科,它是研究心理因素在人体健康和疾病相互转化过程中作用规律的一门科学。

由于现代心理学的迅速发展,无论在基础理论还是在实际应用方面都取得了大量的成果。心理学将其有关的知识、方法、技术应用于临床医疗实践,研究心理因素与健康和疾病的相互关系,研究心理因素在疾病的发生、预防、诊断、治疗和康复过程中的作用。于是在心理学领域中就产生了一个侧重于应用的学科分支——医学心理学。

在医学领域中,医学心理学既与生理学、解剖学、药理学等学科一样,是完整的基础学科中不可缺少的组成部分;同时又是一门重要的临床应用学科。它应用心理学的知识和技术直接服务于疾病的临床诊断、治疗、护理、预防和康复的整个医疗和卫生保健事业。

作为心理学与医学相结合的一门学科,医学心理学与医学及心理学一样,其研究对象都是人,是一个有血有肉的生命有机体,同时也是一个有意识、有思想、有情感、有智慧的社会群体中的成员。也就是说,医学或医学心理学所面对的并不是简单的生物个体,而是一个生物性与社会性相结合、物质存在与精神活动相统一、外界环境与内部主体相协调的社会动物——人。因此,医学要完成自己的任务,要正确地诊断和治疗人体上的病变,修复机体组织器官的病损,恢复机体的功能,就不能只见病不见人。

总之,医学心理学一方面阐明了心理、社会因素对健康和疾病的作用机理,从而成为医学基础理论的一个组成部分;另一方面,它寻求战胜疾病、保持健康的心理途径,解决临床上各种病人所表现的与健康和疾病有关的心理问题。这样,医学心理学就不仅成为心理科学领域的一个重要的应用心理学分支学科;而且成为提供心理科学理论观点和技术方法,并为整个医疗卫生事业服务的一个医学科学的新分支、新领域。

二、医学心理学与医学模式的转变

以往的西方医学是在实验生理学和细胞病理学的基础上发展起来的。实验生理学主要用动物实验的方法研究人体各器官的生理功能;而细胞生理学则把人体当做细胞的"联合王国"。由于他们把人看作是由不同细胞组成的各种巧妙地构筑在一起而成的生物体。因此,就认为任何疾病都是某一器官或某一团细胞发生器质性或机能性病变的结果。也就是说,疾病是由特异的病原体所致,都具有异常生理解剖基础,如生化异常、组织病理改变或神经生理异常等。

在医学模式指导下,以往医学确实已经取得了前所未有的巨大成功,源源不断的新药的合成和医疗技术的革新以令人难以置信的速度高速发展,征服了一个又一个曾经肆虐人类健康和生命的重性传染病,如天花、麻疹、伤寒、结核和疟疾等。在非传染性疾病的诊断和治疗方面也取得了巨大功效。由于生物医学模式对医疗技术发展的巨大贡献难免使人们产生了这样的错觉和片面的认识,认为人体疾病完全能用生物医学方法和技术去治愈,而完全忽视了人的心理活动和社会生活环境与人体生理活动之间的相互作用。其实,在人的健康和疾病问题上,与人有关的生理学、心理学因素和社会因素往往是密不可分地结合在一起,共同在起作用的,它们相互联系、相互渗透、相互制约,而且相互转化,是一个不可分割的统一的整体。然而,过去遵循着生物医学模式的现代医学,固守着自身的陈旧观念,无视这个活生生的事实,结果它越是向前发展,就越背离真理。

随着自然科学和社会科学的飞速发展,对人的本质、人和环境的关系、心理和生理的关系等问题的认识越来越深化。心理因素和社会因素在人体健康和疾病问题上,在疾病的发生、预防、诊断、治疗和康复中的作用的重要性,也越来越被临床医学各科所认识、理解和接受。作为社会个体的人,社会上的种种事件和情境,往往通过人的心理活动反映到个体身上,引起个体的各种心理的、生理的和生物化学的复杂变化,从而影响到人的健康状况,也会影响到人的疾病发生、发展、转归和康复的整个过程。很显然,如果单纯使用药物、理疗或外科手术来治疗疾病是远不够的;还必须从病人的整体(躯体和精神的统一体)来考虑其治疗方案,即需要从病人的身体状况、精神状态、生活环境、家庭关系、经济状况、工作性质、社会交往和人际关系状况等综合地考虑,这样,才能更有效地使病人获得较理想的医疗效果。很明显,现代医学必须从原先的医学模式的固有观念中解脱出来。因为,旧的医学模式的固有观念认为,每一种疾病都必须而且也可以在器官、细胞或生物分子上找到特异的治疗手段。它将人的生物方面和心理社会方面割裂开来,把疾病看做是独立于社会行为的实体,认为用化学的、物理的术语就足以解释生命现象,甚至试图仅仅依据躯体过程的紊乱来解释人的心理和行为方面的障碍(G. L. 恩格尔,1977)。

由于旧的医学模式——生物医学模式已不能完全包含和解释现代医学科学所面临

的全部课题,从而表现出其内在的缺陷和消极影响,新的医学模式的出现就成为不可阻挡的时代要求。正如美国的医学和生理学教授 G. L. 恩格尔(1977)在其《需要新的医学模式——对生物医学的挑战》一文中指出:生物医学模式"没有给病痛的社会、心理和行为方面留下余地","为了理解疾病的决定因素和达到合理的治疗与预防,医学模式必须考虑到家人、环境及社会等因素。这就要求一种新的生物—心理—社会医学模式"。新的医学模式弥补了生物医学模式的缺陷,但它并不否定旧医学模式的重大贡献,而是把对疾病治疗产生过巨大医疗功效的生物医学成果同心理学的和社会学的成果有机地结合起来,把人看做是一个整体;把人的健康和疾病放在一个多层次的系统内进行考察。现实已经表明,心理社会因素和行为因素在人类健康和疾病中所起的作用变得日益突出。人类疾病谱和死因顺位的大量研究资料证实,当今社会,严重威胁人类健康、造成人类死亡的主要疾病已不是传染病或营养不良,而是心脑血管病、癌症和意外事故等,这些所谓"现代文明病"大都与心理、社会因素密切相关。

医学心理学尤其是心身医学,对于新的生物—心理—社会医学模式的出现和旧模式向新模式的转化,无疑地起着积极的促进和推动的作用。首先,医学心理学在心理学和医学之间架起一座桥,有助于促进生物医学界了解和熟悉心理学的理论与知识。认识人的心理活动的规律以及心身之间密不可分的相互关系,从而在理论观念上彻底动摇了生物医学模式的理论根基,为新的医学模式的出现开辟了道路。其次,医学心理学提供了心理科学的研究方法和技术,以及对人的心理和行为进行评价和干预的手段,有助于提高医学界探索人的心理活动表现及促进病人行为改变的技术和方法,进而在他们的科研和临床工作中将这些方法和技巧与生物医学手段有机地结合起来,提高了医学研究的科学水平和医疗服务的质量。

三、医学心理学的对象

医学心理学作为医学科学的一门基础理论学科,是以心理社会因素在人体健康和疾病相互转化过程中的作用规律为其研究对象的。因此,医学心理学认为,在人体健康与疾病相互转化的关系中,除了注意生物学因素的作用以外,还要特别强调心理因素和生理因素之间的相互影响,以及这些因素与人所处的社会环境的特殊条件及其变化之间的关系。医学心理学把心理学中关于人的心理过程(包括认知、情绪、动机和意志行为等)以及人格特征的普遍知识与基本规律应用于医学实践,用以探讨关于疾病的发生、发展、病程、预后和康复过程中的问题,从而更全面地阐明人体健康和疾病的本质与机理,深刻揭示心身相关的综合辩证关系以及人类如何为战胜疾病和维护健康而斗争的科学原则。同时进一步协助医学找出更全面、更合理和更有效的疾病的临床施治方法和预防、康复措施。

医学心理学作为整个心理科学的一个应用分支学科,像教育心理学和工业心理学一样,把心理学的系统知识、研究成果,包括它的全部理论、方法和技术与医疗实践相结合,应用到医学有关的各个部门:综合性医院或专科医院,精神病医院、疗养院和康复医院,各科门诊所,厂矿和机关、学校的卫生保健室、基层卫生院和各级卫生防疫机构,儿童行为指导中心、护士学校,盲聋哑学校和特殊儿童学校,工读学校,劳教和监狱机构等,以回答和解决其中所出现的与健康和疾病有关的各种心理问题。

因此,医学心理学有着十分复杂和艰巨的理论和实践的任务。

1. 研究心理社会因素在疾病发生、发展和变化过程中起作用的规律

从理论上说,发生在人身上的一切疾病,都会受到心理社会因素的影响,因为人既具有动物,特别是高级动物身上所具有的一切器官和本能,但人又不是单纯的动物有机体。人作为一个社会成员,又具有其他动物所没有的极其复杂、丰富的内在心理世界、无限的创造才能和智慧以及各种高级的社会性功能,人所独有的高级的心理社会功能制约着人体本身的生物本性,其中包括人体的健康和疾病,这是合乎逻辑的。当然,有的疾病的发生、发展和变化都直接受到心理社会因素的制约和影响,如精神疾病中的神经官能症和反应性精神病,以及一些典型的心身疾病等。这些疾病虽然也受身体素质、遗传因素及其他生物学因素的影响,但是,作为病因,起主要作用的却是不良的心理社会因素,或者说是由于紧张生活所造成的心理应激。此外,有的疾病的发生、发展、变化过程只受到心理社会因素的间接制约和影响,或者只在疾病过程的某个环节或阶段受到影响。即使那些完全是由于疾病、病毒和有害理化因素造成的疾病,如外伤、骨折、烧伤、中毒、感染等,心理社会因素虽然没有参与疾病作用,但是病人的人格特征,对病因和疾病本身的主观评价则有可能成为不良的心理社会因素,明显地影响到疾病的进程。如外伤病人的心理社会因素可以影响到伤口的愈合,感染性疾病炎症的迟早也受病人心理因素的影响。外科病人如果在不良心理状态下(如情绪忧郁、紧张、恐惧等)接受手术,手术效果往往不佳,伤口愈合缓慢,等等。在日常生活中,细心的人都会体会到,伤风感冒虽然是由病菌病毒引起的,但是在心理状态不佳(如情绪不好,感到疲劳等)的情况下,往往病情加重。

心理社会因素到底是通过什么样的途径和机制使人致病的?人脑又是怎样把心理社会应激(或称精神创伤)转变为生理生化的变化而导致疾病的?人的个性特征和情绪因素在疾病发生、发展和变化过程中是怎样起作用的?这些问题,在人类进入20世纪以后,许多学者都进行探索,但直到目前为止,还没有明确的答案。因此,开展这方面的研究工作将是医学心理学在理论上的长期任务。

2. 为发挥心理因素的积极作用而提供全面、合理、有效的理论方法和措施

由于现代社会的急剧发展和变化,科学技术的高速发展,目前对人类健康和生命构成严重威胁的主要原因已经不是生物学因素,而是心理社会因素。据报道,由病菌、病毒引起的各种传染病,造成死亡的比率只占5%;有明显心理社会因素影响的高血压、冠心病、脑溢血和癌症以及意外事故造成的死亡占死亡比率的70%以上。这提示我们,对疾病的预防、治疗和康复等过程,如果只从生物学方面来考虑已经解决不了问题

了,而必须遵循新的医学模式——生物—心理—社会综合医学模式来考虑问题,即强调心理社会因素的作用才能找到对疾病的预防、治疗和康复的全面、合理和有效的方法与措施。在这里起重要作用的是人们的情绪反应方式、行为习惯和生活方式(风格)。当今社会不良的情绪反应(如紧张、焦虑、抑郁和愤怒等情绪反应)、有害的行为习惯(如酗酒、吸烟、吸毒与性淫乱等)和不良生活方式(生活不规律、起居无常、劳逸失调等),已经成了威胁人类健康、引发疾病、造成死亡的严重问题,成为当今社会的新的瘟疫。美国有关资料表明,美国60%以上的死亡事件与此直接有关。例如,据研究发现,冠心病、癌症和艾滋病也都与这些因素有密切的关系。

因此,我们在考虑如何对疾病进行有效的预防、治疗或康复的时候,就必须结合人的个性(人格)特征,情绪反应方式,行为习惯和生活风格,才能制定出全面、合理和有效的方法和措施。当然,如何对付当今社会的新的瘟疫是整个社会的事情,但是医学心理学能在其中做出重要的贡献。总之,通过医学心理学的研究和探索,为疾病的预防、治疗和康复提供各种更全面、更合理和更有效的方法与措施,这是医学心理学的另一项艰巨的任务。

四、医学心理学的研究方法

医学心理学是心理学和医学相结合的产物,是自然科学和社会科学相交叉的一门边缘学科,它的研究对象是人,是人的健康和疾病的相互转化过程中心理因素作用的规律。由于研究对象的复杂性和学科本身的特点,决定了医学心理学研究方法上的复杂性和多样性。在方法论上必须遵循辩证唯物论和历史唯物论。在具体方法上坚持按照现象的本来面目去说明问题,用相互联系的全面的观点进行实事求是的客观分析。切忌用孤立、片面和机械的观点来考察问题。医学心理学的研究方法主要有四个方面,观察法、实验法、个案调查法、心理测验和行为评定量表法。

(一) 观察法

观察法主要是通过主试者(医生或医学心理学工作者)的观察对被试者(病人或健康人)的心理、行为表现进行有计划、有目的的了解。通过谈话可以使观察更有目的性和方向性,并可使观察一步步地深入下去。在观察之前应做好准备,对被观察者的基本情况有所了解,并确定观察的目的和计划。在进行观察时则要忠实、客观地进行必要的和准确的记录,也可以做观察日记,然后根据观察所得资料进行科学的分析,切忌主观臆测。观察法可分为自然观察和控制观察。自然观察是在自然情境中对个体的行为表现进行直接的观察分析,如对住院病人,可在病房、活动室或医院庭院,在病人自由活动状态下,对其言谈举止、情绪状态和行为表现进行观察记录。控制观察则是在预先设计的特定情境(人为情境)中对个体进行观察。如让被观察者进入一个预先布置好的可以引起紧张情绪的气氛情境中,记录其情绪反应和行为表现的变化过程。

观察法在形式上一般是进行现场的直接观察,当然也可借助录像和电影进行间接的观察分析。在时间上可做长期的、连续的、系统的观察,也可作短暂的、断续的或一次性的观察。前者可在医院住院中进行,后者可在门诊或家访中进行。

观察法是医学心理学的重要研究方法,其优点是较简单易行,可以取得被试者自然表现的较真实的行为数据,其缺点是研究者处于较被动的地位,同时常常难以确定观察到现象的本质和原因。

（二）实验法

实验法是在严格控制的条件下,主动引起需要考察的现象,并可对结果做数量化的分析和反复的验证。医学心理学的实验法可分为实验室实验和临床试验。

1. 实验室实验

实验室实验是在实验室内严格控制实验条件的特定情境下进行的,可严格控制各种无关变量;借助各种物理、化学、生物的仪器,准确地观察和记录刺激变量(即自变量)和反应变量(即因变量)之间的数量关系。例如在医学心理学中常用的心理生理学方法与专门研究心理活动的生理机制的生理心理学方法不同,心理生理学专门研究心理刺激因素作用的生理反应,它的实验是在装备了电生理描记忆器而且是隔音的实验室中进行的,一般使用多导或单导的生理记录仪。主试者可在另一室中通过单向玻璃或闭路电视进行观察。心理生理实验采取的刺激一般是心理紧张刺激,这可由物理化学刺激,也可由作业如智力作业或操作,还可由社会情境刺激等来引起。所记录的生理指标是多种多样的,如心率、血压、体温、皮肤电、肌电、心电、脑电等;也可以通过提取被试者的血或尿进行相应的生化检测。通过这样的实验室的实验和实验资料的分析就可以发现,不同性质、不同强度的心理紧张刺激可能引起什么样的性质和强度的生理生化反应;并可能确定不同的刺激与不同的生理生化或病理的反应之间的某种因果关系。此外,除了生理指标以外还可以结合采用心理行为指标,如情绪反应既可以通过生理生化指标反映出来,也可以通过行为指标(如表情)反映出来,还可利用注意力、记忆力、感知能力、操作能力的变化等作为心理行为指标。实验室实验的优点是能较好地控制可能影响实验结果的其他无关变量,从而较为准确地观察到自变量(或称独立变量)和因变量之间比较一致的因果关系。其缺点是由于心理活动作为一种变量受许多因素的影响,因而很难准确控制而不受其他的无关变量的影响。

2. 临床试验法

临床试验法是在比实验室实验较为自然的环境下进行的实验,例如在医院的病房或门诊等医疗环境下,有目的、有计划地控制某些条件,记录病人在某种刺激作用下发生的某种行为变化。例如在身心医学的研究中,对胃造瘘伴有胃黏膜疝病人所做的在自然生活状态下,情绪对胃液分泌和胃黏膜变化影响的临床观察;神经心理学中对于开颅病人采用微电极技术对大脑活动所进行的临床观察,都是在较为自然的环境条件下进行的临床实验法。由于临床实验不像实验室实验那样在严格控制的条件下进行,在刺激的呈现和反应的记录方面不一定要通过精密的仪器来计算刺激量,而可以采用较简便的方法,如用秒表对病人所做的一些操作或反应实验进行记录。医学心理学的许多实验研究工作都是用临床试验法进行的。

(三)个案调查法

这是心理学和医学常用的方法。就是将被试者(如病人)作为一个个的单一的案例所进行的全面、深入、详细的调查研究。个案的调查研究,可以通过交谈、问卷、活动产品分析(包括病人的作业、日记、信件、绘画)等方法进行间接的观察。个案调查的内容,除了个人的一般资料和既往史外,还需详细了解病人的性格特点,生活经验,家庭生活与人际关系状况,学习或工作情况,重要生活事件和精神刺激,以及详细的病情变化等。个案调查法较重视研究结果对于样本所属的群体的普遍意义,因此,在进行个案调查时应注意所选择的个案样本的代表性。

(四)心理测验和行为评定量表法

由于人体疾病常常有心理方面的原因,又会产生不良的心理后果。作为原因起作用的有认知、情绪、动机、人格特征等几方面;作为不良的心理后果有感知、注意、记忆、思维、情绪、智力和人格特征等的改变或障碍。在医学心理学的研究工作和临床实践中,无论对哪一方面都必须予以重视,而且要求测定的方法简便易行,容易操作,同时能够定性、定量。这就需要有各种各样的心理测验和行为评定量表。

1. 心理测验

心理测验是由心理实验方法发展而来的一种心理学技术,是对人的某种心理现象进行客观的标准化测量的方法。心理测验是设计一些经过精心选择和组织编制的,能反映人的某种心理(或人格)特点的问题或项目,在一定条件下让被试者对测验材料做出反应,然后对这些反应进行评定(打分),同时与经过标准化的常模进行比较,并对各种心理现象用数量来加以说明。心理测验有各种各样的量表,如记忆量表、智力量表、人格量表等,还有神经心理测验量表。其中每一方面又包括许多的操作量表,例如,统计人格量表就有千种以上。在医学心理学,尤其是变态心理学、神经心理学和心身医学的研究和临床工作中,心理测验量表的作用是十分明显的。如对智力落后儿童的鉴别问题,对于心理与行为的正常还是病态的诊断问题,对于器质性病态的定位问题,对于病人是否有人格障碍的问题,对病人疗效的比较和病程预后的评价问题,等等,都可借助心理测验,进行客观的和数量化的比较,并可缩短观察时间,较迅速地作出鉴定。

2. 评定量表和行为量表

在医学心理学的研究和临床工作中常常需要对病人的心理障碍进行客观评定或测量,这种方法称为评定量表。特别是在精神病临床上,为了更有效地对病人进行观察诊断和治疗,临床心理学家和精神科医生合作编制了许多评定量表。如各种各样的抑郁量表、焦虑量表、躁狂量表、精神症状评定量表、精神衰退评定量表等。行为评定量表是在采用心理测验之外,又对病人的行为表现(外显行为和动作反应)进行评定。还可以同时配合测定其心率、脉搏、呼吸等生理反应,因为这也属于一种行为。行为评定一般是按照预先编好的一个结构式会谈提纲(或问卷),通过谈话来引起病人的动作反应和行为表现,并对其进行打分。所以行为评定也可以数量化。例如,美国心脏病专家,A型行为的发现者弗里德曼和罗森曼所设计并使用的 A 型行为的结构式会谈就是一种行为评定方法。

第二节　医学心理学与相关学科

一、医学心理学与心身医学

心身医学又称为心理生理医学,它是医学心理学的一个组成部分,又是整个医学中的一个分支学科,而且是从心身关系的角度出发试图对疾病提供整体性、综合性防治理论与方法的一个独特的分支,它的研究对象主要是由心理—社会因素为主因或重要诱因而发生的躯体性疾病,即心身疾病。

心身医学作为一门交叉学科与边缘学科,它研究的内容是医学,采用的理论和方法主要是心理学,同时又密切结合社会科学。心身医学的特点在于,除了强调心理因素和生理因素之间的相关关系之外,还特别重视它们与人所处的社会环境的特殊条件及其变化之间的关系。心身医学所针对的不是某一器官系统的疾病,它所涉及的也不仅仅是疾病的病理生理学,而是疾病的倾向性、易罹患性以及起因和预后等。对于人在患病之前的心身方面的先驱性特征的研究是心身医学的基础。心身医学的研究已表明,心理的和社会文化的因素同遗传的、生理生化的、病菌病毒的以及免疫的因素一样,对于人体都具有疾病罹患性或称致病性的作用。

心身医学将为医学实践提供一种关于健康和疾病的整体性、综合性的理论与方法。它试图要回答一系列具有重要意义的问题:① 为什么人们对于特殊的社会情境和生活事件常常以某种特殊的心理生理变化来反应。② 为什么对同样的生活事件和社会情境的变化,有的人感知为紧张性刺激并招致心身健康的损害,而有的人则没有这种感知。③ 人的遗传素质、人格特征和行为习惯类型在各种疾病的发生、发展及病情转归中将起怎样的作用。④ 各种心理社会紧张刺激是通过什么样的途径和机制在人身上触发疾病的,人脑又是怎样把紧张刺激转变为生理生化的改变而致病的。(5) 什么样的心理社会因素最能促进人们的心身健康。如何改善或矫正人们的某种行为、性格、态度和情绪反应以及改善社会环境刺激因素等来预防疾病的发生。

现代心身医学的科学研究表明,人体的一切疾病都或多或少地受到心理—社会因素的影响。而那些主要地或完全地受心理—社会因素的影响所造成的躯体疾病则称为心身疾病或心理生理障碍。

早期的心身医学是 20 世纪 30 年代由美国一些信奉弗洛伊德精神分析学说(即心理动力学)的内科医生发展起来的。他们首先注意到了无意识心理冲突在某些躯体疾病发生、发展中所起的作用,也就是说,被压抑的情绪和心理冲突可以伴随发生某些躯体疾病。例如被压抑的愤怒情绪,可能导致心血管系统的机能障碍,造成高血压病。有时他们把躯体疾病的许多症状解释为被压抑在无意识中的情绪反应的象征,即所谓"器官的象征性语言",例如认为哮喘的喘息和咳嗽是"被压抑的为了得到帮助的哭喊"。心身医学发展的这一时期被称为心理动力学阶段。显然,早期的心身医学是心理学、医学和精神病学相结合的产物。弗洛伊德及其精神分析学说在心身医学产生和发展过程中无疑起着重大的作用和贡献。1939 年在美国出版了《心身医学杂志》,并在 4 年以后成立了"美国心身医学学会"。然而大量的科学事实证明,心理因素作为致病因子是不容置疑的,但它并不是唯一的原因,单独的心理因素并不是疾病的全部起因,这是因为人的心理活动和生理活动既是相互联系、相互影响、相互制约的两个独立的因素,同时又是不可分割的密切结合在一起的统一整体。并且,心理活动和生理活动都受到社会因素的影响。总之,心身疾病是多种因素共同地、综合地起作用的结果。因此,从 20 世纪50 年代起,更多的科学家从另外的方面即心理生理学的途径来探讨和解决与心身疾病的起因和防治相关的各种问题。心身医学的心理生理学理论是在 20 世纪二三十年代凯农(W. Cannon)的情绪生理学、巴甫洛夫的高级神经活动学说和塞里(H. Selye)的应激学说的基础上发展起来的。主要是美国的医学家、生理学家沃尔夫(C. Wolff)等人经过长期的研究工作,认为有一类躯体疾病往往局限在由植物神经系统支配的某一器官或某一系统内,究其产生原因,情绪因素在其中起着主要的作用。他们采用精细的科学实验设计,用数量来表示研究的变量,强调有意识的心理因素对躯体生理过程的影响,并注意到中介信号刺激和信号加工之间以及信号刺激和体内生理变化之间的机制。沃尔夫认为情绪对机体器官的影响不仅取决于精神心理因素,并且也取决于遗传倾向,即所谓易感性素质和人格特征等。并把心理因素扩大为心理—社会因素对人体健康和疾病的影响。即强调了心理—社会紧张刺激对人体的影响以及机体对疾病的易感性、适应性和对抗性等概念在致病过程中的作用。

目前,心身医学的研究已不简单地局限于情绪因素或心理—社会紧张刺激对人体生理过程的影响,而是更深入细微地将心理、社会、躯体诸因素分成许多亚系统来进行研究,如研究遗传素质、体型、个性心理特征和社会文化背景之间的相互作用;研究各种躯体疾病发生前的特殊心理状态类型;研究各种躯体疾病相应的行为模式以及早期学习经验所形成的习惯反应方式(行为模式)对以后所发生的躯体疾病的作用;研究大脑的中介机制等。

现代的主要心身医学理论认为,由大脑的机制所实现的人的信号活动影响着机体的一切过程,各种有意识和无意识的心理活动过程构成了一整套影响体内平衡、人体健康和适应活动的因素。人的信号活动主要是由大脑的结构和机能来实现的,而大脑机能又直接受外界和体内环境刺激的影响。人们有意识或无意识地对信息做出带有主观意义的评价,这就是激起情绪的条件。反过来,情绪又伴有某些生理生化的变化,并引起一定的认识和行为活动。所有这一切都和人体的健康和疾病情况有关。躯体器官的障碍和心理活动的异常往往是紧密联系着的。器官的病变常常会是某种精神心理异常的表现,这是现代心身医学理论的基本出发点;深入揭露心理—社会和躯体因素之间的关系以及这些因素在人体健康和疾病中的作用,则是现代心身医学的主要课题。

从心身医学与医学心理学的关系来看,心身医学是心理学、社会学、精神病学和临床医学想结合而产生的一个交叉性学科,是医学心理学的一个重要组成部分,又是整个医学中的一个部分或分支,而且是从心身关系出发对疾病试图提供整体性、综合性观点的一个独特的分支。它着重研究各种疾病,特别是心身疾病的心理病因问题,强调心理因素与生理因素之间的相互关系,以及这两者与社会环境因素之间的关系。虽然心身医学的主体是医学而不是心理学,从事心身医学的研究和实际工作的人也多是内科医生、精神科医生和生理学家,但实际上心身医学是整个医学心理学的一个重要支柱。

二、医学心理学与行为医学

行为医学是近年来迅速发展起来的,研究并综合了行为科学(如心理学、社会学、人类学和教育学等)及生物医学科学(如神经生理学、行为遗传学、心理药理学、内分泌学、免疫学、营养学和护理学等)有关的知识和技术,并将其应用于疾病的预防、诊断、治疗和康复中,为研究和解决人类健康和疾病有关的各种复杂问题提供有效方法的一门综合性、交叉性的学科。行为医学和心身医学一样,其主体是医学,而不是心理学或行为科学。但同样也是医学心理学的一个重要组成部分,是整个医学心理学的另一个支柱。

三、医学心理学与健康心理学

20世纪70年代以后,由于新的生理—心理—社会医学模式的提出与发展,医学实践从以医疗为主,转向以预防为主,心理卫生事业得到了深入的开展,在医疗卫生工作中涌现出了许多新问题和新挑战,需要医学心理学家和行为医学家对此进行探讨和专题研究。因而在医学心理学中又派生了一门新的学科分支——健康心理学。健康心理学也可以说是心理学和行为医学在公共卫生学和预防医学中应用的必然结果。它着重研究促进和保持人类健康、预防和治疗疾病、鉴定与健康和疾病有关的病因学和诊断学问题以及改进卫生保健系统和医疗制度并制定保健政策、普及相关的健康知识,增强公众健康意识等有关的问题。

健康心理学作为医学心理学的一个新分支,它的兴起实际上是医学心理学在医疗卫生事业的新领域中的合理的延伸,并为医疗事业,尤其是心理卫生工作提供更为先进的观点和理论指导。对于现行医疗卫生政策更合理地制定和更有效地贯彻执行,对于促进人们的普遍健康和有效地预防疾病都有重大的作用。从个体来说,健康心理学强调促进积极的健康行为的培养,增进和维护健康,预防躯体疾病的发生;戒除吸烟、酗酒、性滥交等有害行为,建立健康的饮食习惯,改变高盐、高脂肪、高胆固醇等不良饮食习惯,学会应付和消除心理社会应激,尽可能减少应激对身体组织器官的损害,预防应激性疾病的发生,培养灵活应变的健全人格,合理安排好生活节奏和劳逸结合的工作日程,加强体育锻炼等。从群体来说,健康心理学强调,在家庭中维持夫妻和谐的婚姻关系和有利于少年儿童健康成长的富有情感联系的亲子关系;在集体生活和工作中保持良好的人际关系;在社会生活中保持社会成员之间交往的协调与和谐,形成社会支持的普遍气氛;推广群众性的健康和养生保健的方法与措施等。世界卫生组织认为,人的健康应是躯体、心理和社会适应三方面的完满状态,并提出20世纪末全世界人民"人人享有卫生保健"的宏伟目标。这也是作为医学心理学所需要承担的理论上和实际上的任务。

四、医学心理学与临床心理学

在国外,有很多人把医学心理学和临床心理学视为同义词,把临床心理学看做是医学心理学。但是,在现实生活中,很多人仍然把这两者看成是两个彼此独立的概念。即使在临床心理学最兴旺发达的美国,也还是有很多人认为不能用临床心理学来完全代替医学心理学。早在20世纪30年代,美国就出版了独立的医学心理学著作。近年来,也有更新的大部头医学心理学著作问世。这样,至少有很多人是把医学心理学和临床心理学看成是同一个领域中的有所侧重但又相互交叉的两门独立的学科,即倾向于把临床心理学看作致力于解决精神疾病领域中的心理学问题的学科,主要通过对心理学病因的讨论以及心理测验(心理诊断)、心理治疗和心理咨询等专业技术活动来为医疗实践和卫生事业部门服务。20世纪初,在美国,心理卫生运动的兴起和临床心理学的开展结合在一起,有力地推进了美国人民的心理保健事业的发展,为预防精神疾患的发生,正确对待和有效地医治精神病人,维护人们精神健康,促进人们心身健康发展,做出了突出的贡献。今天在欧美发达国家,临床心理学的职能已极大地扩展,可以说,只要在有人的地方就有临床心理学的工作在发挥作用。至于医学心理学则主要侧重于用心理学的理论观点来阐明医学实践领域中的心理学问题,为医学提供心理学方法和技术的理论依据。

第三节 医学心理学发展历史简况

一、西方医学心理学的发展

现代西方医学心理学已经发展成为一门心理学与医学相互结合、交叉渗透的新兴学科,在捍卫人类心身健康的事业中发挥着独特的不可忽视的作用。但它经历了一个漫长的过程。西方医学之父希波克拉底就曾提出著名的气质学说,认为人的不同气质(即多血质、黏液质、胆汁质和抑郁质),并提出了人的心理特点或气质特征在人体健康和疾病问题上起着重要的作用。他认为医生医治的是病人而不仅仅是疾病,他有一句名言:"了解什么样的人得了病比了解一个人得了什么病更为重要。"当然他的论述还只是属于朴素的唯物主义心身相关论的范畴。

随着 19 世纪自然科学的巨大发展,心理学也开始成为一门独立的现代科学,并迅速发展起来,出现了许多学派,形成了许多分支学科,其中就包括医学心理学。世界上第一部以《医学心理学》命名的专著由德国医学家和哲学家洛采所著,于 1852 年问世。书中着重论述了健康、疾病和心理活动之间的关系。不久以后,德国心理学家和哲学家冯特于 1867 年出版了《医学物理学书册》一书,阐述了如何运用心理实验方法研究人在医疗过程中的心理学问题。他们可以说是提倡用心理学的理论与实验方法和医学相结合,解决医疗实践中有关健康与疾病的种种心理学问题的先驱。

然而,真正应用心理学于医学临床实际,解决临床问题,推动医学心理学发展的应首推美国的怀特默(L. Witmer)。他于 1896 年在宾夕法尼亚大学建立了第一个临床心理诊疗所或称心理门诊。他还在美国心理学会讲授"临床方法",并首创"临床心理学"这一术语。这位运用心理学知识和技术为医学临床实践服务的心理学家被尊称为美国"临床心理学之父"。

进入 20 世纪初,美国心理学奠基人和首任主席赫尔(Hall)于 1909 年邀请弗洛伊德等精神分析学家到美国讲学,使精神分析学说得以在美国传播,对美国临床心理学和精神病学都产生了深远的影响。在这以后,一批信奉弗洛伊德精神分析学说的内科医生,开始探讨身体疾病的心理因素作用问题。以亚历山大(Alexander)为代表的一些学者,认为无意识的心理矛盾冲突与某种躯体疾病有因果联系,并用精神分析疗法给予治疗。他们早在 30 年代,就开创了心身医学研究的先例。并于 1939 年在美国创办了《心身医学杂志》,该刊至今已有 70 多年历史,为医学心理学的发展,做出了重大贡献。

当弗洛伊德的精神分析风靡全世界的时候,一些著名的生物学家和心理学家,如巴甫洛夫、凯农、华生、塞里等人,从另外的角度,对情绪的心理生理学问题,行为和学习对身心健康的影响和应激的机制等进行了深入的研究,对于心理、行为与人的健康和疾病之间的联系提供了大量的科学证据,也为临床实践中的治病、防病提供了不少新鲜的方法,这些无疑对科学的医学心理学的发展起到了巨大的推动作用。

与此同时,在美国兴起了以维护心理健康,防止精神病患,改善精神病人待遇,普及心理卫生知识为宗旨的心理卫生活动,使得许多心理学工作者投入到了医学临床领域。起初他们只是在精神病和儿童智力缺陷领域从事心理测验工作,以后逐渐深入到医学的其他部门。特别是在第二次世界大战期间,大量学习过心理学的大学生入伍,在部队中从事临床工作,战后又复原到大学或研究机构深造,取得博士学位,继续从事临床心理学工作,并委以"临床心理学家"的称号。到 1949 年,美国心理学会正式为"临床心理学"正名,并规定了临床心理学家的职责和学术地位。具体表现于 1949 年在克罗拉多州博尔德(Boulder)所举行的会议。在会上讨论了临床心理学家的定义和结构;制定了临床心理学专业博士学位的培训计划;规定临床心理学家必须同时接受科学家和临床医生的训练,即必须具备心理学理论知识和从事研究工作的基础,同时又接受实习医师的训练,以具有临床医师必备的工作技能,能够在心理学和医疗卫生领域做出独有的贡献。到 50 年代以后,美国每年授予的心理学博士学位总数中有一半属于临床心理学专业。他们的工作场所多数在综合性医院、精神病院、心理卫生诊疗所、医学院和大学心理学系,还有一部分在私人诊所。在医院临床工作中,他们不再只限于从事心理测验和心理诊断的工作,还进行心理治疗、心理咨询和心理疾病的预防工作。这一时期,许多人都认为医学心理学与"临床心理学"及"变态心理学"没有什么不同,即主要是研究与精神障碍或行为异常有关的各种心理问题。在美国是如此,在英联邦更甚。例如,在英国,泽尔布(Zilboorg)和亨利(Henry)合编的《医学心理学史》(1941)就认为医学心理学是与行为异常遵循医学的观点长年斗争的历史。英国《医学心理学杂志》实际上也是论述精神障碍问题的杂志。不过,在这一时期里,不管是在美国,还是在英国或其他的国家,临床心理学的蓬勃发展也就是医学心理学在临床实践领域的重大发展。

即使在医学心理学开始以临床心理学的面貌发展的时候,在美国,也还有人从事医学心理学的论著。例如,怀特(W. White,1931)就出版了《医学心理学》一书,书中着重论述了有关健康与疾病、生命与死亡、身与心的关系等问题。认为医学的对象是人,一切疾病都有心理方面的原因。因此,主张从整体观点来考察人体的健康与疾病问题。70 年代以后,情况有了变化,许多心理学家和临床心理学家,主张扩大临床心理学的范围,并使用医学心理学的名称。例如美国的雷克曼(S. T. Rachman)在其《心理学与医学》(1975)和《医学心理学文集》(1977)等著作中,都主张把临床心理学的范围扩大,把医学的一般心理学问题包括进去,认为研究的对象应包括疾病的发生、发展和康复过程的所有心理因素问题。美国普鲁科帕(C. K. Prokop)编写的《医学心理学》一书,是关于医学心理学的较新的论著。书中阐述了四个方面的问题:从人类发展史上阐明心理学与医学的关系;从现代医学实践中看心理学的重要作用;考察某些医学心理学的特殊问题,如讨论了某些医学心理学家和行为医学家都感兴趣的问题。

近年来,由于生物医学模式向生物—心理—社会综合模式的转化;由于人们对健康概念的理解的深化;由于康复医学、社会医学、公共卫生学和预防医学的发展,医疗实践也逐渐由治疗为主的方针转向预防为主。这种变化也反映在心理学和医学相结合的医学心理学领域。表现之一是由行为科学和生物医学科学有关的各学科知识和技术的综合,并把这种知识和技术应用于疾病的预防、诊断、治疗和康复中去,从而产生了一门新的综合性、交叉性学科——行为医学。表现之二是临床心理学家愈来愈多地把注意力从精神疾病和心身疾病诊断和治疗转移到针对人群中的身心健康问题,并运用行为医学和心理卫生的手段对人群中的疾病进行预防、治疗和康复。也就是说,着眼于健康人在未病或将要患病时的心理问题,通过某些心理学的新领域——健康心理学、行为医学和健康心理学的出现又进一步扩大了医学心理学的工作范围,标志着医学心理学的发展又进入到一个崭新的阶段。

总之,西方各国医学心理学已发生了很大的变化,取得了较大的进展,在发达国家中,心理学工作者在人口中所占比例非常高。例如,德国人口只有5千多万,但专门从事医学心理学(包括临床心理学)工作的就有2万多人。其他发达国家,甚至在南斯拉夫、捷克和罗马尼亚等东欧国家中,从医院到整个城市,从地方到中央,都设有相应的精神卫生中心及心理咨询机构,以协助解决医疗实践中或人们日常生活中出现的心理学问题。而临床心理学专家的工作范围也越来越扩大,他们不仅在精神病院、一般医院和其他特殊医院、心理卫生诊所等医疗机构中进行工作,在普通学校和缺陷儿童学校、儿童指导机构、护士学校、职业指导中心、监狱、犯罪学校和工读学校等也有心理学家的工作岗位。在国外,医学院校都设有类似行为学科、医学心理学的教学和科学研究机构,并开设行为科学、心理学或医学心理学等课程,每年都有大量的医学心理学及其有关学科的专著出版。几乎所有大学心理学系的学生有一半以上属于医学心理学或临床心理学专业。医学心理学或临床心理学工作者已经形成一支十分可观的庞大队伍,他们在为人类健康、保健事业辛勤工作。

二、我国的医学心理学

在我国科学发展史上,最早论及医学心理学思想的是我国最古老的医学经典著作《黄帝内经》。其中包括着世界医学史上最早的心身相关和心身统一的思想,这种有关疾病的整体观对后来中医的发展起着非常有益的作用。在《黄帝内经》中的医学心理学思想主要包括以下几个方面:

(一)强调心理因素在疾病发生中的重要作用

《内经》认为,强烈或持久的情绪活动可以扰乱人体内脏功能,甚至造成疾病。如说:"心者,五脏六腑之主也……故悲愁忧则心动,心动则五脏六腑皆摇"。又说:"怒伤肝、喜伤心、思伤脾、忧伤肺、恐伤肾","怒甚则呕血及飧泄……悲则肺布叶举,而下焦不通,荣卫不散……恐则上焦闭……下焦胀"等。

(二)疾病诊断中的心理问题

《内经》中提出对病人进行诊断时,需要十分重视病人的生活起居习惯、饮食嗜好、性格特性和思想状况,如果事先不了解病人这些情况,急于对病人进行诊断和治疗,就难免不犯错误。如说:"凡未诊者,必先尝贵后贱,虽不中邪,病从内生,名曰脱营。尝富后贫,名曰失精,五气留连,病有所并。医工诊之,不在脏腑,不变躯形,诊之而疑……良工所失,不知病情;此亦治之一过也。"又说:"欲诊病者,必问饮食居处,暴乐暴苦,始乐后苦,皆伤精气……暴怒伤阴,暴喜伤阳……愚医治之,不知外泄,不道病情……此治之二过也。"《内经》中还指出:"诊病不问其治,忧患饮食之失节,起居也过度,或伤于毒,不先言此,卒持寸口,何病能中;妄言作名,为粗所穷,此治之四失也。"

（三）重视心理治疗

《内经》认为心理既可成为导致疾病的因素，同时又可成为治疗疾病的因素。无论对什么疾病，都可能有心理因素的作用，都应考虑到心理治疗的问题。《内经》中明确指出了"治病必先治神"的思想。认为"人之情，莫不恶死而乐生，告之以其败，语之以其善，导之以其所便，开之以其所苦，虽有无道之人，岂有不听者乎!"也就是告诉我们，在治病时要对病人指出疾病的危害性，以引起对病情与治疗的注意，并告诉病人疾病是可以治好的，使其与医生配合治疗。同时教给病人具体的治疗措施和调养方法，解除其苦恼和消极的心情。就能更有把握地把疾病治好。同时主张对疾病采取综合治疗的方针，把草药、针灸等和心理治疗结合起来。在治疗过程中还要密切注意病人的心理状态。例如在进行针灸治疗时，必须注意"新怒勿刺，已刺勿怒……大惊大恐，已刺未怒……大惊大恐，必定其气，乃刺之"。还指出："用针之要，无忘其神"。

（四）心理卫生与疾病预防

防患于未然是祖国医学一贯强调的观点。注意心理卫生，做到劳逸结合，饮食定时、定量，生活有规律就能增强抗病能力，保持健康。如说道"虚邪贼风，避之有时，恬淡虚无，真气从之，精神内守，病安从来?"又说"衣食有节，起居有常，不妄作劳，故能形与神俱，而尽其天年，度百岁乃去。"

上述医学心理学思想，只不过反映了朴素的唯物主义自然观，但对我国几千年来中医事业的发展却起到了非常重要的作用。而且对我们今天的医学心理学工作也有重要的启发和指导意义。

由于我国直到 20 世纪初还处于封建王朝的统治之下，长期的闭关锁国、社会停滞，科学技术处在极落后状态，致使中国医学中极为丰富但却是朴素的医学心理学思想未能发扬光大，阻碍了其上升到现代医学心理学的理论和技术水平，致使其未能早日成为独立的学科；同时也未能即时引进和吸收现代西方的医学心理学和临床心理学的理论和技术，为中华民族的医疗保健事业服务，以致整个心理科学在我国，直到 20 世纪 20 年代初期还只是处在襁褓之中。至于其他实用心理学分支，包括医学心理学在内，其处境更是可想而知了。

世界进入 20 世纪以后，在西方特别是在美国，临床心理学发展的热潮，不断地高涨起来，但我国直到四五十年代，还不过是寥寥无几的医学（或临床）心理学工作者在精神病院等机构里从事一些一般性的工作。新中国成立前他们手中的主要武器是弗洛伊德学说，之后则是巴甫洛夫学说。再拿心理卫生运动来看，1936 年在南京成立的中国心理卫生协会，尚未正式开展工作，第二年就因为抗日战争爆发而夭折。1945 年抗日战争胜利以后，有极少数一些医学心理学工作者在医学院、精神病院和儿童福利机构从事心理诊断、心理治疗和心理卫生的工作。

1949 年以后，由于学习苏联，批判弗洛伊德和西方资产阶级心理学思想，把整个的西方心理学，其中也包括医学心理学、临床心理学、变态心理学、心身医学以及心理测验、心理治疗、心理卫生统统当作资产阶级唯心主义反动货色打入"冷宫"。使我国的心理学,包括医学心理学的发展受到了严重的影响。这一时期的医学心理学工作,唯一可以提及的就是1958年"大跃进"时期,由心理研究所的医学心理学工作者联系一些医疗单位和高等院校搞起来的"综合快速治疗"。当时针对为数不少、久治不愈的神经衰弱患者开展了以心理治疗为主的"慢病快治"。个别人还把这一做法应用到一些心身疾病(如高血压、溃疡病)和精神分裂症,均取得一定的疗效,引起了医学界特别是精神学界的重视,使医学心理学工作得到了某种程度的开展。但"十年动乱"则使医学心理学,甚至整个心理学遭到了严重的摧残,心理学的所有教学和研究单位被取消,整个心理学事业陷于停顿。

直到1978年,心理学工作才陆续恢复和发展起来。原来的心理学教学和科研单位重新恢复工作,中国心理学会也开始发挥组织功能。1979年6月在北京举行了医学心理学学术座谈会,酝酿成立医学心理专业委员会,同年6月中国心理学会第三届学术年会上医学心理学专业委员会正式成立;加之国家实行开放政策,与国外科学技术交流大大增加,国外医学心理学蓬勃发展的信息不断地传来,为中国群众所理解和接受,我国医学界和心理学界也逐渐认识到心理学对于医疗实践的重要意义。因此,在学会领导和组织的推动下,医学心理学工作在全国范围内逐渐发展起来。进入80年代,在国家改革开放政策的推动下,我国医学心理学工作有了很大的发展。

首先,医学心理学工作者队伍迅速扩大。我国卫生部于1980年向全国医学院校和中等卫生、护士学校发出指示,要求将心理学和医学心理学课程作为医学教育的一个部分。就在这一年,为了培养医学心理学师资,由中国心理学会医学心理学专业委员会主持,首先在北京开办了两届短期的医学心理学师资进修班。随后,全国各省市也陆续举办同样性质的师资培训班,从北京请专家授课,为各省市培养医学心理学教师,只是几年的功夫,很快地在全国100多所医学院校,五六百所卫生、护士学校纷纷成立了医学心理学教研室或教学组,开设了心理学和医学心理学课程或讲座。此外,在全国各大精神病医院和某些较大的综合性医院也相继建立医学心理学研究室。目前已有大批专职或兼职人员,承担起医学心理学的教学、临床和科研工作,极大地推动了我国医学心理学的发展。但是,应该说,我国医学心理学工作者队伍的素质还是不高的,因为,直到目前,除了心理研究所和几个大学的医学心理学导师,每年培养有数的几个硕士或博士研究生外,还没有建立一个专门培养医学心理学人才的大学本科专业。这和国外比还是有很大的差距的。

其次,医学心理学的学术机构纷纷成立,学术交流活动频繁。随着中国心理学会医学心理专业委员会的成立,全国各省市的心理学分会下属的医学心理学专业组,有如雨后春笋,纷纷成立起来,很快就把各地分散的力量联系和组织起来。由于队伍的迅速扩大,研究工作的普遍开展,学术交流活动也积极频繁地开展起来。直到现在,由全国医学心理专业委员会主持召开的全国性学术年会就已举办了很多次。与此同时,医学心理学有关的书刊也在大量的出版。近年来,全国各大城市以及一些中小城市医学心理学工作者正在普遍利用各自的条件,建立心理咨询机构,开展心理健康咨询活动,为广大群众在心理上排难解忧、增进心身健康而辛勤工作。值得一提的是,20 世纪 80 年代在心理学界和精神病学界有识之士的积极推动下,经过多年的筹备成立了中国心理卫生协会,参加的会员除了心理学界和精神病学界人士以外,还有临床各科医生和护理学、教育学界人士,在各省市还成立了分会,他们在全国范围内积极广泛参与心理卫生保健和心理咨询、心理治疗等相关领域的工作。总之,我国的医学心理学的教学、临床和科研工作正在迅速的发展壮大起来。

到了 90 年代,随着改革开放政策的进一步深入,一些在"十年内乱"时曾来北京大学心理学专业留过学的德国留学生由于了解到中国医学(临床)心理学领域的工作相对落后,相关的专业人才严重缺乏,他们在德国得到了一些基金会的赞助,于 1997—1999 年在中国成功地举办了一届为期三年的中德高级心理治疗师培训班,每年集中培训两次,每次两周,共 6 次,参加的学员来自全国各地,共有 130 多人,学员一般具有硕士、博士学历或副教授职称。每次培训德国方面都有十多位知名度和学术水平较高的专家教授前来授课。经济上无需中国方面承担,还有中方教员配合。经过三年连续的实操性培训以后,每位学员都能较深入和全面地掌握心理咨询和心理治疗的各派理论与技能。经培训后,这些学员在全国各地积极地发挥骨干作用。

自从进入 21 世纪以来,由于社会的迅猛发展与变化,特别是一些重大事件的发生,大大地刺激了人们对心理健康的渴求,从而也就极大地增加了对心理学的需求。如 2003 年的非典(SARS)大流行和 2008 年的汶川地震,由于心理紧急救援的需求,让我们重新认识了心理学,特别是医学(临床)心理学对人们维护心身健康和生命质量的重要意义和作用。当前心理学发展的蓬勃景象可以从心理学培训机构的迅速增长方面略见一斑。例如,高等学校中的心理学系,在 20 世纪全国只有三十多个,但到目前(主要是最近几年)已增加到一百余所,除了综合大学以外,全国各地的许多医学院校和中医药院校都成立了应用心理学系并设置了临床心理学专业。总之,目前心理学尤其是医学(临床)心理学以开始呈现出欣欣向荣的景象。

2

与人体健康和疾病有关的心理因素

第一节 认知活动因素

人的认知活动或称人的心理活动的认知过程,包括人的感知觉、注意、记忆和言语思维等活动。这些活动时刻都在间接地或直接地影响着人的身心健康。

一、感知觉活动与身心健康

人有眼、耳、鼻、舌、身五种感官,并相应的有视、听、嗅、味以及触、压、温、痛和内脏等感觉。一方面,人通过感官这个"窗口",获取有关外界世界的各种信息;另一方面,外界刺激也不断刺激着大脑皮层,使人脑能保持一定的兴奋度,从而维持着大脑的正常功能。如果外界的信息太多,同时都要往感觉器官里"挤",我们会觉得负担太重、承受不了,于是便造成"超负荷"的状态。如果外界的信息很少,我们会不会感到轻松、愉快呢?

心理学家曾做过一个感觉剥夺的实验。在被试自愿参与的前提下,在严格控制的实验室中进行。实验中被试听不到任何声音,看不到任何物体,戴上手套以减少触摸刺激,也感觉不到温度的变化,完全与世隔绝。实验室里放一张舒适的床,备有各种食品,只要被试在实验室里生活四天,便可得到一笔数目可观的奖金。可是,结果大大出人意料,所有被试(普林斯顿大学的学生)竟无一人有"睡"享其成的福分。只过了两三天,便会出现视幻觉,对时间和空间混淆不清,不能集中注意,丧失清晰思维的能力,情绪烦躁、焦虑不安等症状,甚至出现心理障碍。因此他们便纷纷敲打墙壁要求出来,解除感觉剥夺的实验。这个实验科学地说明了,通过感觉器官获得外界的信息,产生感知觉,对维护我们心理和身体的健康运转是必不可少的。各种感知觉对我们健康的影响也有一定的规律。

(一) 视觉对健康的影响

人们通过眼睛可以感知外界物体的颜色和形状。开阔奇异的大自然会使人感到心旷神怡,轻松愉快。昏暗的灯光,拥挤的空间挡住了视线,会使人感到沉闷、压抑。视觉对人的影响还表现在物体和环境的颜色会让人产生不同的情绪。一般来说,白色、蓝色和绿色能使人心情安静、平和,因此称为冷色。在卧室,如果装上一支发浅蓝色光的灯,再盖上一床浅绿色的被子,你会觉得平和安稳,很快便能酣然入睡。而红色、橙色、黄色和褐色却能使人兴奋和激动,因此称为暖色。一个人,特别是高血压患者,进入一间以红色为主色调的房间,血压马上就会上升。

鉴于颜色对人的心理有重要的影响,一般教室和走廊的墙壁要涂成白色、淡绿色或淡蓝色,以便使学生能够在安静、和谐的环境中更加专注于学习的内容,从而提高教学效果和学习质量。从事脑力劳动的人在安静、轻松的环境里,思维也会更加敏捷、记忆力也会更好些。

如果不注意颜色对情绪的影响,有时也会带来不良的后果。英国伦敦曾有一座修道大桥,桥梁和桥面都是黑色的。黑色会使人有肃穆之感,甚至是压抑的感觉。人们走过这座大桥总觉得阴森森的。不少对生活失去信心的人,徘徊于大桥之上,常常从这里跳河自杀,所以,这座桥曾有"自杀之桥"的称号。后来,有人把桥重新漆成蓝绿色,人们走上此桥便感豁然开朗。从此,在这座桥上跳河自杀的人数就大大减少了。

(二)嗅觉对健康的影响

鼻子能闻到物体的气味。不同的气味会使人产生不同的情绪状态,一些香味能使人感到心旷神怡,心情愉快而振奋;腐烂的气味则使人感到恶心、烦躁。

近年来心理学家进行了这方面的研究。他们发现,有的香味能使人放松,促进人体的警觉性,从而使人精神集中。有的香味有助于消除睡眠不安的焦虑情绪,从而使人安睡。还有些香味可以催人清醒,起到提神的作用。

借助气味的功用,可以改变人的精神状态,达到治疗的目的。心理学家把这种治疗的方法叫做"芳香疗法"。有些公司为了提高员工的工作效率,通过设备调节办公室中氧气、二氧化碳及臭氧的含量,除去灰尘、细菌和办公电器滤出的异味,而且能送进微量的香气,使员工精神抖擞,在休息室休息的人也感到轻松舒坦。

日本一家生产家用电器的工厂安装了香味器。这种香味器能在不同的时间释放出各种不同的香味。早晨上班时和午餐后,员工们闻到的是沁人心脾的柑橘气味,因而精神振奋;在工作时间里,释放出菊花、薄荷香味,使人保持心情平静;下班前释放出森林气味,帮助员工消除一天的紧张和疲劳,从而进入轻松的状态。使用香味器释放不同香味以后,员工们的工作效率明显提高。据一家科研部门对这家企业专门检测的结果证明,企业生产率提高了5%～10%。

有些人在自己的书房或"学习角",经常摆上两盆绿色植物或鲜花。植物的绿色让人看了觉得清新、舒畅,而鲜花或浓或淡的香气,更使人在长时间的学习中易于消除疲劳,恢复精力。学校的教室里,操场上摆上一排排的鲜花和绿色植物,在美化环境的同时,也会促进学生的学习,给人带来美的感受。

(三)皮肤感觉对健康的影响

皮肤感觉使人知道冷暖、疼痛,对人体健康有至关重要的作用。皮肤感觉中的触摸觉对人的身心健康也有重要的影响。

据报道,美国有一家孤儿院,院里的孤儿们患有一种奇怪的病:他们呆在屋里,用缠人的目光望着人,显得怪模怪样,活像一群干瘪的老人;游艺室里没有笑声,也没有嬉戏的闹声,只有他们不时发出的呻吟和长叹;孩子们食欲不振,体弱多病,就连站立和走路都学得很慢。护理人员和医生们都一筹莫展。一位热心肠的妇女建议从附近中学请一些女学生前来访问孤儿院,并教她们如何与孩子们亲密起来,让她们把幼儿抱起来,抚摸、亲吻、爱抚他们。孤儿院接受了这个建议,实施之后孩子们有了明显的变化。此后女学生们被接二连三地邀请来院,孩子们也不断地受到抚摸、拥抱和爱抚。孤儿们的状况逐步得到了改善,外表不再有衰老的迹象,食欲大大增加,变得活泼愉快、笑声不断,生病也明显地少了。这个故事说明,人们的触摸感觉对人的健康成长和健康状况是多么的重要!失去了触摸的感觉使人们空虚、冷漠、生硬和多病,这就不足以为奇了。

(四) 听觉对健康的影响

耳朵是用来听声音,产生听觉的。声音是大自然的一部分,是人类社会环境中不可缺少的因子。人们无时无刻不在声响的包围中生活,风雨雷电,鸟语虫鸣,鸡啼犬吠,海浪惊涛,车轮滚动,机器轰鸣,说话声,音乐声,等等。声音对人的作用不限于传递信息、认识周围环境,促进沟通和人际交往;它还能对人体,特别是神经系统产生重大的影响。这种影响是有益还是有害,取决于声波振荡的频率、强度与和谐度。有许多声音悦耳动听,使人心旷神怡,欢乐无穷,然而,也有许多声音刺耳嘈杂,使人心烦意乱,焦躁不安。

不同频率和强度的声音无规则地组合在一起,称为"噪声"。噪声是对人体健康有害的声音。据说,古代的教会常用刺耳的钟声来惩处异教徒,让巨钟的强烈声波振荡将异教徒折磨致死。在日常生活中,马达的轰鸣声,气锤的撞击声,没有拧紧的水龙头的响声等,作为噪声都能对人产生强烈的刺激。时间长了就会引起血压升高、心律不齐、头痛、晕眩、恶心、失眠甚至休克。这是因为强烈而持久的噪声能导致神经功能的紊乱、

统计资料表明,经常在噪声环境中劳动的工人会出现听力下降,反应迟钝,注意力不集中,容易疲劳,心情烦躁等现象。已有研究证明,当声波对鼓膜产生的压力达到130分贝时,人的耳朵就产生疼痛的感觉。而达到150分贝时,人就无法忍受。迪厅里播放的摇滚乐、重金属乐声音强度往往超过100分贝,有时会接近或超过120分贝。经常停留在这种环境中,或戴耳机长时间收听这类音乐,都会对人的听觉,尤其是青少年的,造成或轻或重的伤害,除了听觉,还可能对大脑、心脏及心理健康产生消极影响。

除了噪声之外的其他声音,我们称之为乐音。乐音对人的健康则是有益的。例如,大海的波涛声、树叶的簌簌声、山溪的流水声等都能使人感到心情愉悦、舒展和平静。和谐的声音对人来说可以成为一种促进健康的因素,甚至可有医疗作用。例如,哗哗的雨声可有催眠作用,医生用它来代替安眠药。在日本,有人发明一种声枕头,当人躺下,枕上枕头就会听到一种模拟的下雨声,从而有很好的催眠作用。许多疗养院让那些患有精神衰弱的疗养者倾听柔和欢快的鸟语虫鸣的唱片,能起到很好的辅助治疗作用。

至于由各种乐音组成的音乐对人的健康的良好作用更是众人皆知的事情了。

二、言语活动与身心健康

俗话说"人为万物之灵"。这个"灵"字就表现为人有语言、能说话。正是劳动和语言的推动，才使人类成为地球上有意识、有思想的高级动物。

人只要动一动双唇，发出一串串按一定音节组合的声音，就能把各种各样的情感、愿望表达出来，把各种各样的思想和指令传递给别人。通过对言语声音的感知，人们就能彼此了解各自的想法。人们用眼睛看看白纸上的黑字，也能在眼前展现出异乡的风光，滚滚奔流的江河，波涛汹涌的大海，峰峦起伏的群山。这些都是言语的传递功能。

在日常生活中，我们无论是在集体里，或是个人独处之时，都离不开言语。清醒状态下，人们无时无刻不在传递言语信息。当听到好消息或在头脑中想起称心如意的事情时，我们就会眉开眼笑，心情愉快，精神振奋，欢乐和高兴；当听到坏消息或想起懊丧的事情时，我们就会双眉紧锁，心情沉重，精神萎靡，焦急和苦恼；特别是在听到亲人亡故的噩耗时，甚至会悲痛欲绝而导致休克。这些都是言语影响的表现。

言语的影响功能最突出的表现要算是暗示作用了。言语的暗示作用不仅能影响人的心理和行为，而且能直接影响到人体的生理过程。我们可以用言语暗示别人，也可以用言语暗示自己，从而使别人或自己的心理与行为发生改变。例如，一个人在遇到令人慌张的事情而心神不宁、紧张不安时，就可以通过言语的自我暗示平静下来。例如，学生在遇到重大考试或公开演讲等情况时，常常紧张、慌乱，以致将懂得的知识遗忘或背熟的讲稿连一个字都想不起来了。遇到这种情况，越发要沉着，可以利用语言的暗示作用来调整自己的状态。比如闭目，深呼吸几次，然后在心里反复默念这样的话："我只是有点紧张，这很正常，过一会儿我就会好起来，我一定能把掌握的知识回忆起来。"经常做这样积极的心理暗示，人可以变得越来越自信，遇事不惊，发挥出自己最佳的水平，甚至超水平发挥也是可能的。相反，如果总是对自己进行消极的暗示，如拿到试卷就想"这次我又会紧张，题目肯定又答不好"。那么不仅超水平发挥不可能，就是已经掌握了的知识也很有可能想不起来。

有人做过这样的实验，让一个人躺在特殊设计的平衡挠板上，然后让他自我暗示并想象自己正在使劲地踏着自行车往前奔驰。不一会儿，平衡的挠板上脚所在的那一头就往下落。这是言语暗示作用使血液向腿部集中而变沉重的结果。

巴甫洛夫的条件反射学说认为，人的语言是一种包罗万象的刺激物，虽然只是声音的或文字的，但它们却和现实刺激物有着同样的刺激力，因为起决定作用的是语言作为信号所代表的意义，而非本身的物理能量。所以，语言作用对人来说同样是巨大的，尤其是语言的暗示作用，不仅能影响人的行为反应，而且能影响人体的生理生化机能。言语暗示对人体生理影响最明显的表现是所谓"人工记印"实验。那是在催眠状态下，用一块邮票大小的湿纸片贴在被试看不见的皮肤上，并暗示他说这个部位要发热，一会儿皮肤就会发红。过一会儿将纸片拿去,果然见那块皮肤是红的。如果使用的是一块金属片,暗示说金属片发烫,这块皮肤很快就会烫起水泡。过不久,金属片下面的皮肤果然"烫"起了水泡。还有人在催眠状态下给被试者喝一杯白开水但暗示他说:"你喝的是一杯香甜可口的饮料。"这时催眠者表示非常满意和高兴。取他的血化验,结果发现被试的血糖含量大大增高。从这里可以看到,言语虽然只是一些声音的组合,就其本身的能量来说是微不足道的,但是在一定的条件下,它却能引起和它所代表的客观事物与现象直接作用同样的效果。

言语对人的影响作用可以是好的,积极的,也可以是坏的,消极的。言语的不良影响表现在它能扰乱和破坏人们正常的心理和生理状态,从而导致心理或生理功能的障碍。各种神经症尤其是神经衰弱的许多症状,都是由于不良的自我暗示造成的。

言语对人的良好和积极的影响作用,表现在它能使人明了事理,树立信心,安定情绪,变消极心态为积极心态,从而对人体的生理活动产生良好的影响。人类早就利用言语这种良好的作用,作为治疗疾病的手段。在远古时代人们就已知道,医生的话能给病人治好病。正是这种言语的奇特功效,成为心理治疗的基础。这种心理疗法可以说是人类与疾病作斗争的最古老的方法。如今,心理治疗配合药物、理疗等措施给病人治疗,已成为医生们越来越广泛地采用的治疗手段。

三、思维活动与身心健康

人类是有思想的动物,通过思维过程,可以形成各种各样、形形色色的观念和思想,从而决定着人的感知选择。情感情绪和行为决策,由观念和思想所引发的心理问题进一步又影响着人体健康。

认知心理疗法的创立者贝克(T. A. Beck)认为人的情感、情绪和言语大部分取决于其本人对周围世界的解释、想法和认知模式。心理失调、心理障碍的产生,往往是由于患者具有不正确、不合理的思维结构,对现实世界形成了不合理、不适当的认知造成的。例如,抑郁症患者的认知特点是对自己、对前途、对周围世界的负性认知和不合理的观念而产生自我绝望,自我轻贱的结果。

在关于心理健康的认知理论中,埃利斯(A. Ellis)的观点具有代表性,他认为人的情绪和认知并不是简单地由刺激所引起,刺激的作用只是引发了我们的认知,引发了我们的自我内部言语(self-talk),认知才是真正影响我们如何产生情感情绪和行为反应的决定性因素。根据他的理论,人的情绪和行为反应(C)并不是由某一诱发事件(A)本身引起的,而是由经历了这一事件的主体对这一事件的解释与评价,即信念(B)所引起的。这一理论被称为 ABC 理论:

$$诱发事件 \longleftarrow 信念 \longrightarrow 行为结果$$
$$（A）\qquad （B）\qquad （C）$$

A 指诱发事件(Activating events);B 是指个体在遇到诱发性事件之后相应而生的

信念(Beliefs)，即他对这一事件的看法、解释与评价；C 是指在特定情景下，个体的情绪及行为的结果(Consequences)。ABC 理论指出，诱发性事件 A 只是引起情绪及行为反应的间接原因；而 B——人们对诱发性事件所持的信念、看法、解释——才是引起人的情绪及行为反应的更直接的起因。

埃利斯认为人具有以下特性：

(1) 人既可以是理性的、合理的，也可以是无理性的、不合理的。人们有保护自己、快乐、思考并以口语表达、爱、与别人沟通、成长与自我实现的倾向；同时也有自我毁灭、逃避思考、因循、重蹈覆辙、迷信、无耐性、完美主义和自责，以及逃避自己的倾向。

(2) 情绪是伴随着人们的思维而产生的，当人们按照理性去思考、去行动时，他们就会是愉快的、富有竞争精神以及行有成效的人。而情绪上或心理上的困扰是由于不合理的、不合逻辑的思维所造成的。

(3) 任何人都不可避免地具有或多或少的不合理的思维与信念，人们通常因为扭曲思考的天生倾向，以及习得的自我挫败模式，而妨碍自我成长。会犯错误是人的正常的现象，当你接受自己是一个会不断犯错的人，那你就能更平和地与自己相处。

(4) 情绪困扰的持续是那些内部语言持续的结果。人是有语言的动物，思维借助于语言而进行。不断地用内部语言进行自我重复(self repetition)，这些不合理的信念就会导致无法排解的情绪困扰。"那些我们持续不断地对我们自己所说的话，或者就会变成我们的思想和情绪。"

(5) 大部分的情绪困扰都起源于责备。我们会有一种很强的倾向，把我们的欲望与偏好逐渐变为独断的、绝对的"应该"、"必须"等要求与命令。但我们被这些"命令"控管时，我们就开始责备自己与别人，就会陷入困扰之中。绝对行的认知是人类悲剧的核心。

(6) 人有能力改变自己的认知，他可以通过自我内部言语(self-talking)、自我评价(self-evaluating)而达到自我支持(self-sustaining)。他可以创意地决定对同样的情景产生不同的感受。

在关于人性的理论上，埃利斯进一步提出他关于情绪障碍的理论。他认为，人们的情绪及行为反应与人们对事物的想法、看法有关。在这些想法和看法背后，有着人们对一类事物的共同看法，这就是信念。

合理的信念会引起人们对事物的适当的、适度的情绪反应；而不合理的信念则相反，会导致不适当的情绪和行为反应；当人们坚持某些不合理的信念，长期处于不良的情绪状态之中时，最终将会导致情绪障碍的产生。因此，人要为制造自己的情绪反应和困扰负责。

我们可以把认知理论的基本原理概括如下：第一，认知是行为与情感的基础，一个人的所有心情都是由他的"认知"或思想产生的。认知涉及一个人看待事物的方式、他的理解力、精神状态与自信心。它包括一个人阐释事物的方式：他怎样向自己评判某人某事。一个人以什么样的方式思考就以什么样的方式感受,因为在同一时刻,一个人的所思就是一个人的所感。第二,消极的情绪由消极的思想决定。你以否定的、悲观的思想看问题,那么,你就会感到非常沮丧、失意与消沉。第三,几乎一切的消极思想都蕴含着重大的曲解。稍加推敲,你就会发现,这些消极思想都是无稽之谈,都不合情理。你终将发现,你的一切痛苦的唯一原因均来自歪曲事实的想法。第四,通过改变我们的思想和认知,可以改变我们的消极情绪。

第二节　情绪情感因素

人们在社会生活中,在与周围环境发生相互作用的时候,每时每刻都会从外界接受大量的信息,经过大脑的加工过程,对信息所代表的事物做出主观评价并采取相应的态度,这就必然要产生相应的情绪体验和反应。情绪反应活动可分为积极、愉快的情绪和消极、不愉快的情绪两大类。现代生理学、心理学和心身医学的研究都已证明,无论是消极的还是积极的情绪活动,对人的身心健康都有十分显著的影响。因为在情绪活动发生的时候将会伴随一系列复杂的体内生理、生化的变化,特别是植物神经系统功能的改变。

一、消极情绪的不良作用

愤怒、焦虑、抑郁、惊恐、悲伤、忧愁等都属于不愉快的消极情绪体验。这种情绪的产生,一方面会引起整体心理活动失去平衡,如在盛怒或恐怖等强烈的激情状态下,会出现意识范围狭窄,判断力减弱,失去理智和自制力,从而引起正常行为的瓦解。另一方面又能造成身体各种器官组织及生理生化的变化,如出现发抖、战栗、惊叫、哭喊或逃跑等异常动作反应,还会出现脸色苍白、瞳孔缩小、心率加快、呼吸加快加深、血压上升、血糖增高以及血中化学成分的改变等生理生化的异常变化。这些对人的身心健康都会带来严重的影响。

在强烈的或持续的消极情绪状态下,神经系统的功能会受到明显的扰乱。严重者可引起精神错乱、行为失常,甚至造成所谓的反应性精神病;较轻者也可以造成神经系统的持续失调而导致各种神经质。

心脏和血管是对情绪反应最敏感的器官,因为它们总是首先卷入情绪的兴奋。所以,消极的情绪活动很容易给心血管系统造成不良的影响。这种情绪状态如果持续下去,结合其他的不利生理条件,就可能造成心血管机能的紊乱,出现心律不齐、高血压或冠心病等;严重时还会导致脑血栓或心肌梗塞。由于受到刺激,在盛怒之下引起心脏病猝发而造成突然死亡的事例,也是屡见不鲜的。

消化系统是对情绪反应敏感的另一器官。在不愉快的消极情绪状态下,胃肠蠕动明显减慢,胃液分泌明显减少,胃肠机能受到严重的扰乱。因此,人们在心情愉快、高兴之时,即使清茶淡饭,也会吃得香甜;而在悲哀愁苦之时,纵有佳肴珍馐,吃起来也味同嚼蜡。如果焦虑、紧张等情绪状态长期持续下去,还会造成胃炎、胃溃疡、溃疡性结肠炎等一类胃肠疾病。

有人用白鼠进行实验。选用的是同窝的两组大白鼠,在每只白鼠尾巴上系上电极,施加电击之前都发出信号,但一组白鼠能主动控制而可以不受电击;另一组则不能主动控制而常常遭受电击。不能主动控制的这一组白鼠,由于焦虑、恐惧和不安等紧张情绪的影响,几乎都发生了胃溃疡。

二、愉快情绪的积极作用

高兴、喜悦、欣快等愉快的情绪状态,对人体的生命活动都起到积极和良好的作用。因为它们能提高大脑及整个神经系统活动的张力,能充分发挥有机体的潜能,提高脑力和体力劳动的效率和耐久力;使人感到在自己的生活和工作过程中充满趣味和信心,从而行动起来就显得轻松有力,充满勃勃生机,精力充沛。这时,人体内的各个器官系统的活动能协调一致,肾上腺素分泌适量,整个内分泌系统和体内化学物质处于稳定的平衡状态。这种情绪状态对人体健康和长寿无疑地都会有良好的影响。

同时,保持乐观和愉快的情绪状态,还能使人增强对疾病的抵抗力和更有效的适应环境的能力。即使患有某种疾病,也能较快地康复。那些善于控制自己的情绪,能保持愉快、乐观情绪的病人,一些久治不愈的常见疾病在他们身上多半都能得以根除。

情绪作为一种心理活动,为什么对人体有如此明显而直接的影响呢?这是因为情绪活动与神经系统活动及体内生化物质活动关系极为密切之故。情绪活动除了大脑皮层调节之外,又与大脑边缘系统、脑干网状结构及植物神经系统有非常紧密的联系。大脑边缘系统又称为"内脏脑",是体内各器官系统及内分泌的最高调节中枢。而大脑边缘系统同时又是情绪活动的调节中枢部位(参看图2-1)。

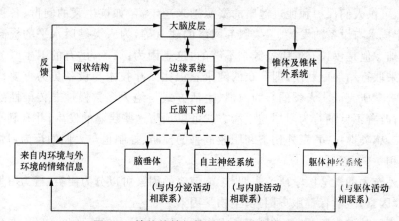

图 2-1　情绪的神经控制(主要路径模拟图)

总之,由于情绪活动与直接控制人体各种生命活动和物质代谢活动的大脑边缘系统、植物神经系统和内分泌系统都有密切的联系,因此,情绪活动能够对人体的各种器官系统,特别是内脏施加影响,因而,人的情绪就能直接影响到人体的健康。

第三节　行为习惯因素

行为是机体在环境因素影响下发生的内在生理和心理活动的反应,行为一般表现为机体外显的活动、动作、运动、反应或行动,即机体对外界刺激的反应。习惯是指无需经过特殊训练,只是由于经常重复而形成的对于实现某种自动化动作与行动的需要或倾向。人类行为是为了维持个体的生存,种族延续,在适应不断变化的复杂环境时所做出的反应。人作为生物个体,同时又是社会个体,具有生物性和社会性。生物性决定了人的本能行为。此外,攻击、探究和追求刺激等也是与生俱来的本能行为。然而,人类的本能行为又往往受到社会文化因素和心理因素的影响和制约。社会性决定了人的社会行为。人的社会行为是在个体参与社会生活,在个体社会化过程中,通过观察、模仿、认同、学习、教育、交往和工作等,在个体与生存环境相适应的过程中形成的自己的一套行为模式,并逐渐得到社会的认同,符合社会准则和道德规范,因此,人类的行为表现十分复杂。这体现在相同环境条件下行为表现也会十分不同,即使是同一个个体,在同样的环境条件下,由于其生理、心理、社会等因素的影响,行为表现也不尽相同。

从心身健康的角度来看,人类行为与健康有着非常密切的关系,随着人类社会的快速发展,科学事业的长足进步和医学卫生健康服务的改善,以及人们生活水平的提高,人类疾病谱和死因顺位的重大变化,严重威胁人类健康和生命的已经不是由生物因素造成的传染病和营养不良等,而是由于心理社会因素、人类行为习惯与生活方式等导致的心脑血管病、糖尿病、恶性肿瘤等疾病。虽然随着社会物质文明的高速发展,物质的极大丰富,可供人们保护和促进健康的资源越来越丰富,如抗生素的问世、各种疫苗的发明、医疗技术与设备的发展、卫生服务网络的建立等,为人类健康水平的提高奠定了坚实的基础。但是仅仅有健康资源是不够的,这是因为:第一,已有的卫生服务需要人们自觉地采取行动加以利用,即公众的健康意识比医疗技术与设备更为重要;第二,大量的流行病学研究证实人类的行为习惯、生活方式与绝大多数慢性非传染性疾病关系极为密切,改善不良的行为习惯与生活方式可以预防这些疾病的发生,并有利于疾病的治疗;第三,感染性疾病、意外伤害和职业危害的预防、控制也与人们的行为习惯与生活方式密切相关。

国内外有关的社会医学研究表明,影响健康的因素可以分为四类:行为习惯与生活方式;环境因素;卫生保健服务因素;生物学因素。

对于不同的健康问题,各类因素所发挥的作用不同。20 世纪 80 年代,在我国行为习惯与生活方式占各类健康影响因素的 50% 以上,且随着年代的发展,该比例有上升的趋势。

　　行为习惯、生活方式与健康的关系已经被大量事实所证实,影响健康的行为习惯也多种多样。美国加利福尼亚州公共卫生局人口实验室的科研人员对加州某地区的近7000人进行了为期五年半的研究,发现了七项与人们的期望寿命和良好健康显著相关的简单而基本的行为习惯,它们是:

　　(1) 每天正常而有规律的三餐,不吃或少吃零食;

　　(2) 减少夜生活,每天吃早餐;

　　(3) 适当的睡眠(每晚7～8小时);

　　(4) 保持适当的体重;

　　(5) 积极而有规律地锻炼身体;

　　(6) 不吸烟;

　　(7) 适度饮酒或不饮酒。

　　经过五年半的观察,发现遵守上述行为中6～7项健康行为的人群比只遵守0～3项的人群预期寿命有明显的延长。我国学者对百位90岁以上的长寿老人进行长期追踪观察。这100位老人平均年龄为95.3岁,其中11人超过100岁。他们的经验是在上述7项健康行为以外,还有2项补充,一是性格开朗,知足常乐,乐于助人,有自己的个人爱好;二是有美满的家庭生活,其中包括和谐的性生活。

　　在此基础上,我们可以将良好的行为习惯与生活方式归纳为:

　　(1) 积极休息与适量睡眠;

　　(2) 合理营养与平衡膳食;

　　(3) 适度的运动锻炼,保持合适的体重;

　　(4) 戒除不良嗜好,如吸烟、酗酒等;

　　(5) 合理利用卫生服务。

　　健康的行为习惯对人的心身健康是有利的。但对健康不利的行为习惯则会损害心身健康。这些行为被称为损害健康的行为。这是指偏离个人、他人以至社会健康所期望的行为。损害健康的行为包括:① 与个人和社会的健康期望不一致,对自己、他人和社会的健康构成危害的行为;② 对健康的危害表现出相对的稳定性,即对健康的不良影响有一定的强度和持续时间的行为;③ 一般是在个体后天经历中所习得的行为。

　　损害健康的行为通常可分为以下4类:

　　(1) 不良生活方式与习惯:生活方式是指作为社会主体的人,为生存和发展而进行的一系列日常活动的行为表现形式,是人们一切生活活动的总和。每个人的生活方式均有某些不同,但大致可分为健康的生活方式和不良的生活方式。前者有利于维护健康,预防疾病;而后者则不利于健康,可直接或间接导致疾病的发生。不良生活方式一旦形成就很可能导致各种严重慢性疾病,如肥胖症、糖尿病、心血管疾病和恶性肿瘤等。

　　(2) 不良病感行为:病感行为指个体从感知到自身有病到疾病康复全过程所表现

出来的一系列行为。如疑病、恐惧、讳疾忌医、不及时就诊、不遵从医嘱、迷信,乃至自暴自弃等。

(3) 日常危害健康行为:主要包括吸烟、酗酒、吸毒和不良性行为等。

(4) 致病行为模式:致病行为模式是导致特异性疾病发生的行为模式,通常作为危害健康的人格类型,国内外研究较多的是 A 型行为模式(也称 A 型行为类型)和 C 型行为模式。前者是一种与冠心病发病相关的行为模式,后者是一种与癌病发病相关的行为模式。

第四节　人格特征因素

西方有句谚语:"乐观的性格是长寿的秘诀",这话非常合乎逻辑。因为有一个乐观的性格,就能使人不管在什么情况下都保持开朗、豁达和愉快的心境,从而使人的身体活动总是处在一个最佳状态。这样,自然就会增强躯体的抗病能力,延长人的寿命。所以,一个人的人格特征与其身心健康确实是息息相关的。

人格特征对人的身心健康有什么影响呢?

心理学告诉我们,人的人格特征表现为相对稳定的行为活动方式、思维方式和情绪反应方式。也就是说,一个人总是按照他所具有的人格特征来体验外界刺激,并作出某种反应,同时伴随有一系列相应的情绪活动,还会引起一系列的躯体变化。因此,良好的人格可以给人们提供一整套适当的、适度的和平稳的行为方式;所引起的躯体反应既不会过高,也不会过低,既适中又平稳。在这种情况下,人的精神状态和躯体活动及其各部分器官系统就能避免各种心理矛盾冲突和突然变化的情绪的冲击,自然对人身心健康会起到良好的促进作用。

相反,不良的人格特征则能给人的身心健康带来不良的影响。例如,国外有人研究发现,"A 型性格"(或称 A 型行为模式)的表现特点与冠心病有很密切的关系。这种人的性格特点是:第一,争强好胜、热衷于竞争,求成心切,有较强的事业心,而且不甘人后,即使在游戏活动中,也力图超过别人;第二,性情急躁,常有时间紧迫感和匆忙感,过分珍惜时间,做事快,效率高;第三,容易对人产生戒心和敌意,特别是在受到挫折或失败时情绪更易于波动,且常处于愤怒或焦虑状态之中。具有这种所谓 A 型性格的人比较容易罹患冠心病。和 A 型性格相对的称为 B 型性格,这种人喜欢轻松自在,不慕功名,不爱竞争,对人随和,做事不慌不忙,只求生活舒服、安稳便心以满足。据调查研究发现,A 型人冠心病的发病率比 B 型人高 2 倍,心肌梗塞的复发率高 5 倍。同时又研究发现,还有一种称为 C 型性格的人,其行为表现是退缩的和防御性的,心情不够开朗,情绪反应表达出来的比较少,而且偏于压抑、低沉和内蕴,对自己过于克制;常把怨气和愤怒压在心里,这种人往往比较容易罹患癌症。此外,还有另一种性格的人,他们对自己要求过于认真和严格,谨慎小心,凡事追求完美,兴趣狭窄,过分墨守成规,缺乏随机应变的能力,遇事优柔寡断,常顾虑小事而忽略大事,多疑敏感并容易后悔等,这种人常在某种不利的心理社会因素作用下发生强迫性神经症。

国外还有人对许多种心身疾病的人格基础进行了调查研究,认为患这些疾病的病人都有相应的人格倾向。例如:

(1)哮喘症:过分的依赖和顺从、幼稚、胆小,希望得到别人的照顾,易受暗示,好幻想,自我中心,对挫折耐受力差,不会表达自己的情绪。

(2)偏头痛:较敏感多疑并固执己见,容易烦恼,爱嫉妒,好争胜,较为呆板。

(3)高血压症:有雄心壮志,好争抢,爱激动,对自己要求过高,较为固执、保守或过分耿直,常有不安全感。

(4)溃疡病:因循守旧,不好交往,被动、顺从,依赖性强,缺乏创造性,情绪不稳定,过分的关注自己,情感活动较脆弱。

(5)结肠炎:谨小慎微,缺乏自信心,依赖性大,凡事拘泥于形式,性格和顺,不爱激怒。

性格特点与身心健康有密切的关系,已引起人们普遍的注意。性格特点是人的心理因素构成成分中最本质、最重要的东西,它直接制约着人的心理活动,特别是情绪反应活动。一个性情暴躁而又争强好胜的人,必然比别人更容易引起情绪波动并产生较强烈的情绪反应,尤其容易陷入焦虑、愤怒和敌意的情绪状态之中。我们知道,情绪体验的中枢部位在大脑边缘系统,而边缘系统又直接控制下丘脑、脑干网状结构和整个植物性神经系统,并进而控制着人体的所有脏器的活动。一个易于情绪激动而且经常产生焦虑和愤怒等情绪的人,就特别容易激发儿茶酚胺等生化物质的分泌;而血中儿茶酚胺的升高会使心跳加快、血管收缩、血压上升、血糖升高,从而使心脏活动的负担大大加重。具有这样性格特点的人,由于经常处在这种情绪状态和躯体变化之中,因而就特别容易产生心血管系统的毛病。这就是性格特点为什么与身体健康有密切关系的道理。

人的性格特点之所以和人的各种疾病有密切关系,是由于性格特点既可以影响到许多疾病的发病基础,又可以改变许多疾病的发病过程。科学研究和实践都表明,病人的性格特点往往比引起该病的病原性质更能决定疾病的表现。因为病人总是按照自己所特有的性格特点来体验身上所患的疾病,并根据自己独特的性格特点来对致病因素或已经形成的疾病做出反应。这就是为什么有的人所患的病其实并不严重,但病人却感到非常沉重,有如大病在身,四处寻医觅药;而有的人则刚好相反,经检查化验表明病情已十分严重,自己却若无其事。由此可见,性格特点的不同,对于疾病的发生、发展和疗程的转归都可能产生重要的作用。因此,即使是同样的致病因素,作用于不同性格特点的人,就会出现很不相同的结果。特别是在各种慢性病人中,性格特点的影响尤其明显。

第五节 心理应激因素

一、心理应激及应激源

(一) 心理应激的概念

当今世界,人们处在一种由生活节奏不断加快和知识不断更新所造成的紧张状态之中。难以满足的雄心大志,对成功的渴望和高效率的工作,不顾一切的竞争和频繁的社交活动等等,都会给人们的社会—文化关系增添许多新的难以应付的信息,使人们往往来不及去认识它,把握它并作出相应的适应性调整,因而不可避免地会出现持续的心理紧张,这种为了应付社会情境的迅速改变而出现的心理状态,一旦产生并持续下去,就会造成心理应激状态,并给人们的身心健康带来无法估量的损害。今天,心理应激已成为全世界尤其是发达国家人们普遍关注的问题。

心理应激,有人又称为心理压力、紧张状态或紧张刺激等。一般认为心理应激是有机体在某种环境刺激作用下由于客观要求和应付能力不平衡所产生的一种适应环境的紧张反应状态。

(二) 应激源

应激源或称致应激因素,是机体内、外环境向有机体提出的适应或应付的要求,并可能导致应激反应的紧张性刺激物。对人类来说,除了生物学的刺激物和自然灾害以外还有心理学的和社会—文化方面的刺激物。

1. 生物性应激源

生物性应激源是借助于人的肉体直接发生刺激作用的刺激物。包括各种物理、化学刺激在内的生物性刺激,如使机体不适的温度,强烈的噪声,机械性损伤,病菌、病毒的侵害等。

2. 心理性应激源

心理性应激源主要来源于日常生活现实中经常发生的动机冲突,挫折情景,人际关系失调以及预期的或回忆性的紧张状态。动机冲突是指人们在日常活动中存在着两个或两个以上所欲求的而又不可能达到或不能全部达到的目标,而使萌发的动机不能实现或不能全部实现,从而引起心理失衡,成为造成应激状态的心理根源。挫折情景是指为了满足需求,达到某种目标的过程中受到了难以逾越的障碍,只是目标无法达到,需要不能满足,同时产生紧张情绪体验,从而成为造成应激状态的另一个心理根源。人际关系失调是指社会生活中,人与人的相互关系不能协调一致,形成矛盾冲突,从而影响到人的心理平衡和情绪的稳定。这是因为人是一种群体动物,必须在一定的人群中生活。必须共处于一个社会群体之中,人际关系矛盾也是不可避免的,关系失调的现象也是经常发生的。所以,人际关系失调就成为同样重要的一种心理性应激源。

3. 社会文化性应激源

作为社会成员，每个人都是一定社会文化关系的产物，也是特定的社会文化的体现者(即主体)。人及其生活于其中的社会群体(即社会文化环境)是一个统一的整体。因此，社会文化环境的任何变动都会对人产生影响。社会文化环境总是不断地变化着的，如果一个人对于变化着的社会情境和生活事件，不能通过自身调整进行恰当的、有效的适应性反应，那就不可避免地出现种种心理矛盾冲突，使人产生严重的失助感和一系列的紧张情绪，如焦虑、愤怒、怨恨、忧郁与绝望等，从而产生应激状态。

除了上述各种应激源以外，还有许多因素也可以成为致应激因素。例如社会高速发展，人们生活节奏必须加快；科学技术的高速发展，知识爆炸性地增加；现代工业化和都市化的发展，人口居住过于集中，交通拥挤；又如，工业化带来的噪声环境，作为应激源，也严重影响人们的身心健康。此外，交通事故和水灾、地震等自然灾害也会使人造成严重的心理应激状态。

二、应激的中介机制

应激的中介机制是指有机体将有关信息(即应激源、环境需求等)传入到大脑中枢转变为输出信息(即应激反应)的内在加工过程，这个中间加工过程决定着个体是否会形成应激并作出怎样的应激反应等。在其中起作用的中介因素，包括一系列非常复杂的心理中介活动和生理中介活动。这些因素直接地或间接地影响着心理应激反应方式的强度和耐受力，并调节着心理应激和应激反应后果之间的联系。下面简要介绍应激中介因素中比较明显的一些心理中介因素。

(一) 认知评价

应激源或紧张性刺激作为作用于个体的信息，是否会形成应激并作出相应的反应，都要有一个大脑的信息加工过程，在这个过程中起关键作用的中介因素之一是认知评价。即所谓认知评价是指个体对应激源(即紧张性刺激如生活事件等)的性质、强度和可能的危害情况等做出评价。

在日常生活中，人们会遭遇到无数的社会事件，但只有那些经过评估而被个体认定有一定意义和某种利害关系的刺激，才会引起心理应激反应。之所以原本许多中性的事件也会引起应激，是因为个体对它们所作出的认知评价发生了错误或偏差。即使是强烈的致应激因素，如果做出的认知评价是恰当的、正确的并采取了有效的应对策略，也可以减低或缓和自身的应激反应，不至于对身心健康带来不利的影响。因此，对于同样的应激源，由于认知评价的不同可以引发不同的应激反应。

有人认为认知评价可以分为初级评价和次级评价两个步骤。初级评价是个体在某一事件发生时立即通过认知活动判断其是否与自身有利害关系。次级评价是在得到有关判断以后，个体对该事件是否可以改变即对个人能力作出评估。此时个体会同时进行相应的应对活动。经过次级评价，个体认为事件是可以控制或改变的，采用的应对方式往往是问题关注应对；如果次级评价结果为不可改变，则往往采用情绪关注应对。

（二）个性（人格）心理特征

人格是一个人的整体精神面貌的体现，一个人具有怎样的人格就会依据其人格特征去感知和评价外界事物。对问题作出行动策略和相应的情绪和行为反应。因此，不同人格类型的个体，往往在面临应激之时，可以作出不同的认知评价，采取不同的应对策略，作出不同的应激反应，甚至可以表现出完全不同的心身反应结果，因而对其心身健康状况会产生完全不同的影响。

一个性格急躁、脾气暴躁的人，倾向于夸大紧张刺激的强度和作用，因而往往作出过度的反应。一个具有乐观主义性格的人就好像戴上一副感知事物的过滤镜，使许多事物和作用情境都改变了色彩，容易看到事情的好的方面，有一种强烈的关于好事情一定会发生的期望，并充满自己能有效控制事件进程并能够应对应激要求的信心。这样的人就能够采用恰当的、正确的应对策略，更能有效地应对应激事件，减缓或限制不必要的应激反应，消除应激对心身健康的不利影响。相反，一个悲观主义性格的人，往往过多看到事情的不好方面，有着较多的不好事情将要发生的预感，因而，内心有着过多的难以控制时间进程和无法应对应激要求的感受。这样就难免经常陷入较强烈的应激反应状态，体验更多的消极情绪，从而给心身健康带来不利的影响。

（三）应对方式

应对方式又称为应对策略，是指个体为了处理（对待）被自己评价为超出了自身能力范围的特定环境要求而作出的不断变化的认知和行为上的努力。应激是机体与环境之间的相互作用过程，在这过程中应对的目标是要处理和解决应激源对个体自身的影响，而不同的应对方式对应激反应的产生和发展起着促进或限制的作用，从而影响着个体的心身健康。因此应对方式被认为是应激事件与心身健康之间的重要中介因素。弗克曼和拉扎鲁斯(1985)所修订的应对量表被广泛地应用。他们的研究认为人们的应对方式可分为8种类型：对抗、淡化、自控、求助、自责、逃避、计划和再评价。概括起来又可以分为两大类：即问题关注应对和情境性应对。前者是指直接解决事件或改变情境的应对活动、后者是指解决自身情境反应的应对活动。有人在研究应对方式的效应时认为，在应激可以由行动直接处理时，问题关注的应对方式更有效，而在低控制情境时则指向情境的应对更为有效。由此可见，目前还难以离开具体情境来评价不同类型应对方式的实际效果。国内的研究也证实了人们的应对方式具有倾向性，姜乾金等(1993)把习惯性应对方式分为积极应对和消极应对两大类。认为消极应对方式具有增强应激反应的作用，有损于心身健康，而积极的应对方式则有利于心身健康的维持。

三、心理应激的反应

应激的产生对于人或有机体适应环境是有利的，因为在应激状态下可提高人的警觉水平，动员体内的潜能，以应付各种变化情境和事件的挑战。但是过于持久的或强烈的应激状态,又会扰乱人心理和生理功能,损害人的心身健康,从而导致许多严重的后果,甚至造成各种严重的疾病。

1. 心理行为反应

(1)情绪反应:应激状态的出现总是伴随一系列的情绪反应,使人处于某种消极或负性情绪状态,如愤怒、焦虑、恐惧、抑郁、绝望等。由于情绪状态会伴随一系列的生理变化,强烈或持久的情绪反应常常给人体各器官系统带来严重的影响。

(2)认知功能失调:应激状态所造成的心理失衡和消极情绪反应常会影响人的智能发挥并干扰正常的逻辑思维,因而容易造成判断失误,使思维陷于混乱状态,难于对事件做出正确评价,结果会造成认知功能的障碍,还会导致注意力涣散和记忆力减退。

(3)行为反应:心理应激的行为反应有各种表现,较常见的有抑制或逃避性行为,这是一种与焦虑、抑郁、恐惧情绪相关联的行为反应,表现为活动减少、沉默寡言、不爱交流、行为退缩、疲乏无力等。其次是攻击性行为,这是一种与愤怒性情绪有关的行为反应方式。攻击可直接指向导致应激状态的人或事物;也可以是间接攻击的方式,如采取自我惩罚或自杀行为;此外,还可采取某些特殊的行为表现,如有的人信仰宗教、迷信、求神拜佛等;还有的人则以大量的吸烟、酗酒等来缓解他的应激状态下的负性情绪。

2. 生理性反应

人在应激状态下,除了心理的反应外,还会产生一系列的生理反应。这方面早已有许多研究,例如,20世纪初加拿大生理学家塞里(H. Selye)提出了应激的生理反应模式,称为"一般性适应综合征",他将这些反应分为三个阶段,一为"警戒反应期";二为"抵御反应期";三为"衰竭阶段"。衰竭阶段适应的努力和能力可能耗尽,机体可能进入疾病状态。应激的生理生化反应主要是植物神经系统和内分泌系统的变化。

(1)植物神经系统兴奋:在应激状态下,主要以交感神经系统活动的增强为机体应付紧张刺激做准备,因为交感神经活动增强就可以动员机体的潜在能量,以便采取行动应付应激情境。

(2)神经内分泌系统活动增强,主要是肾上腺髓质系统分泌的肾上腺素和去甲肾上腺素,它们在结构上都属于儿茶酚胺。肾上腺素和去甲肾上腺素分泌增加时能使心跳加快,血管收缩,血压上升,血糖增高,有助于动员体内能量,有利于应对紧急情景。其次是肾上腺皮质系统分泌的糖皮质激素和盐皮质激素,它们都有助于动员体内能量参与应激反应。

3. 心理应激与人类疾病

人体处于应激状态的各种反应本来是要防止身心受损,是一种防御性机制。但是如果防御反应不恰当,特别是过度的反应,往往又危及人的生理生化反应和心理机能,甚至造成一系列与应激状态有明显关系的疾病,我们称之为"适应性疾病"或"应激状态病"。这些疾病可以发生在人体内的任何一个系统,表现为高血压、冠心病、消化性溃疡、支气管哮喘、糖尿病、斑秃、类风湿性关节炎等。此外,还能导致免疫性疾病、各种急性肿瘤以及各种神经症和反应性精神病。

总之,心理应激及由此引发的不良心理、行为和不良的生活方式已构成了当今社会威胁人类心身健康,造成疾病和死亡的最严重、最可怕的因素。

四、如何有效应对心理应激

心理应激是人生中经常遇到的问题,在现实生活中是任何人也无法避免的。但强烈和持久的应激状态不仅会影响人的正常生活、工作与学习,而且会威胁到人的健康甚至造成疾病。因此,如何有效应对心理应激的不良影响,就成为人们关注的问题,一般可采取如下措施:

1. 控制或消除应激源

心理应激总是由于来自周围环境(包括自然环境、社会环境和心理环境)的应激源强度过大,持续时间过长或作用方式特殊,对机体提出过高要求,结果超出了其所能承受的强度而引起的。防止心理应激的产生,最理想的方法是控制或消除应激源。当应激因素减弱或消除了,心理应激自然就不会发生。首先是改善可能成为致应激因素的社会生活环境,如改善工作条件、改善住房条件、防止噪声影响、避免交通拥挤等。其次是改善心理社会环境与要求,如调整人际关系,特别是家庭关系,改善工作中或社会中对人的不适当要求和过多的限制等。

2. 增强主体对心理应激的抗御能力

人是否会发生应激状态,除了应激源之外,个体自身的因素也是一个重要条件。如人们的认识水平、个性特征、行为习惯、生活经验、人生观、价值观等,有的人在致应激因素作用下,出现应激状态,从此一蹶不振,以至病魔缠身;有的人却由此变为动力,自主自强,在人生道路上奋进起来,因此增强对心理应激的抵御能力对于解除应激状态非常重要。这里特别要强调的是:一要培养良好的人格特征;二要加强思想修养建立正确的人生观、价值观以及提高认识水平;三是提高实际应付能力;四要能融入社会集体,善于获取社会支持。

3. 进行适当的心理干预

心理干预(或称心理治疗)对于改善和缓解人们的应激状态是很有作用的。因为通过心理治疗可以改善人的大脑功能和心理状态,如减轻或消除紧张的情绪体验,调整与改善认知功能,恢复正常的心态去面对应激源,从而提高对应激状态的抵御能力,特别是在紧急或强烈的应激源的作用下,人们处在紧急的应激状态时,心理危机干预或心理救援是非常必要的。我国 2008 年四川汶川大地震期间,对受灾群众特别是青少年群体进行了及时的心理救援工作,收到了很好的效果。

3

疼痛的心理学问题

第一节　疼痛概述

疼痛是一种常见的疾病症状,也是临床医生最常遇到的病人的一种主诉,某医院从550名在普通综合门诊连续就诊的病人中发现其中40％病人的主诉是疼痛,尤其是急诊病人,以疼痛作为急性症状要求治疗更是相当普遍的现象。

一、疼痛分类

目前,尚无统一的疼痛分类方法。根据疼痛的临床表现可以分为刺痛、灼痛、酸痛、胀痛、绞痛。据疼痛发作的时程可以分为急性痛和慢性痛。据疼痛的神经生理机制可以分为伤害性疼痛和非伤害性疼痛。据疼痛的发生部位可以分为末梢性疼痛(浅表痛、深部痛、牵涉痛)、中枢性疼痛、精神性疼痛(无明确病变部位)。据疼痛的作用可以分为生理性疼痛和病理性疼痛。据疼痛的病因可以分为癌性痛、关节炎的疼痛等。

　　1. 疼痛程度的分类
　　(1) 微痛:似痛非痛,常与其他感觉复合出现,如痒、酸麻、沉重、不适感等。
　　(2) 轻痛:疼痛局限,痛反应出现。
　　2. 疼痛性质的分类
　　(1) 钝痛、酸痛、胀痛、闷痛。
　　(2) 锐痛、刺痛、切割痛、灼痛、绞痛。
　　(3) 甚痛:疼痛较著,疼反应强烈。
　　(4) 剧痛:疼痛难忍,痛反应强烈。
　　3. 疼痛形式的分类
　　(1) 钻顶样痛。
　　(2) 爆裂样痛。
　　(3) 跳动样痛。
　　(4) 撕裂样痛。

（5）牵拉样痛。

（6）压扎样痛。

对于临床而言,病理性疼痛是主要的研究对象,根据起因的不同又可分为炎症性痛和神经病理痛,在躯体和内脏组织均能产生。炎症性痛是指由创伤、细菌或病毒感染以及外科手术引起的外周组织损伤导致炎症时所发生的疼痛,包括痛觉过敏、触诱发痛、自发痛和继发痛。神经病理痛是指由创伤、感染或代谢病引起的神经损伤而造成的疼痛。炎症性痛和神经病理痛的临床表现是相似的,但是它们的产生机制则有根本的区别。

目前根据发展现状涉及疼痛诊疗项目可分为:

（1）急性疼痛:软组织及关节急性损伤疼痛,手术后疼痛,产科疼痛,急性带状疱疹疼痛,痛风;

（2）慢性疼痛:软组织及关节劳损性或退变疼痛,椎间盘源性疼痛,神经源性疼痛;

（3）顽固性疼痛:三叉神经,疱疹后遗神经痛,椎间盘突出,顽固性头痛;

（4）癌性疼痛:晚期肿瘤痛,肿瘤转移痛;

（5）特殊疼痛类:血栓性脉管炎,顽固性心绞痛,特发性胸腹痛。

二、疼痛的定义

1979 年疼痛国际研究会把疼痛定义为"一种与实际的或潜在的组织损伤相联系或用这种损伤来描述的不舒服的感觉和情绪体验。"

现在普遍认为疼痛(pain)是机体对损伤组织或潜在的损伤产生的一种不愉快的反应,是一种复杂的生理心理活动,是临床上最常见的症状之一。它由痛觉和痛反应两部分组成。它包括伤害性刺激作用于机体所引起的痛感觉,以及机体对伤害性刺激的痛反应(躯体运动性反应和/或内脏植物性反应,常伴随有强烈的情绪色彩)。这些定义,显然考虑到了两方面的因素。

（1）疼痛与机体的组织损伤相联系,即和身体器官的物理、化学损伤或病变造成的结果有关。

（2）疼痛与某种心理状态相联系,即疼痛是一种疼痛感觉,同时又是一种不舒服的、不愉快的情绪反应。

由此看来,疼痛是一种非常复杂的心理、生理状态。但是人们一般倾向于把疼痛看成一种简单的现象。似乎疼痛的直接原因只是躯体组织的损伤或特别强烈的刺激造成的。疼痛的程度似乎也取决于机体组织受损伤的程度。因此,要减轻或消除疼痛就只着眼于损伤组织部位的治疗,如把伤口治愈或切断痛觉传导神经等。有些生理学家认为疼痛是由于机体组织内有一种特殊的疼痛接受器,把疼痛的信息直接传递和输送到大脑痛觉中枢的结果。一些心理学和生理学的研究也认为人体有痛觉细胞(皮肤就有冷、温、触等感觉细胞相交错),痛觉细胞受伤害,把信息传入中枢就产生痛觉。也就是说,疼痛与机体组织的损伤有关。但是,这只是看到问题的一面,并不全面。因为相反的情况也同样存在,而且也常见,即机体组织虽然受到损伤,有时是严重的损害,但是人并不感到疼痛。如一些病态人格患者,特别是一些女病人,常常用自我损伤或被他人损伤来获得某种心理上的满足。因为她们觉得只有这样才感到心情轻松,或者这样才能摆脱紧张状态。如"受虐狂"就是从别人对自身所施予的损伤和痛楚中获得心理上或性欲上满足的例子。一位17岁的少女曾多次损害自己的脸部,而且留下严重的伤痕。本来对疼痛很敏感、非常怕疼的一个人,这时却对自己的损害毫无疼痛感觉。她解释是因为在她心中产生了不幸的情感体验和持续的紧张感,到了不堪忍受的程度。她学会了用伤害自己脸部的办法来迅速摆脱焦虑紧张感。

毕彻尔(Beecher, 1956)对伤兵痛觉感受的观察,是一项很著名的研究。在第二次世界大战时他曾将一批因重伤被送往陆军医院的军人与手术住院的居民相对比,发现重伤士兵本来伤势都很严重,是需要镇痛药才能止痛的,但他们却很少主诉疼痛,很少要求镇痛药;而一般居民,手术的伤势比士兵要轻得多,却毫无例外地都要求强镇痛剂,如注射吗啡等。

另一方面,没有损伤也可以产生疼痛,而且是剧烈的无法忍受的疼痛,例如"幻肢痛"。据研究,做了截肢手术痊愈以后的病人中,有35%的人会出现一种严重的奇怪的疼痛综合征,用最强的镇痛剂给他们治疗也往往无济于事。我们在日常生活中经常用疼痛的字眼来形容自己的心情,如"心疼"、"痛心"、"头痛"。这些说法都是没有机体损伤依据的,但为什么与"疼"、与"痛"联系起来呢?是否毫无根据,或仅仅是一种偶然联系?不是,这里说的是一种心理状态,和疼痛体验相类似,所以并不是没有道理的。此外,头痛绝大多数都是在没有组织损伤情况下产生的。

对机体而言,痛觉可作为机体受到伤害的一种警告,引起机体一系列防御性保护反应。但另一方面,疼痛作为报警也有其局限性(如癌症等出现疼痛时,已为时太晚)。而某些长期的剧烈疼痛,对机体已成为一种难以忍受的折磨。因此,镇痛(analgesia)是医务工作者面临的重要任务。

人们在研究疼痛时,通常采用测定痛阈(pain threshold)的方法。痛阈又可分为痛感觉阈和痛反应阈。因此在研究痛觉时需要采用多指标进行综合性研究。另外还可记录伤害性刺激引起的神经活动的电变化。

由此可见,疼痛是非常值得研究的问题,它既是一个生理学、病理学的问题,又是医学心理学的问题;同时也是一个临床医学的问题,与人类的心身健康有着非常密切的关系。

第二节 影响疼痛的因素及疼痛的意义

一、影响疼痛因素

（一）客观因素

1. 环境因素

一般疼痛（如受伤、溃烂病灶、内脏疼痛等），总是白天减轻，甚至暂时缓解，而黄昏时加剧，夜深人静时疼痛最为剧烈难忍。在嘈杂的环境下或在灯光明亮的房间疼痛加剧（如牙痛），这些都是环境因素的影响所致。

2. 社会文化背景因素

斯特恩巴赫（W. Sternbach）在研究四个不同文化背景下的特殊人群对疼痛的耐受力水平时发现，意大利人、犹太人、爱尔兰人和旧美国人（即最早的欧洲移民），他们的最低痛阈是一样的。但当增加了刺激量以后，他们的耐受力却各不相同。如用电刺激时，意大利人、犹太人不能忍受的电刺激水平，爱尔兰人和旧美国人却能忍爱。沃德罗（K. Woudrow）等人的研究也发现白人对疼痛的忍受力比黑人强些，而黑人又比亚洲人强些。

社会文化背景因素的影响明显地表现在分娩的情境中。其实，在正常情况下，人类分娩和哺乳动物产仔类似，一般不会伴随疼痛。但在人类长期发展过程中，特别是在科学不发达的时期或地区，有时分娩会发生困难，造成痛苦和危险，一些可怕的印象给正常分娩带上了痛苦和危险的错觉，如"女人分娩与阎罗王只隔着一张纸"等，这样在社会上就流传着分娩必伴随疼痛的错误观念。一旦临产、子宫收缩就自然而然地和预期的疼痛相联系，从而产生"阵痛"的痛觉和反应。相反，世界上也有这样的民族，妇女分娩毫无疼痛和痛苦，分娩完毕即下地劳动。而在分娩时。她们的丈夫却感到极大的痛苦，甚至难以忍受而倒在床上呻吟不止，直到妻子分娩完毕为止。

3. 性别和年龄的因素

一般女性比男性对疼痛更敏感。同样的疼痛，男性能忍受，女性则不能忍受。有人研究，对疼痛的耐受性在成年人身上会有随年龄的增加而减低的倾向，即随着年龄的增长对疼痛的耐受力反而降低。

（二）心理因素

1. 注意力和疼痛

一般情况是，有疼痛的人，注意集中在痛处时疼痛感更强烈。如果有一种能吸引其注意力的因素，使其注意力转移，疼痛马上就能减轻，甚至缓解。

在战场上由于高度兴奋、紧张，重伤员还可继续冲锋；足球运动员把脚踢伤甚至骨折，还可继续比赛，但一经终止比赛或一旦发现自己受伤严重，马上就会感到疼痛难忍。

2. 情绪和疼痛

一般在消极的不愉快情绪状态下对疼痛的感受性增加,痛阈降低,如在焦虑、忧郁、烦躁、不安等情绪状态下,都能加剧疼痛。抑郁状态的患者常常主诉躯体或内脏的不适与疼痛,这是疼痛受到情绪影响的明显例证。患有神经症、特别是神经衰弱的人,对疼痛特别敏感,就是因为神经症患者都有焦虑不安的情绪状态。

而在积极愉快的情绪状态下,对疼痛的感受性则会降低(痛阈提高)。前面所提到的,毕彻尔对某陆军医院的伤兵和手术平民的疼痛感受差异的观察研究证明,伤兵之所以在伤势严重的情况下很少主诉疼痛,也很少要求镇痛药,而手术平民则明显相反是因为:伤兵感到能活着从战场回来很幸运,因此有一种宽慰和愉快的感受,而伤口等于是一张回家的许可证。这和外科手术居民截然不同,手术对他们来说是一件不幸的令人恐惧的和沮丧的事情。

3. 人格和疼痛

性格差异可以影响疼痛感受性,邦德(M. R. Bond)以 52 名子宫颈癌妇女为研究对象,研究了性格特点或疾病态度与疼痛感觉和反应(言语诉说)之间的关系。结果表明,情感起伏少,比其他人更善于交际的人,其疼痛感受性较小;富于情感但不善于交际的人,痛感受性较大,但痛反应较小;富于情感同时又善于交际的人,疼痛感受性大,痛反应也大。

人格的差异对疼痛的耐受性也有关系。对大学生疼痛耐受性的测定(用热刺激)发现,对疼痛的耐受性随人格外向性的增强而相应增加。而内向的学生对于疼痛刺激比较敏感。因此认为人格差异对疼痛感受在质和量上都有很大影响。

他们的研究还发现在 EPQ 测试中,疼痛感受与神经质(N)分量表分数的高低成正比。即 N 量表分数高的人其疼痛感受性也高。

英国心理学家比特丽(A. Petrie)对个人差异进行了观察,她根据动觉刺激效果和动觉后效,把人分成两种类型:"增大型",对感觉输入有夸大表达的倾向;"减少型",对感觉输入有缩小表达的倾向。研究发现,减少型的人外向性的特点越高,其对疼痛的忍受性越大;而增大型的人内向性特点高,对疼痛的忍受性差。

4. 催眠暗示和疼痛

催眠状态可以减轻或消除疼痛已不是什么新鲜事了。18 世纪下半叶,从麦斯麦(F. A. Mesmer)开始,催眠术就被作为治病和消除疼痛的重要方法。在这之后的约100 年间,在乙醚等麻醉药发明并广泛应用之前,催眠术成为一些外科医生用作手术时减轻疼痛的重要方法。1848 年前后,英国爱丁堡的一位医生艾斯戴尔(H. Esdir)到了印度加尔各答,利用催眠术成功地为 261 例病人作阴囊肿瘤切除术。法国布莱德(J. Braed)医生也同样利用催眠术作为外科治疗的镇痛方法。他认为催眠的机制主要是心理暗示。由创伤或烧伤而产生的疼痛都可以通过催眠暗示加以消除。

催眠暗示还可以通过他人或自我进行。一些宗教僧侣,通过自我催眠和暗示进入冥想状态时,对于可引起严重痛楚的行为或平时几乎无法忍受的疼痛刺激,可以若无其事,毫无痛苦。人们还可以看到印第安人的一种宗教仪式,在长时间有节律地歌唱和舞蹈准备之后进入销魂状态,献身者登台,赤着脚在燃烧着的煤道上行走而丝毫没有表露出疼痛的表情。新中国成立初期,浙江沿海地区某些农村曾流行所谓"扎肉灯"的迷信娱乐活动。在喜庆的节日里,一些青壮年男子用两盏点着火的灯笼通过一根长弯钉,扎挂在自己臂上的皮肉里,平展双臂,在大街上游行而毫无痛苦的感受。

心理学家麦捷克及其同事曾进行过用强的听觉刺激抑制疼痛效应的实验,结果证明了暗示作用在提高痛觉耐受性方面的效果。他们使用了人工致痛法,通过寒冷升压诱发疼痛,即让被试者把手浸泡在冰水中,诱发深度的缓慢的疼痛,并逐步升级。将被试者分为三组:第一组被试以强有力的听刺激作为减轻疼痛的手段;第二组与第一组相同,但同时为了提高听刺激的效果而增加了有力的暗示;第三组事先向被试者说明,超声波具有减轻疼痛的效果,但在实验中仅让被试者听很低的声音。结果,三组被试者对痛刺激的耐受性有明显的差异。第三组被试者能主动而长久地把手坚持泡在冰水中,第二组次之,第一组最差。这说明,只有把听刺激和有力的暗示作用相结合,才能取得满意的效果。所谓用音乐治疗来减轻或避免疼痛,如牙科医生使用音乐进行无痛拔牙,其中就有暗示的作用。

5. 精神异常和疼痛

疼痛尤其是慢性疼痛常常是某种精神异常的表现形式。凡是疼痛历时半年以上,每周不少于5次,每次发作数小时,就称为慢性疼病,常见有头痛、胸痛、腹痛、颈项痛、腰背痛、生殖器部位疼痛以及类风湿性疼痛等。而这些疼痛所掩盖的往往是神经症和抑郁症。如转换性疼痛,可能就是癔病患者的一种癔病性反应。

这里最突出的是抑郁症和疼痛问题。临床实践表明,主诉为慢性疼痛的病人中有很大一部分是抑郁症患者。这是因为抑郁症患者常常(60%以上)诉说有某种形式的疼痛。林塞(G. Linezey)等人发现,到疼痛中心看病的患者中,最后确诊患有抑郁症的占87%(其中头痛94%,腰背痛62.5%,四肢关节痛56%,胃痛6.3%,胸痛6.3%),而且用抗抑郁剂以后疼痛缓解。因此,不要把疼痛看成是一种简单的症状。

精神分裂症病人,由于幻觉、妄想,思维逻辑的混乱,人格的缺损和怪异,也会出现疼痛症状。与此同时,有些病人对损伤可以不感到疼痛,例如男病人切掉自己的生殖器,切割股动脉、桡动脉、颈动脉进行自杀或自我惩罚。

二、疼痛的意义

(一) 疼痛的生物学意义

1. 疼痛是机体的一种保护性机制

通过疼痛的反馈作用，才能使机体回避可能损害机体的危险刺激或动作。如果没有痛觉，刺伤、烧伤、烫伤、骨折等都会经常发生，并由于没有痛知觉而造成不良的后果。近年国内有数例先天性无痛症病例的研究报告。由于没有疼痛感觉，大多数人最后导致躯体残废。

2. 疼痛是身体异常状态的一种警报

身体不适感常常是由于疼痛引起的。这同时还会有相应的情绪反应。这样能促使人们及时地去寻求相应的措施进行诊断和治疗，使机体避免由于病变而至崩溃。否则，会延误疾病的诊断和治疗，从而给人体造成不可挽回的严重后果。

3. 疼痛是机体逃避或战胜外界有害敌对因素的动员信号

机体在遇到可能构成伤害的敌对情境时，为了逃避这种情境或去战胜它，都需要动员身体的潜在物质能量。由于严重的疼痛会造成应激状态并伴随着强烈的情绪反应，血中儿茶酚胺含量会急剧增加，血液循环的各种功能也会进行新的调整，以便应付这种情境，如搏斗的场合或危险情境等。

(二) 疼痛的心理学意义

1. 疼痛可以是一种心理防御性症状

疼痛作为一种心理防御性症状，可称为转换性疼痛反应，即通过疼痛反应来表达一种隐蔽的、在无意识中进行的心理矛盾冲突或在无意识中不能实现的欲望。这种状况特别容易在具有癔病性格的人身上发生。有一个持续背痛的 45 岁男性病人，4 年前在一次工伤以后就不能工作了。主诉疼痛严重且时间很长，但无阳性体征及任何器质性障碍的证据。性格上表现出很强的依赖性，爱幻想，有明显的自我中心的倾向，适应能力较差。这次工作中的意外为他提供了一个无意识的机会，以逃避他感到厌恶的职业，因此他把不愿上班的愿望转化为顽固的疼痛的躯体主诉。还有一个身为高级知识分子的病人，因为在"文革"中说过一些被认为是"反动透顶"的话，而遭到灾难性的揪斗，最后出现了严重的周身疼痛症。他在北京所有的大医院都做了检查和治疗，甚至长期住院，但毫无效果，也检查不出任何有意义的阳性体征。严重的周身疼痛使其逃避了无法接受的没完没了的揪斗，但他本人并未意识到。

2. 疼痛的情绪反应可以成为一种恶性刺激

疼痛，尤其是慢性疼痛，与情绪活动关系十分密切。疼痛和情绪活动的脑机制有很多共同点。由于疼痛而引起的强烈的情绪反应会造成植物神经系统与内分泌系统功能的改变。所以当一个病人疼痛情绪反应强烈时，容易造成心理应激状态，从而引起心跳加快、血管收缩、血糖升高、血压上升、出汗、肌张力增高、体温升高、血液系统变化、内分泌和免疫功能混乱等,这是一种身体动员状态。但疼痛的情绪反应持续出现,时间过长,就会造成身体的损害。如冠心病人的突发性心绞痛可伴随恐怖情绪,从而影响心血管系统功能,加重心脏的负担,甚至造成猝死。晚期癌症病人的疼痛可能引起严重的孤独、焦虑、抑郁情绪,从而导致自杀。由于疼痛所伴随的总是消极的不愉快的情绪反应,会给病人造成很大的心理上的负担,作为一个恶性刺激而加重了疾病的病情发展,这样如果形成了一个恶性循环,就会对疾病的治疗和预后造成十分不利的影响。

第三节 疼痛觉的生理心理学基础

一、痛觉的特点

痛觉作为一种特殊的躯体感觉(主要是皮肤感觉),与其他肤觉,如触觉、压觉、冷觉、温觉等都属于较原始的躯体感觉。但是痛觉本身又有明显的不同之处。首先,就痛觉感受器来说,没有一定的适宜刺激。它可以由机械、温度、放射能、化学和电等刺激所引起,只要达到一定的强度并成为机体的破坏性刺激之时都可以引起痛觉。其次,痛觉的适应性很低,像嗅觉、触觉、压觉、温觉等都很容易适应,唯有痛觉并不因致痛刺激的连续作用而减弱,而且有时反而会加强。第三,痛觉常常难以精确地确定它发生的位置。第四,每当产生痛觉的时候,总是伴随着不愉快的情绪体验。

二、痛觉的传导通路

痛觉的神经通路,特别是中枢机制,到现在还不十分清楚。据现有的生理学知识认为,痛觉的感受器是一种游离的神经末梢,任何内外环境不良刺激,包括触压、温度、化学以及光、声刺激,只要超过一定的强度,都可以激发神经末梢产生传入神经冲动,冲动沿着痛觉纤维向中枢传导并进而引起疼痛。20世纪初,德国生理学家佛瑞(M. von-frey)曾提出过所谓按钮理论,即认为在人体组织内有一种特殊的疼痛接受器,它把疼痛信息直接传递到大脑的痛觉中枢里去,就好像电话由末梢和中央交换台直接连接的那样。根据这一理论,似乎在实行外科手术时,切断传导神经纤维以后,疼痛信息就会受阻而达不到痛觉中枢,因而使疼痛消除。但实际情况往往并非如此,它不能解释即使切断了痛觉传导神经纤维,为什么有时疼痛还会依然存在。例如幻肢痛,就是切除肢体(手、脚)后的患者没有了传导神经而产生的对于不复存在的肢体的一种剧烈的疼痛。到了20世纪70年代美国心理学家麦捷克(R. Melzack)和生理学家沃尔一起提出了所谓痛觉的闸门学说,他们认为疼痛的产生取决于刺激引发兴奋的传入纤维和中枢机能结构的特征。来自皮肤的痛觉信息都可以传到脊髓的三个系统,即:后角中的胶质细胞(SG),后角中的第一级中枢传递细胞(T)和后索纤维向大脑的传递。这三个系统的相互作用便可控制疼痛的产生。传递痛觉信息的细纤维与粗纤维可直接把信息传至 T

细胞。粗纤维兴奋时,可使 T 细胞发放冲动,但粗纤维的侧枝同时使 SG 细胞兴奋,又反馈抑制粗纤维传到 T 细胞的冲动,使其放电终止。当细纤维兴奋时,也使 T 细胞发放冲动,同时又通过侧枝抑制 SG 细胞,因而消除了对 T 细胞的抑制,于是 T 细胞的放电得以增强。这样,T 细胞就像一道闸门,粗纤维兴奋使它关闭,细纤维兴奋使它开放。当 T 细胞的冲动发放达到阈值时就触发了作用系统的活动。作用系统是接受 T 细胞冲动的较高级的中枢机构,包括痛觉分辨和反应发动两个系统,分别与痛感觉和痛反应的产生有关(参阅原作者模式图,见图 3-1)。

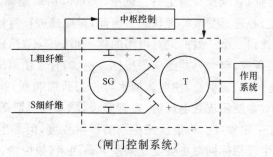

（闸门控制系统）

图 3-1　疼痛的闸门控制系统

　　除此之外,大脑中枢控制系统向下传递的神经冲动也能以突触前抑制的方式去控制闸门的开关,这样便可以理解心理因素对疼痛影响的作用机制。不过痛觉的闸门学说虽能解释较多的疼痛问题,也为较多的人所接受,但它还不能完满地解释疼痛的许多问题,因此它仍然不过是一种假说。看来,对于疼痛的生理心理学基础的研究还将有一段很长的路程。

　　根据疼痛的部位,我们把它分为躯体痛和内脏痛。躯体痛:如躯体局部受伤,立即会产生一种快速的针刺样的痛感觉。这时我们就知道该部位受伤了。这种疼痛定位明确,持续时间短,称为快痛。在快痛过后 0.5 秒至 1 秒就转变为一种缓慢、持久、定位不鲜明的灼痛,这称为慢痛。快痛一般认为是由 As 神经纤维向中枢传入冲动引起的。这种神经的直径较粗,有髓鞘,故传导速度也较快。传导路径是经脊髓后脑束上行通过丘脑后腹核,然后投射到皮层痛觉中枢,即第一体感区。慢痛主要由 C 类神经纤维传入冲动引起的。虽然 C 类纤维与 As 纤维一样也起源于受伤的局部,但 C 类神经纤维直径细,无髓鞘,传导速度慢,在传导过程中要经过多次交换神经元。神经元之间的突触传递次数越多,延搁的时间越长,所以 C 纤维比 As 纤维的传导慢。C 纤维的传递输入主要是到皮层第二体感区和边缘系统,它属于双侧投射,点对点的定位不明显,有较大程度的重叠,故定位不甚明确,较为模糊。C 类神经纤维传导痛觉过程中与脑干网状结构、边缘系统及下丘脑有广泛的突触联系,故伴有明显的情绪反应,这是因为与情绪中枢关系密切的缘故。

内脏痛:主要是由 C 类神经纤维传入的。而且和交感、副交感神经混在一起,所以内脏痛都伴随明显的情绪反应。

第四节　疼痛的测量指标与心理评估

一、疼痛的测量指标

疼痛作为一种感觉,它既没有确定适宜刺激,又难以精确地确定发生的位置,它更多的是一种心理体验、心理感受或心理状态。因此,对疼痛进行测量是一件相当困难的事情,因为不大可能找到一个一致的绝对可用的疼痛指标。不过,还是有不少心理和生理学家在不断地开展研究,努力寻找疼痛的指标。例如,有人使用压痛器、钾离子穿透、电热器、冰水、方波电刺激、辐射热、注射蒸馏水等作为致痛刺激,并作为进行对比的疼痛指标。此外,人们常常使用皮肤电反射、血管容极、脉率和呼吸等作为疼痛的生理指标。虽然这些指标在一定程度上也能反映疼痛的严重程度,但是生理指标并没有可靠的特异性,因为这些生理指标同时也会受到某些其他因素(如情绪、温度等)的影响。

由于疼痛不仅是一种单纯的感知觉问题,而且是一种复杂的心理现象,与人的其他心理活动如认知、情绪、动机、人格特征等均有较紧密的联系,因此疼痛被分为心因性疼痛和器质性疼痛。器质性疼痛是指能被看到有明显器官损伤的疼痛,而心因性疼痛则是指那些在心理上有疼痛感觉但又未发现器质性原因的疼痛,所以对疼痛进行测定的时候,还应进行相应的心理测量与评估。

二、疼痛的心理行为评估

当患者的主诉症状和疼痛程度超出了体征和诊断性治疗的解释时,常常需要对其进行心理评估。当进行了大量的诊断性治疗而效果仍不满意,决定为患者进行心理评估或干预时,最好先考虑到其对患者的症状和生活质量是否有改善作用。疼痛的心理和行为评估应包括学科测验、提供动机因素的评估、描述心理社会因素对疼痛综合征的影响。疼痛个体的特殊人群,如儿童和老人,需要有经验的医生运用特殊的方法才能做到准确的评估。疼痛的评估得益于一系列的评估工具。心理评估由一系列行为观察和心理测验技术构成。包括疼痛的固有动机和情感过程、感觉和识别过程,以及认知和评价过程等。

在进行疼痛的心理和行为评估时首先要做好心理访谈,在访谈中要了解患者以往的就诊记录,重点采集躯体方面的病史。解除患者因为把他介绍给心理科医生而产生的任何担心,接诊时的话题应以患者以往的疼痛感受为主,包括疼痛的强度、性质和方式。问清使疼痛加重或减轻的环境地点和状况,以及以往的治疗和反应。

患者由于丧失信心而常说"以前的治疗一点用也没有"之类的话,要告诉患者单一的治疗方法对缓解疼痛可能有一定作用,但是心理评估的功能之一就是考虑为患者提供更有效的综合治疗措施。要仔细弄清患者以前用过的药物及其不良反应、药物成瘾的可能性、睡眠问题以及性功能状况。还要了解患者的家庭背景及其父母、兄弟、姐妹中是否有人患有慢性疼痛。患者所受的教育、工作经历以及他对工作的满意度在评估中是很关键的。

应对中潜在的消极因素包括:

(1) 症状和疼痛灾难化倾向;

(2) 基于以往医疗问题或手术的不良应对;

(3) 支持系统差,如存在家庭、求职、婚姻危机等;

(4) "责备"或"自责"的倾向;

(5) 躯体和(或)情绪障碍史;

(6) 物质滥用史;

(7) 精神障碍。

积极的应对反应包括:

(1) 重视、理解疼痛的综合治疗;

(2) 治疗的依从性好;

(3) 愿意承担责任;

(4) 积极地参与治疗;

(5) 对共同改进治疗方案感兴趣,并对治疗结果报有合乎实际的期望。

三、疼痛的性质、部位和强度的测量

测量疼痛的四种基本方法包括:视觉模拟评分法、口述评分法、疼痛图和数字评分法。这些评分法的优点以及疼痛科医生能够正确使用的原因是它们简单。这些方法易于实施,而且评分简便,也适用于儿童和老年人。许多医生采取让患者记录疼痛日记的方法对疼痛进行连续评估,内容包括患者的日常活动水平、疼痛和其他症状的变化,还有运动、药物用法和其他自我管理技术。视觉模拟评分法、数字评分法和口述评分法这类单方位测验工具的局限性在于其有可能受情绪的影响,且可能会掩盖某些复杂而特殊的病情。疼痛特征的多重性使得单独使用一种口述或数字评分法很难对疼痛强度进行精确评估。抛开社会因素,试图用单方位的测量工具了解患者对疼痛的感受,其本质就是通过数字或视觉这类简单的方法去描述一个非常复杂的症状。疼痛的自我描述受许多因素的影响,如不安、文化因素和对治疗的预期。

下面简单介绍一些疼痛测量与评估的方法:

(一) 疼痛图

疼痛图要求患者分辨出与疼痛有关的症状,并在人体图上标出其确切的部位和性质,此图反映了人体的不同视图和部位。关于这类疼痛图的应用尚存在争议。异常疼痛图可能表明是一种心理问题或者是对疼痛的描述,而不是真正的疼痛部位和描述。疼痛图应与多种评估技术结合使用。若运用恰当,它可以提供有用的信息。可以把疼痛图作为一个向导,以协助讨论疼痛症状以及疼痛强度和性质的特征。疼痛图还可作为疼痛日记的一部分,有助于对疼痛的连续评估。

(二) 麦克吉尔疼痛问卷

可提供关于疼痛的强度和性质的详细信息。有三类修饰语用于描述疼痛,包括感觉修饰语、情感修饰语和评估用语。感觉修饰语主要描述时间的、空间的、热的和其他感觉特征;情感修饰语是指情绪(害怕、紧张、焦虑)和自主神经功能的体验;而评估用语则允许患者诉说其主观感觉的疼痛强度。患者应在人体疼痛图上标示疼痛的部位,其他的还包括疼痛体验、定位和用药的问题。本问卷还包括一个疼痛强度索引,是一个由0～5组成的视觉评分法。此问卷还被用于特殊的疼痛综合征的评估,从而将其与其他疾病如神经痛、关节炎、反射性交感神经萎缩症等鉴别开来。

(三) 个性检查和问卷

明尼苏达多项个性调查表(MMPI, MMPI-2)应用于慢性疼痛患者已有很长历史了,1989年对它进行了修订,现称作 MMPI-2。修订后的 MMPI 更加通用和规范,语言和词汇也更现代化。虽然此项测验需时较长(约需 60～90 分钟,共 567 个判断对错题),但它仍然是关于成人精神病理学方面应用和研究最广泛的一种测验。虽然 MMPI 被用于描述功能性而不是器质性病变,但其主要用于识别特殊形式的心理障碍如抑郁症,以及那些对心理干预特别敏感的症状。MMPI 应作为疼痛患者心理评估的一项内容,可用于多种情况,包括慢性疼痛和普通医学,此类测验只能由经过专门训练且在疼痛领域经验丰富的医生操作。

(四) 米林行为医学诊断表

米林行为医学诊断表(MBMD)是近几年发展起来的一项测验,包括患者的应对方式,另外还提供了关于缓解压力、治疗效果、精神病学信息、不良生活习惯等方面的量表,并附有治疗指南。这项报告的设计是通过确定使患者易于适应躯体受限和/或生活方式改变的个人和社会的因素,从而提供有助于增进治疗效果的信息。

(五) 健康状况改善量表

健康状况改善量表(Battery for Health Improvement,BHI)是为鉴别身体损伤后可能影响患者康复的多种因素而设计的一个自评量表。此测验有效而可靠,并且可进行综合评估。包括妨碍病情恢复的心理和心理社会因素。此量表包括躯体、环境和心理因素的影响,可以鉴别患者的症状、对治疗的满意度、以及其是否愿意接受专门的训练。临床评分还包括症状依赖性、慢性适应不良、家庭破裂、工作满意度、对医生的满意度、肌肉僵硬、躯体主诉、疼痛主诉和毅力。

(六) 疼痛患者个人能力测验

疼痛患者个人能力测验(Painpatientprofile,P-3)作为一个有效的筛选工具,是为了发现有可能妨碍慢性病患者恢复的心理因素而设计的,其中主要的心理因素包括抑郁、焦虑和躯体化症状。这三种心理障碍在慢性痛患者中很常见。本测验的设计是为了筛选将来需进一步进行心理和行为评估的患者,可用于健康保健领域。该项测验已被用作判断患者是否已做好手术准备的筛选工具,测验结果有助于以后的再次评估和检验治疗效果。P-3 的独特之处在于它是将患者与接受治疗的慢性痛患者的标准样本进行比较。患者的评分与大样本的社区"正常患者"进行比较,这样医生便可对其病情进行评估。P-3 已被应用于神经外科患者的临床研究。

四、治疗效果的评估

测量疼痛和健康状况的工具很多,例如,健康状况调查问卷就是为不同使用情况而设计的。HSQ 可测验患者治疗前、治疗中和治疗后自我感觉的健康状况。HSQ 包括 8 项特定的健康特征检查,包括健康的总体评价、功能状况和健康。需要证明疾病进展和治疗效果时,建议使用多种心理学和躯体状况测验。现在专业医务工作者担任对内科、外科和行为学干预治疗效果的解释工作。疼痛和功能状况测验可以为诊断和治疗提供客观的、特异性的证据。

一项癌痛评估结果对镇痛治疗效果的影响研究表明,医生对中、重度癌症疼痛程度的评估存在不足并导致止痛疗效不佳。

观察医生和患者对癌症疼痛的评估差异及其对止痛治疗效果的影响。用目测模拟疼痛程度分级法,医生和患者分别对癌症疼痛进行评估,比较医生和患者的疼痛评估结果对镇痛治疗效果的影响。研究结果是对轻度癌痛,医生的评估与患者自身评估无显著差异,治疗效果也无显著差异。对中、重度癌痛,患者自身的评估分值显著高于医生评估;患者评估组的中、重度癌痛患者的疼痛缓解水平显著高于医生评估组。医生对中、重度癌症疼痛程度的评估存在不足并导致止痛疗效不佳。

镇痛治疗是恶性肿瘤姑息治疗的重要组成部分,积极有效的镇痛治疗可以显著提高癌症患者的生活质量。研究表明,我国有 50% 左右癌症患者的疼痛得不到有效缓解。其原因是多方面的,其中医生对患者疼痛评估不足可能是主要原因之一。

医生可以正确评估和治疗轻度癌痛患者的疼痛,但是,对于中、重度癌痛患者,医生低估患者疼痛的趋势明显并导致疼痛治疗效果不佳。因此,正确评估同样重要,也可以影响疼痛治疗的效果。

第五节　疼痛的心理治疗

疼痛,尤其是慢性疼痛,原因十分复杂,影响因素很多。因此,对疼痛进行治疗也是一个复杂的问题。例如头痛,早在 20 世纪 60 年代,美国一个研究头痛的特别委员会就曾对 15 种以上的不同类型的头痛加以区别。从原因来说,可以简括为三大类,即器质性头痛和非器质性(心因性头痛)以及混合型头痛。但是慢性头痛患者却有 90％都属于肌肉紧张性或血管紧张性头痛,也就是说头痛患者绝大多数都检查不出器质性的阳性体征。因此,心理的或者情绪性因素不仅是头痛,而且是所有疼痛,特别是慢性疼痛的主要致痛因素。由此看来,为了有效地对付疼痛就需要求助于各种各样的心理治疗方法。然而,在医疗实践中用以对付疼痛的主要方法却仍然是各种各样的镇痛药物。不过,随着医学模式的转变,将会有更多的人用心理治疗方法来治疗和控制疼痛。事实上,已有许多成功的经验表明,心理治疗对于许多疼痛患者有十分显著的效果。目前,西方发达国家有许多城市已经建立了疼痛治疗中心,其治疗方法除了适当的镇痛药物以外,主要运用各种形式的心理治疗措施。

心理学的研究与临床的大量观察证明,心理因素既可以诱发与加强疼痛,也可以延缓与抑制疼痛。因此,利用心理因素控制疼痛是当今控制疼痛的四大方法之一(其他三种方法为外科手术、药物镇痛和生理学方法)。

这里只简单介绍一些用以治疗和控制疼痛的有效的、历史悠久的心理治疗措施。

一、催眠暗示疗法

我们已知道,由于不良的暗示作用可以产生或增加疼痛。但采用良好的暗示也可以消除疼痛。特别是催眠状态下的暗示。实际上,所有治疗疼痛的方法(包括镇痛药治疗和生物反馈治疗)都包含了暗示治疗的成分。催眠暗示疗法主要作用是帮助病人放松,消除病人的紧张、焦虑情绪和提高病人的痛阈。这样就可以取得减轻疼痛或终止疼痛的效果。生物反馈疗法和肌肉松弛疗法是除药物以外,用于治疗疼痛的最常用的心理治疗方法。由于疼痛,尤其是慢性疼痛,常常由紧张、焦虑的情绪所引起或加重,同时伴随有肌肉的紧张。

催眠疗法首先要进行暗示测定,选择暗示性较高的病例,并使病人充分了解催眠的目的和步骤,消除其紧张情绪,以取得良好的配合。治疗在光线柔和、暗淡、安静的治疗室中进行。让病人平卧于床上保持沉静,使全身肌肉放松。令病人双目注视一个指定的物体,几分钟以后,治疗师用柔和、单调的语气反复暗示。一旦病人进入催眠状态,可以通过交谈来了解正被遗忘的创伤体验,从而消除其症状;或根据病人的病情特点,给予明确暗示,使其有所遵循,借以获得积极的治疗效果。治疗结束后,则要通过结束性暗示,逐渐解除催眠状态。

二、行为治疗

由于慢性疼痛有非常明显的心理因素作用,是疼痛中的主要问题,大多数疼痛都属于慢性疼痛,慢性疼痛是人群中比较常见的问题,是人们就医最常见的原因之一。心理治疗是慢性疼痛治疗中的一个重要部分。这里我们较多地介绍一下有关慢性疼痛的行为治疗。

　　慢性疼痛与急性疼痛不同,它指的是持续 6 个月以上的疼痛。这两种疼痛的区分有重要意义。急性疼痛只起到提醒人们身体的某部分受到伤害,需要治疗的作用。伤处治愈,疼痛也自然消除,此外,不再起进一步的作用。而慢性疼痛则不仅是其他疾病的症状,其本身就是一种疾病。当然,把所谓心理疼痛与躯体疼痛区分开来对于这种疾病的治疗并无帮助。因为多数慢性疼痛既有心理原因也有躯体原因。疼痛本身是感觉的传入及依据许多心理因素的复杂现象,不论痛发生在什么部位,感觉总是在大脑。从这一点来说,一切疼痛都是心理的。同样,不论有无器官病变,疼痛总能引起一些身体反应,如肌肉紧张等,这些反应往往反过来加重疼痛。这是一个恶性循环。同时,疼痛必然要牵涉到行为,行为又与环境和文化素养密切相关。正如斯特因巴赫(E. Stlen-bach)(1968)指出的那样"病人必须做点什么…… 以便让我们断定其已在经受疼痛"。后来福戴斯(S. Fordgce, 1976)做补充说"在临床上,只有当某人表现出他在经受疼痛,疼痛才算存在,当隐蔽的痛感影响到他的行为,而且直接或间接为他人所感受到时,疼痛便形成了",由此可知,既然慢性疼痛的行为与自发调节过程有关,那么,也就可以通过向病人提供器械的治疗和回应性的行为学习示范治疗来缓解病人的疼痛。

　　持续性的应对疼痛,并对疼痛进行适应会导致一系列精神问题,如抑郁和对疼痛产生恐惧,这种慢性持续性的抑郁、恐惧,不可避免地会对认知产生负面影响。这些病人经常埋怨注意力不集中,记忆力下降及完成认知性任务变得很困难。对于这些病人,最合适的心理治疗方法是认知行为治疗。

　　在行为治疗中,重点在于向病人传授调节和控制自己行为的技巧,以使其成为自己的治疗者,即可以自己调整控制自己的行为。这样做还可改善后继的治疗,从而普遍提高疗效。行为自我控制包括不同形式的生物反馈。通过生物反馈可使病人知道如何调整自己的心理行为,以达到治疗效果。所以生物反馈可作为慢性疼痛治疗的一种辅助治疗手段。例如肌电生物反馈和脑电生物反馈都有良好的效果,其中肌电生物反馈应用得更多。适用于肌电生物反馈治疗的慢性疼痛是伴有肌肉紧张的疼痛,包括心理生理性肌肉和骨骼的疼痛。如慢性腰痛,颈肩紧张疼痛,磨牙癖造成的颈颊关节疼痛和慢性紧张性头疼。斯托瓦(G. Stoyva)等(1973)调查了肌电生物反馈在颈颌关节疼痛和咀嚼肌肉疼痛治疗中的应用,发现受过反馈训练的病人疼痛的缓解比未受过反馈训练的病人明显得多。派克(G. Peek, 1977)等研究了用肌电生物反馈治疗的 18 名紧张性头疼病人与 8 名肩背疼痛病人及 6 名关节疼痛病人的治疗效果,同样发现有明显疗效。

　　除了生物反馈治疗以外,放松训练治疗是另一种重要的行为治疗措施。放松训练治疗常用的方法有渐进性放松疗法、自生训练疗法。此外,超觉静坐、气功、瑜伽等也有良好的效果。

　　斯特恩巴赫认为,对慢性疼痛的行为治疗以病房治疗为最佳,起码在初期阶段是如此。不正常的疼痛行为表现,往往可引起意外环境因素(如家庭、社会、工作环境等)的影响,因此,最好从一开始就把病人从其所处的日常环境转入另一个有利于康复的环境中来。至病人行为有所改善之后,再回到原来的环境中去。这时,经常和病人相处的人也应做相应的行为调整,以利于病人的治愈。这称为病房的随机行为治疗。生物反馈治疗一般只着重消除表面症状;而病房治疗,除此之外,还注重改善那些与疼痛有关的行为,即对疼痛的不恰当的反应。病房治疗的特点是全休医务人员都参加病人的自发调整,病房护理必须注意防止病人的其他替换症状出现,对病人的不恰当的疼痛表现不予理睬。但对适当的积极的行为表现,医务人员则应及时作出反应,给予正面的积极的鼓励(如赞扬、祝贺、关照等),这样可帮助病人培养健康有益的行为,以利于矫正不恰当的疼痛行为表现。这种治疗最好有病人的配偶或其他家庭成员参加。霍洛德(M. Hl-rooyd)等(1977)在病房随机治疗中加入认知行为治疗措施,效果尤为明显。做法是教会紧张性头疼病人改变他们的病态认知反应以及改变能够诱发焦虑和紧张情绪的认知性暗示,结果与生物反馈组及对照组相比表明,只有接受认知行为治疗的病人,头痛次数减少,持续时间缩短,强度也大大减弱。福戴斯(1979)认为,参加这种治疗的病人要经过挑选,发现有精神病,配偶不合作,不肯减少服用过量镇痛药,疼痛与赔偿费有联系(如保险)的病人不能做这种治疗。

三、认知行为治疗

认知行为治疗是一复合术语,它是要减轻或消除那些造成病人不良行为倾向,不良想法、信念的影响因素。此治疗的项目也随着他们所针对的局部人群或特殊群体的不同而有不同的内容和持续时间。它们也受到病人的实际情况和经济条件及治疗医生能力的限制。总的治疗结构是:

1. 直接积极增强疼痛行为

有些病人在公共场所的所有的行为都是与他人交流疼痛,包括语调、讲话内容、步态、姿势、面部表情等。若长此以往,会对病人不利并增加其痛苦。在采用认知行为疗法治疗时,医师将会对病人这种直接加强疼痛行为很敏感并将试着去减少这种行为。

2. 间接积极增强疼痛行为

逃避行为是加强疼痛和丧失能力最常见的形式,病人将会持续地躲避诱发其疼痛的环境并相信这种逃避可以镇痛,而实际上它反而加重了疼痛。病人会尽量做自己感觉好的事而少做使疼痛增加的事。长此以往可能会导致整个活动的减少。这种方式在使用认知行为疗法时可通过鼓励病人制订时间表,根据所制订的计划做事,并尽可能的达到目标而纠正。

3. 积极增强有益行为

慢性疼痛病人很少能主动加强好的行为,他们甚至会减少甚至避免这种有益行为。在认知行为治疗中,医师应充分认识到这个问题,鼓励病人及其家属积极进行自我评价,自我加强这种健康有益的行为。

4. 生理适应和作用

有的慢性疼痛病人会失去一些正常的感觉、生理应激和紧张度,这些症状常被误认为是疼痛引起的,实际上这是疲劳或生理性废用引起的。我们可以通过增加一般适应力,减轻疲劳,从而减少或减轻这些症状;而且病人在这些方面取得成就后,还可积极地自我加强有益的行为。

5. 认知的重新构建

应鼓励病人去培养自我否决、自我诋毁想法的自动认识。接着鼓励他们去检测这些想法的真实性并想办法去挑战这些想法的前提。这是培养一种对比性正确观察事物的能力,可理解感觉中的想法因素和想法中的感觉因素,这种能力支持一系列治疗的经典内容,包括交流技巧,提出问题并验证和解决,对付愤怒,减轻应激及发展一种自我松弛的反应。

6. 教育和授权

在开始治疗时采用了一种治疗方法,单纯的教育并不能有效地减轻疼痛,而病人对一种治疗方法的理解是很重要的,常用的方法是告知疼痛的起因和后果,医生与病人之间交流的内容包括:解剖学与生物机制,社会相互作用的规则和睡眠情况。

7. 关键的过程因素

除了上述六种治疗原则外,还有一种典型认知行为治疗项目中的特殊阶段,还有一些因素可决定治疗的成功。任何治疗的所有的医生必须根据一系列的治疗原则进行操作。治疗医生越有经验,治疗也越容易成功,若治疗医生接受过此方面特殊的训练,治疗将会更有效。对所有的治疗医生必须有规律、有组织进行监督,因为病人的困难、困惑可能会转移给医生。有冲突的治疗模式应被杜绝。例如,在一个认知行为治疗项目中,镇痛途径的改变将会破坏自我加强的行为。在所有情况下,认知行为治疗应被理解为开始改变一种生活模式,应包括适当的维持未改变的部分。

第六节 头 痛 症

一、头痛的概念

头痛是临床上最常见的症状之一,通常是指脸、头或颈某个部位的一种疼痛;可发生在颈部以上单侧或双侧,前面或后面的任何部位,其性质可以是钝痛、剧痛、跳痛或刺痛。患者对头痛的感觉,有的说"像是个东西紧紧地箍在我的头上";有的说"像有一件沉重的物体压在我的头上";有的说"好像挨了棒打一样";有的说"好像马上要炸了"。总之,轻时仅有微痛,重时则难以忍受。患者可以头痛得用拳击地,或以头撞墙,有的人则可以痛得一丝不动地向隅而泣。

头痛并不一定意味着脑子受到损害,甚至不一定在颅内,因为颅内结构中对疼痛敏感的组织很少。美国康奈尔大学医学院负责人,当今著名的头痛研究专家沃尔夫博士和神经外科医生雷(A. Rey)早在 20 世纪 30 年代就证明了这个事实。当外科医生为了某种治疗目的而以局部麻醉打开病人的颅骨时,沃尔夫注意到,无论怎样切割和烧灼脑组织,病人都不会感觉到疼痛;头痛也不是颅骨对疼痛敏感引起的。他们发现只有动脉、静脉和硬脑膜以及很少的几根神经是颅内唯一具有敏感痛觉的组织,而真正敏感的部位是在颅外,亦即头皮、肌肉、静脉,特别是动脉。以后几十年的观察研究结果基本一致。

那么头痛是怎么发生的呢?既然颅内组织对疼痛并不敏感,为什么脑瘤或脑脓疡病人会感到如此的剧痛?实际上很多颅内疾病的疼痛都是由于牵扯了颅内痛敏感组织引起的,脑瘤和脑脓疡也是如此。当颅内压力或牵扯力施加于痛敏感组织时病人才会感到疼痛,并反射到头部的其他部位。头痛的反射常给医生确定部位和查找痛源带来困难。由于血管是非常敏感的组织,因此,颅内、外动脉或其他血管的膨胀、炎症和刺激都会产生疼痛,这就是血管性头痛。如果头部或颈部肌肉紧缩一段时间,受牵扯收缩的头部或颈部肌肉也可导致头痛。虽然我们感觉的头痛可能与产生疼痛的肌肉相隔一段距离。这就是肌紧张性头痛,因此,引起颅内外血管紧张和损害,以及头部和颈部肌紧张的一切因素都有可能造成头痛。此外,心理因素和情绪反应,如抵触、冲突、紧张或焦虑,也可以"转化"为一种身体症状,引起头痛。这种"转化"反应并非出自有意识的想象。事实上,在日常生活中人都会有这种体验,即人们在遇到许多严重问题或棘手难办的事情时,都会说"真令人头痛!"而且,几乎没有一个人能终生不发生头痛。例如,有一位中年妇女患有严重头痛,是由于她的丈夫近来常在城里寻欢作乐,很晚才回家,回来后对她冷淡,也不做任何解释。她对丈夫这种自寻其乐的做法甚为恼怒,又不便道出,这种埋藏在心底里的愤怒就转化为头痛。

不管是怎样的头痛发作,是轻还是重,对患者来说都是痛苦的。当然,偶尔的头痛可能是躯体疾病、缺乏休息或心理压力、情绪紧张的结果,人们不一定会去找医生。但是,对于那些持续的或反复发作的头痛则一定要寻求诊断和治疗。因为导致头痛的原因是各种各样的,它本身还有不同的程度与类型,受头痛之害的情况也就形形色色了。有人从病因、病理生理和解剖结构,把头痛分为 15 大类。

(1)偏头痛型血管性头痛,即偏头痛。这类头痛无论在强度、频率和持续时间方面都是很严重的。

(2)肌肉收缩性或情绪性头痛,即紧张性头痛或称神经性(心因性)头痛,是头痛中最普通的一种,一般持续时间较长。

(3)混合性头痛,既有肌肉收缩,又有血管性头痛。发作时血管肿胀,导致患者肌肉僵硬。

(4)鼻腔不适(鼻黏膜肿胀、化脓等)引起的头痛,只局限于头部或脸的前部。

(5)精神病源性头痛,由抑郁症、疑病妄想、转换性疾病等引起。

（6）非偏头痛型血管性头痛。

（7）牵扯性头痛，由化学物质（如一氧化碳中毒、缺氧或脑震荡等）导致血管扩张引起。

（8）颅内、外感染性头痛，颅内如脑膜炎、动静脉炎及颅外血管及组织炎症引起。

（9）眼病引起的头痛。

（10）耳病引起的头痛。

（11）鼻和副鼻窦异常引起的头痛。

（12）牙齿结构异常引起的头痛。

（13）由于其他颅骨及颈椎结构异常引起的头痛。

（14）颅神经炎症产生的头痛。

（15）颅神经痛性头痛，如三叉神经痛等。

当然，要对所有头痛进行分类是很困难的，因为头痛作为一种症状，产生的原因十分复杂。而且它本身可能就是一种疾病。不过，我们一般可把头痛分成两大类，即器质性头痛和功能性头痛。

上述（1）、（2）、（3）、（5）类头痛一般没有器质损害的基础，主要归属于神经质性，即功能性的头痛。其发病机制是多因素的，不仅与生理因素有关，而且往往与心理社会因素有关，那些对挫折的耐受力较差，又具有焦虑和强迫性倾向的人较容易出现功能性头痛。在临床最常见的功能性头痛是紧张性头痛和偏头痛，一般女性多于男性。

二、紧张性头痛

紧张性头痛又称肌肉收缩性头痛，常由前额或枕区开始，然后向两侧和颈下扩散，头痛多为两侧性，亦可涉及整个头部；疼痛的强度可轻可重，性质则多为钝痛。紧张性头痛常无前驱症状，既无恶心、也无呕吐。疼痛可能发生在上午，即使你睡了一夜好觉也无济于事，但常在下午或晚上会发展得更加严重。患者对疼痛的反应是"很紧"、"压住"、"拉住"、"酸痛"等。疼痛的程度多为中等程度的不适感，严重者会用拳头打自己的脑袋。恶心呕吐在紧张性头痛中少见，但常伴发头晕和焦虑，紧张性头痛是临床上最普通、最多见的一类头痛。据估计，门诊头痛患者 90% 属于这一类。正如弗里德曼（H. L. Friedman）所说："大多数有慢性发作性头痛的患者，实际上是紧张性头痛。"

一般认为紧张性头痛与心理社会因素有密切关系。在这个充满了竞争、匆忙、不安全和焦虑的世界上，存在着大量的紧张性头痛的根源。当然这只是外在的压力，内在因素则是紧张性头痛患者自身的心理特点。这种病人常常对自己的要求过高，对周围人和事物过分谨慎和敏感，而又习惯于自我克制并对挫折情境的耐受力较差，这就使他们很容易造成对紧张环境的适应不良而产生不安全感和对立冲突感，从而陷入紧张、恐惧和焦虑状态之中。这种长期的强烈的不良内心体验引起了头部肌肉（前额、枕部等）持续收缩，最终导致紧张性头痛。

紧张性头痛可以是急性的,也可以是慢性的。急性紧张性头痛一般持续1～4小时,常常由于生活中的重大变化、工作的严重挫折、人际关系紧张或个人难以解脱的困境等造成精神和身体的过度紧张,而促发了头痛的急性发作。慢性紧张性头痛可持续数周、数月、甚至数年之久。据估计,在紧张性头痛患者中,慢性的患者占大多数。由于长期的心理应激和紧张情绪体验是导致和维持慢性紧张性头痛的主要因素。对于紧张性头痛患者,无论是急性的,还是慢性的,最重要的心理治疗是要帮助患者消除造成应激状态的心理社会因素,并通过解释疏导和支持疗法缓解其焦虑、紧张的情绪状态。

由于紧张性头痛患者的心理特点,常会有扩大病情及疑病倾向,如担心自己脑袋里"长了脑瘤"或"长了什么东西了"、"脑子里有什么东西要破裂了"、"不是生理上的毛病就是我疯了!""再痛下去,我的性命就要结束了"等。其实,使病人陷入绝境的,通常并非痛的本身,而是痛的"含义"。有的病人到医生那里主诉,头痛使其"无法忍耐""快发疯了",甚至"快活不下去了!"但当医生理由充分地使其信服地解释,这不过是肌肉紧张发生的疼痛以后,虽不作任何处理,病人却高高兴兴地离开了。所以对这类病人不要随便使用只用于严重头痛的复杂检查械具,否则只会增加病人对头痛问题的神经质反应,产生另外的头痛。甚至病人周围的人对病人头痛的过分注意、关心、忧虑以及其他的行为暗示,也可使某些病人的头痛持续不愈,甚至病情加重。这也是对紧张性头痛患者进行心理治痛中所要注意的问题。

有人认为功能性头痛,特别是紧张性头痛可能有"习得"成分,即条件反射的作用。头痛被无意地用作一种应付紧张情境的手段。因此,每当某种紧张情境或事物出现,就条件反射式地引起头痛反应。这样,行为治疗措施对紧张性头痛也有一定效果。条件反射消退法、放松训练和生物反馈治疗,据认为都有一定效果。如生物反馈可用前额肌电反馈放松训练和颅外动脉扩张训练两种方法进行治疗。但目前多用前额肌电反馈放松训练,因为这种训练方法使用方便,也能对大多数紧张性头痛病人有效。

三、偏头痛

偏头痛是一类比紧张性头痛更为强烈的慢性头痛,主要表现为由于血管舒缩运动不稳定而引起的一侧跳动性复发性头痛。常见的是单侧前额,一侧太阳穴或眼眶周围,也可累及双侧。发作前或发作期间,可伴有恶心、呕吐、眩晕、出汗、视力模糊、对光和声响极端过敏及情绪变化等。偏头痛约占全部头痛病人中的10%,多为女性病人,与男性相比约为2:1。

偏头痛病人有明显的家族史。兰斯等(1966)的一项研究成果指出,约50%的病人报告其父母有偏头痛病史,提示偏头痛可能与遗传因素有一定关系。但是大多数偏头痛并不能用遗传来解释。因而人们又寻求其他的解释。例如饮食因素,有人观察,有些病人食用含有酪胺的食物,如奶酪、巧克力和啤酒等可引起发病;因此,认为可能是由于酪胺能引起血管收缩所致。又如神经内分泌因素,有人认为,由于血管运动中枢活动的不稳定,受到刺激时表现为开始的动脉收缩(主要为颅内动脉),接着是动脉的扩张(主要是颅外动脉),然后引起动脉壁的水肿并释放神经激肽,从而激发了偏头痛。

看来,偏头痛可能是一种多因素导致的临床综合征。许多研究都证明由于颅内、外血管的异常收缩和舒张引起了颅内、外血管的功能紊乱,特别是血管的反跳性扩张,从而导致偏头痛发作。而血管运动中枢的不稳定则又是造成血管异常收缩或舒张的原因。显然可以造成血管活动的不稳定的心理应激,情绪紧张因素,对偏头痛起着重要作用。临床观察表明,由于学习中的困难或者考试失败,事业上的不成功,工作中的挫折,家庭不和睦,人际关系紧张,以及由此产生的情绪过于紧张、焦虑和怨恨,或长期脑力劳动后的疲劳等,都能激发偏头痛发作或加剧已有的头痛症状。此外,病人的行为方式,生活风格,对外界客观事物的认识和评价以及对头痛本身的认识、态度和情绪反应等,对偏头痛发作的频率和强度也会产生影响。作为一种心身疾病的偏头痛,这些观点已为医学界的大多数人所接受。在我国也已为许多人所认识,但尚待进一步深入调查研究。

在人格特征方面,对于偏头痛发作因素的研究,是不应忽视的。一般认为,偏头痛患者的常见人格特征是敏感多疑,不满足的过分的自我要求,经常感到强烈不满;对于比自己地位优越的竞争对手十分妒忌,而又习惯于把愤怒、敌意或怨恨压抑在心里;做事谨小慎微,固执己见,要求尽善尽美,常有不安全感;这种想说又压抑不说的内心冲突,那些雄心勃勃和尽善尽美的目标又无法达到的时候,则常常导致自我惩罚,表现为偏头痛发作。按心理动力学者的观点认为,偏头痛病人的发作,是公开表达自己的愤怒、不满和怨恨等情感的一种转换性方式。

对偏头痛的治疗,最重要的一点是应该把病人作为一个整体来对待,采用综合治疗措施,不要"头痛医头",不顾其余。根据偏头痛的致病因素、发病机理,治疗本病的关键在于增强血管运动中枢的稳定性和纠正头颅血管不适当的收缩或扩张。因此,药物治疗和心理治疗都有重要作用。最常用的是止痛药,在偏头痛发作早期,服麦角胺有时能阻遏病情的发展;心得安类和氯压定等药物也是常用的。对于伴有焦虑、抑郁情绪状态的病人,还可以考虑使用抗焦虑、抗抑郁药物,如多虑平、丙咪嗪和阿比替林等。但使用药物应注意其副作用,防止药物的依赖和成瘾。采用心理治疗的方法,不仅可以有效地减轻或解除某些病人的头痛,还能避免药物治疗的副作用,特别是对药物的依赖和成瘾。在进行心理治疗之前详细了解病人的生活经历和个性特征。一般情况下,通过详细询问病史、体检和神经系统检查就能探明原因,无须进行过多地检查。因为,接二连三地频繁检查,反而使多疑敏感的病人产生不必要的思想负担,造成病情恶化,使疼痛加剧。心理治疗主要从两方面进行:一是针对病人的心理社会因素和情绪反应的一般性方法,包括解释、疏导、领悟和心理支持等。一般性心理治疗,主要是帮助病人消除可能触发偏头痛的心理应激因素,并从紧张、焦虑、怨恨的情绪状态中解脱出来,这对病人的头痛就可得到不同程度的减轻或消失。二是针对病人的痛行为反应进行评估,同时根据病人的具体情况采取适当的行为疗法和生物反馈训练进行治疗,以便让病人学会对触发和加剧偏头痛的心理生理因素进行自我调整和自我控制。在放松训练方面可采用静默训练,自生性训练和渐进性肌肉松弛疗法。在生物反馈方面常用的是前额肌电反馈治疗或手指温度生物反馈治疗。曾有报道手指温度生物反馈训练对偏头痛治疗有效的资料。在100例偏头痛病人中,有74例完成了270天的训练,其中74%病人获得中等程度以上的好转。训练完成时,有的病人能在有头痛先兆时,使手温在一分钟以内上升,成功地控制了头痛的发作。李丁等(Reading,1976)报道了有40多年偏头痛史,服用多种药物无效的患者,经手温训练也取得满意的效果。说明对于那些长期、难治的病例,生物反馈治疗也能收到如期效果。

4

进食障碍和躯体化障碍

在医学领域,临床医生一直致力于解除各种给病患带来躯体损害、导致生命危险的病痛,例如癌症、心脑血管疾病。这些疾病病程长、在中老年人群中发病率高,是引起生命衰亡的主要躯体障碍,为人们所熟知。相对而言,两种同样严重危害人类躯体健康的心理异常——进食障碍和躯体化障碍,却常常被包括临床医生在内的大多数人所忽视。实际上,对这两种障碍背后的心理学动因进行研讨,不仅具有理论价值,而且具有临床实践意义。

第一节 进 食 障 碍

进食障碍是指在某些具有心理、生理及社会文化特质的人身上发生的与认知、情感、行为等心理障碍有关的、表现为体重和进食显著异常的一组综合征,包括神经性厌食、神经性贪食及一些其他类型的进食障碍,尤以前两者多见。此类障碍常见于13～20岁的女性,自20世纪60年代在西方社会逐渐增多。随着社会的变迁,目前进食障碍在我国的发病率也越来越高,给青年女性的身心健康造成极大危害,增加了许多健康问题发生的可能性。现在,就让我们从进食障碍的背景情况开始,逐渐深入地了解这一在我们身边已不鲜见但尚未被足够重视的心因性异常现象。

一、概述

(一)进食障碍概念的历史背景

同学术领域的许多概念一样,进食障碍的概念也是在实践中渐渐形成。人们首先注意到了临床中一种以厌食为主要症状的疾病,若干年后,贪食症才引起临床医生的注意。随着心理学、医学科学的不断发展,上述两种障碍与暴食症、异食症、神经性呕吐等疾病被统称为进食障碍。在《心理疾病诊断与统计手册》(The Diagnostic and Statistical Manual of Mental Disorder, DMS)中作为一个独立的部分划分出来。在此,我们将对神经性厌食症和神经性贪食症的概念演变过程作一简要介绍。

1. 神经性厌食症概念的演变

1694 年,英国内科医生莫顿(Richard Morton)首次描述了一种"神经性消耗"的疾病,患该症的女孩食欲低下,慢性消耗病容、情绪不佳、过度活动、闭经,劝食总是失败,治疗非常困难。此后 200 年中,除个别类似病例报道外,未见对该病的研究报告。直到 19 世纪 70 年代,法国的拉塞古(Charles Lasegue)(1873)和英国的古尔(William Gull)(1874)先后发表文章,首次使用"厌食"这一术语,并将其作为一种心理障碍,归于癔病的一个亚型。这种观点的提出被认为是对该病认识的开端。在 20 世纪 40 年代后,随着研究的深入,神经性厌食症逐渐从癔病中分离出来,成为独立的疾病单元。这也是现代神经性厌食症的概念。

2. 神经性贪食症概念的演变

20 世纪初,人们发现神经性厌食症患者有暴食、呕吐、导泻等症状,他们认为这都是神经性厌食症的某些症状。1959 年,美国人斯达恩卡特(A. J. Stunkard)在"进食模式与肥胖"这篇文章中认为,在肥胖或正常人群中也存在暴食,继之呕吐、导泻的现象,他称之为"狂吃综合征",后来改为"贪食症"。20 世纪 60 年代以来,许多学者提出,贪食仅是暴食的学术用语,因暴食有发作性和不可控性等特征,这意味着贪食症有精神病性症状的存在。1979 年,英国的卢瑟福(Gerald Russell)首先提出使用"神经性贪食症"这一术语,逐渐被公众接受。1980 年该术语首次作为进食障碍中的一组综合征被列入 DSM-Ⅲ,得到认可。

尽管如此,关于神经性贪食症和神经性厌食症的关系问题始终存在争论。英国学者普遍认为,神经性厌食症是神经性贪食症的慢性阶段;而美国学者则提出神经性贪食症是有别于神经性厌食症的一种独立疾病单元。因此,该综合征的概念及其在诊断学分类中的地位至今仍未得到完全确认。

(二) 进食障碍的跨文化差异

20 世纪 60 年代起,进食障碍在西方国家的发病率越来越高。例如 1975—1986 年,加拿大一家大型进食障碍诊疗中心的神经性贪食症患者的转诊数从 0 到超过 140 例。然而,这个时期内,在那些以获取食物为努力目标的发展中国家里,却未见类似的报道。因此,进食障碍一度被西方学者看作是一种与西方文化关联的临床综合征。在西方社会的价值观中,形体苗条是美的重要标准之一,由此引发了女性尤其是生活富裕、社会地位较高的女性对苗条的疯狂追求,为此采取节食、引吐、导泻等手段。然而在亚非拉这些发展中国家的主流文化中,形体的苗条并不是美的首要标准,有些地区甚至认同较为丰满的体态;另一方面,发展中国家社会经济条件较为落后,以人类需要层次的观点来看,人在诸如食物这样的基本生存需要未得到满足时是很难追求美丽这样高层次的需求的,这些因素均使得进食障碍发生的可能性大为降低。当然,现在的研究显示,近来进食障碍在日本、香港这些亚洲地区的发病率已接近美国等西方国家,我国大陆地区的发病率也稳步增长,这与上述地区经济的发展及若干年来西方文化对其的影响是密不可分的。

此外,在进食障碍的诊断标准中,也存在着由文化差异所带来的问题,在此着重讨论中、西方文化对进食障碍诊断的影响。首先,西方厌食症患者普遍存在对肥胖的恐惧,因此在西方学界的诊断体系中,病理性怕胖是厌食症的临床表现之一,但是中国患者中这一表现不明显;并且这些患者也不像西方患者那样有体像障碍,而是承认自己很瘦,但仍固执地拒绝进食。对于这一差异,较为合理的解释是社会文化根源造成了厌食症心理病理模式的不同。中国人对饮食文化的特殊关注以及上述中西方文化审美标准的不同即是这种社会文化根源。其次,中国患者中病前肥胖者较西方患者少。若按人体身高体重指数(body mass index,BMI)大于 25 为肥胖的标准,在香港四家医院(香港中文大学医学院附属医院、香港大学医学院附属医院、九龙医院、联合医院)对厌食症患者的研究中,没有一例患者符合该标准。由于饮食文化及生理条件等的差异,中国人的体形与西方人差距较大,肥胖者较少,因此,西方社会的肥胖标准在东方社会的应用值得商榷。再次,在香港诸医院进行的研究显示,中国患者节食的方式首选限制饮食,引吐和导泻较少应用。这也许与中国传统文化对人身体的重视有关。

总而言之,中国进食障碍患者的临床表现既与中国传统文化相关又受西方价值观的影响。因此,对于国内学者及临床医生而言,尚需进一步研究、确定符合我国实际情况的进食障碍的疾病形式、诊断标准以及患者的求助模式等。

(三)进食障碍的流行病学研究

进食障碍性疾病女性的发病率远远高于男性,90%以上的患者为女性,且以青春期少女及年轻女性居多。由于神经性厌食症与神经性贪食症的症状有许多重合的地方,目前研究得到的两者的患病率均有不确切之处。但是,综合各种研究数据,仍可以看出神经性贪食症比神经性厌食症更为常见。西方的流行病学研究显示,神经性厌食症的患病率为 0.28%(Hoke,2002),终身患病率为 0.5%(美国精神病协会,2000);而神经性贪食症的发病率约为 1%~3%(APA,2000;Hoke,1993)。

神经性厌食症起病时间早,病程长,可以持续至成年。当然,不同患者的疾病进程不尽相同。随访调查显示,45%患者预后较好,30%患者预后中等(如仍然留有一些症状),25%预后较差且不能达到正常体重。欧洲的长期调查发现,约有半数神经性厌食症妇女在治疗 10 年后达到痊愈,其余的继续受进食相关问题或其他精神障碍(主要为抑郁)的困扰。在所有的神经性厌食症患者中,约有 5%~8%的患者将面临死亡(Polivy & Herman,2002)。神经性贪食症的病程也较长,弗艾伯恩(Fairburn)的一项研究表明,治疗后 5 年,仍有 1/3 符合诊断标准。总的来说,神经性贪食症比神经性厌食症长期预后要好,恢复率要高,但许多患者在恢复期后还留有异常进食行为。

目前国内还没有关于进食障碍的流行病学研究的权威性资料,对神经性厌食和神

经性贪食单独进行的流行病学研究也不多。一些统计表明,进食障碍的患病率大概在
1.3%~4.98%,典型的发病群体是大中学生,国内对上海、重庆大学生的研究发现,女
学生中的患病率达 1.1%。各种调查结果显示,完全符合 DSM 或《中国精神障碍分类
与诊断标准第 3 版》(CCMD-3)诊断的进食障碍个体很少,非典型性进食障碍个体居
多。钱铭怡等对北京女大学生的调查发现,211 名被调查者中有 10 名可诊断为非典型
性进食障碍,发病率约为 4.98%。

(四) 进食障碍的诊断分类

基于神经性贪食症的诊断分类尚未完全统一等一系列原因,目前各诊断系统在进
食障碍的诊断分类上也存在差异。表 4-1 列出 DSM-Ⅳ、《国际疾病与相关健康问题统
计分类第十版》(The International Statistical Classification of Diseases and Related
Health Problems 10th Revision,ICD-10)和 CCMD-3 三个诊断系统中对进食障碍的诊
断分类。

表 4-1　DSM-Ⅳ、ICD-10 和 CCMD-3 对进食障碍的诊断分类

	DSM-Ⅳ	ICD-10	CCMD-3
进食障碍	神经性厌食症	神经性贪食症 非典型性神经性厌食症	神经性厌食症
	神经性贪食症	神经性贪食症 非典型性神经性厌食症	神经性贪食症
	非典型性进食障碍	伴有其他心理紊乱的暴食 伴有其他心理紊乱的呕吐 其他进食障碍 进食障碍,未特定	神经性呕吐 其他或待分类非器质性进食障碍

从表 4-1 中可以看出,各诊断系统中所描述的进食障碍种类大致相同,但是归类及
名称却大相径庭。简言之,ICD-10 中的分类最全面细致,涵盖并细化了 DSM-Ⅳ 和 CC-
MD-3 中所包括的障碍类型,而 DSM-Ⅳ 则概括性地将进食障碍分为神经性厌食症、神
经性贪食症和非典型性进食障碍三类。

在实际的临床工作中,完全符合神经性厌食症和神经性贪食症的病人是很少的,更
常见的是非典型性障碍。非典型性障碍是一类病情相对较轻的进食障碍。DSM-Ⅳ 中
各类型的非典型性进食障碍诊断标准内容涉及:① 女性除了仍有正常月经之外,达到
神经性厌食症的诊断标准;② 达到神经性厌食症的其他诊断标准,只是目前的体重仍
在正常范围内;③ 或者贪食和不适当的补偿行为的频率少于一周两次,或持续时间少
于 3 个月;④ 正常体重的个体吃了少量食物后,经常使用不适当的补偿行为,如自我催
吐;⑤ 反复咀嚼大量食物后吐出来而不是咽下去;⑥ 另外还包括反复出现贪食但不使
用不适当补偿行为的暴食症。

二、进食障碍的病因病机

在了解了进食障碍的概况后,以下将详细介绍临床中常见的几种进食障碍。在此,我们将从讨论进食障碍的病因病机开始。

(一)神经性厌食症的病因病机

1. 社会因素

对进食障碍的描述源于欧洲,因此进食障碍的发生与西方文化密切相关。西方文化存在着"瘦"的文化压力。大部分西方工业化国家的社会文化都对女性苗条存在理想性赞许,而赞许可以使人获得自我价值感、成功感、满足感。为此,许多年轻女性,尤其是处于竞争社会中、有一定社会地位的年轻女性将苗条与是否能获得成功、幸福联系在了一起,因此女性的理想体形变得越来越瘦。此外,现今无论是杂志、报纸还是屏幕上都充满了代表着骨感美的明星、模特,媒体对瘦美、减肥以及节食促进成功的大肆宣传更使理想化的瘦的女性形象深入人心。这种对"瘦"的疯狂追求使女性踏上了减肥的漫漫长路,历尽艰辛不愿回头。

2. 生物因素

(1)遗传因素

神经性厌食症与神经性贪食症均有家族性。患有进食障碍的年轻女性,其亲属中患进食障碍的可能性是平均水平的 5 倍,神经性厌食的遗传度是 0~70%,神经性贪食症的遗传度是 0~83%(Bulik,1999;Fairburn,Cowen,Harrison,1999;Klumb,2001;Polivy & Herman,2002)。沃尔特和肯德尔(Walter & Kendler,1995)对双生子的研究显示,23% 的同卵双生子中两人都有贪食症,而异卵双生子中这个数字只有 9%。也就是说,双生子中的一个有这种心理障碍会增加另一个人患这种疾病的可能性。可见,遗传因素是神经性厌食和神经性贪食发生的不可忽视的原因之一。

(2)下丘脑功能障碍

下丘脑是调节进食的关键中枢,当关于机体食物消耗和营养水平的信号传导到下丘脑时,下丘脑会向机体发出进食或停止进食的命令,借此调节人的进食行为。这些信号是由一系列神经递质传递的,例如去甲肾上腺素、5-羟色胺(5-HT)、多巴胺等等。该系统中的任何一种神经化学物质失衡或是下丘脑结构功能的失常都将引起整个下丘脑功能的异常,从而导致进食调节失常。有研究表明,5-羟色胺和 NE 的水平与进食障碍相关,高水平的 5-羟色胺会引发饱胀感,而暴食症病人中 5-羟色胺含量低;在神经性厌食或神经性贪食症患者中,NE 水平都比较低。至于究竟是神经递质的变化导致了进食障碍,还是进食障碍是递质变化的原因则有待于进一步的生化研究了。

3. 心理因素

(1)人格特点

人格反映了一个人对周围事物的基本看法以及相对稳定的处事方式,具有某种人格特质的人容易患某种疾病,例如病理性完美主义就与进食障碍的发生关系紧密。综合各种研究结果,神经性厌食症患者的人格特征可归纳为:害羞、完美主义、依从、好奇心低、胆小、顽固、自我保护不良等。

(2) 心理动力学观点

经典精神分析观点认为,进食的过程刺激口腔黏膜引起快感,这种感觉与性活动的一些感觉相似,因此,进食就被与性有关的概念如怀孕等联系在一起。假如一个成熟的女性不能接受自己的女性角色,就会通过厌食表达对性的厌恶。因为对性的焦虑在青春期不断增强,所以这一时期是该病的多发期。

客体关系相关理论提出了另一种观点。对于小孩来说,进食是最重要的活动,但这种活动意味着占有和吞并,意味着损害他人利益,是一种坏的行为,会给他们带来负罪感。为了避免这种不好的感觉,他们将进食的"坏"行为投射给他人,而自己拒绝进食则是好的。当然,这一过程是在孩子较小的时候发生的,大多数孩子将顺利地解决这个问题,只有在成长中遇到障碍的孩子才会将这种感觉固着下来,并在长大后演变为神经性厌食症。

第三种心理动力学的观点认为:食物象征着女儿与母亲的关系。如果母女间的关系是冲突型的,在青春期表现为女儿一方面依赖母亲,另一方面又渴望独立。这时,女儿的暴食和清除、限制饮食的行为就代表了对母亲的需要和拒绝。

此外,心理动力学观点认为,无论神经性厌食还是神经性贪食都可能与童年受虐或其他创伤有关,如失去亲人、父母不和等。

(3) 家庭治疗学派观点

家庭治疗师从整个家庭的角度探讨神经性厌食症的病因,认为与其他疾病一样,该病的存在是因为这些症状对某个家庭具有功能性。此处的"功能性"可以解释为家庭系统的运转出现了问题,而症状可起到解决问题的作用。

此外,米钮钦(Minuchin)总结出了神经性厌食症家庭功能的四个特征:① 纠缠性:家庭成员涉入彼此的思考、情感以及沟通,个人的自主性受到家庭系统的严重限制。② 过度保护:家庭成员过度关心彼此的幸福,经常出现保护性反应。③ 僵化性:家庭成员总是一成不变地保持着自己所坚持的沟通模式。④ 缺乏解决冲突的能力:成员面对问题,多采取否定或回避的方式,不能有效解决问题。这些特征增加了家庭成员患神经性厌食症的可能性。

(4) 认知行为观点

行为理论解释神经性厌食症的要点在于:怕胖的恐惧和体像障碍是引起减肥行为的动因,而体重减轻是有力的强化物。体重的持续减轻使得焦虑感降低,焦虑的降低因而不断地强化了减肥行为。而一些人格因素和社会文化因素可能会使一个人特别关注自己的外表,这时,节食成为一个更强有力的强化物。

认知学派观点则认为神经性厌食症患者存在着一些相关的认知障碍。依照海德·

布什(Hilde Bruch)的说法,神经性厌食症患者存在对自己身体比例的错误妄想以及对来自身体刺激的歪曲解释,例如,患者把身体对营养的需求视为身体的缺陷。认知障碍在神经性厌食症的发生发展过程中起着很重要的作用,它既可以引发疾病,又可以使患者固着于无穷无尽的厌食的恶性循环中。

(二) 神经性贪食症的病因病机

神经性贪食与神经性厌食有一些相同的病因,例如,"以瘦为美"的社会文化因素以及遗传因素等,这些因素在神经性厌食症部分已叙述,不再赘述。在此我们将着重探讨一些贪食症与厌食症不同的病因。

1. 设定点理论

设定点理论由加那(Garner)在 1997 年提出。该理论认为我们的身体为自己设定了一个正常的体重范围值,至少在一段时间内,机体会运用各种手段避免我们的体重大幅度的变化。根据这个理论,假如个体想达到或维持低于设定点的体重,机体就会调动各种生理机能,以阻止体重的过度减轻。例如产生饥饿的感觉就是一种机体反应,强烈的饥饿感使我们进食大量的食物,以弥补损失的体重。这就是神经性贪食症患者会产生间隔暴食的原因。

2. 人格因素

左衍涛(1994)曾综合国外各项研究结果概括出神经性贪食症的病理心理特点为低自尊、外控性、高神经质水平、抑郁、焦虑、冲动、强迫、对亲密关系恐惧、无能感、体内刺激知觉障碍、对社会赞许和避免冲突的强烈需求等。不同性别的患者有不同的人格特质。长期限食和体内刺激知觉障碍与男性患贪食症有关;而应激经历越多,女性出现暴食行为的危险性越大,暴食是女性不能有效处理应激的表现形式。

3. 家庭因素

许多家庭特征与神经性贪食症的发生相关,关系最密切的包括以下四点:① 母亲对女儿体重、外貌的特殊关注;② 母亲自身的节食行为;③ 家庭中的敌意、侵扰;④ 忽视幼儿情感。尽管目前对家庭因素的研究尚不能解释家庭特点如何导致了异常的进食行为,但家庭变量在贪食症发生过程中的致病作用是可以肯定的。

4. 精神分析观点

从精神分析角度理解神经性贪食症的发病原因,目前主要有两种观点:① 与神经性厌食症一样,暴食和泻出行为是对母亲的需要和拒绝的象征;② 贪食症患者的内心冲突十分激烈,有着严重的焦虑感,贪食症症状只是对这种焦虑感的防御。需要注意的是,上述解释仅适用于女性,目前还没有对男性贪食症病因的精神动力学研究。

5. 认知缺陷理论

研究发现贪食症女性患者有一些认知特点:① 对饱足线索缺乏认知、反应性较差;② 对体重、体形过分关注。这些认知特点使一些自控力差的女性患贪食症的危险增高。对体重的关注使一些女性采取减肥措施,控制力较弱的女性通常选择进食—泻出型的减肥手段,因为她们认为她们吃进的食物都可以被迅速排出而不至于增重。但是,她们的这种预期使她们停止进食的动机减弱了,于是暴食行为一直持续下去。

(三) 其他类型进食障碍的病因病机

在目前对进食障碍的研究中,学者们对神经性厌食症和神经性贪食症的病因病机已有较深入的认识,而对其他类型进食障碍的病因的了解相对少些。暴食行为通常是患者处理焦虑、抑郁等不良情绪以及应对生活压力的方式;神经性呕吐的发生与患者人格特点、不良情绪以及社会家庭因素有关;异食症的致病原因包括营养不良、微量元素缺乏以及一些社会心理因素等。

三、进食障碍的心理评估

(一) 神经性厌食症的心理评估

1. 临床表现

(1) 精神症状

神经性厌食症多发生于肥胖或认为自己肥胖的青年人身上,她们的最初表现通常是病理性体形感知障碍或认知障碍,即体形正常的患者感到自己肥胖,肥胖的患者夸大自己肥胖的程度。不仅如此,她们对这种看法坚信不疑,有些病人直至骨瘦如柴,甚至被众人认为有生命危险的时候仍不放弃这种想法。

认为自己肥胖的想法催生了减肥的念头。为了减肥,患者开始采取一系列极端的减肥措施。她们采取的减肥方式包括:过分严格的限制食物的摄取;通过过度运动消耗热量;进食不多的食物后即采取引吐、导泻的方法限制热量的摄取。施行一系列减肥措施后,患者的体重渐渐减轻,但即便如此,患者仍不会停下减轻体重的脚步。神经性厌食症患者有一种对增重及饮食失去控制的病态恐惧,只有看到体重每天都在减轻,才能让她们觉得放心。

根据症状行为的不同,DSM-Ⅳ把神经性厌食症分为两种亚型:限制饮食型和暴食—清除型。限制饮食型患者通过限制热量的摄入达到控制体重的目的,她们完全拒绝进食,或每天进食最少量的食物。暴食—清除型患者则依赖于进食后的清除性行为减轻体重,清除行为主要包括引吐、导泻。这里"暴食"的含义与贪食症中的有所区别,患者并非进食大量的超过正常水平的食物,她们往往在进食少量食物后就采取清除行为。

在经过一系列疯狂的减肥行动后,许多患者都已变得极度消瘦,并出现了躯体并发症,同时可能伴有严重的心理症状。她们中的一部分人逐渐表现出食欲减退,甚至对所有食物感到厌恶。虽然如此,病人自始至终都否认自己有病,对自己身体、心理的各种明显变化熟视无睹。因此,尽管家属和亲友再三劝解,她们仍对求医诊治持反感和敌视态度。

神经性厌食症的患者还可能有一些特定的心理症状和行为,可归纳为下列五点:

① 情绪问题，表现为抑郁、焦虑、紧张、易发怒，甚至自伤自杀；② 失眠，注意力不集中，言语急促、联想较多；③ 强迫性行为，如偷窃、酒精和药物滥用；④ 出现精神分裂或精神分裂样表现，但其幻觉和妄想多与进食和体形有关；⑤ 一些患者表现出对食物的特殊兴趣，例如储存食物或收集菜单，然后一遍遍地看它们。另有研究发现，患者会做一些与食物有关的生动的梦。

在对神经性厌食症患者深入理解分析后，还可发现她们的一些心理特点：① 该症患者常常表现得能够很好地掌控自己的生活，但实际上，她们常被一种强烈的无助感和无用感所压倒。不懈的控制饮食、追求苗条只不过是为了获得自我控制感和维持人格自主性；② 患者常有一些"全或无"的想法。例如一个人只能处于完全控制和完全失控中；③ 对人际关系不信任，害怕成长。成长意味着进入错综复杂的人际关系和现实世界，如果觉得自己不能处理好这些问题，厌食症可能就是一个很好的逃避办法。

（2）躯体症状

神经性厌食症患者通常体重下降非常明显，消瘦是她们最显著的躯体症状。DSM-Ⅳ将体重下降至正常的 85% 以下，或经过一段时间的努力，仍不能使体重达到正常的 85% 作为神经性厌食的依据之一。随着病情进展，病人变得面色晦暗、颧骨突出，眼球下陷、颈细长，皮肤松弛变薄、粗糙无光泽，可见色素沉着，各骨关节明显外露。严重者呈恶病质状态。

闭经是女性患者的常见症状之一。青春期前起病可有幼稚型子宫，乳房不发育，原发性闭经或初潮推迟；青春期以后起病则出现闭经、月经稀少。男性患者中，青春期前发病的，表现为第二性征发育迟缓，生长停滞，生殖器幼稚状态；青春期后发病的可有性欲减退。

其他躯体症状包括：① 顽固性便秘；② 植物神经症状：心率缓慢，血压下降，体温过低，手足发冷甚或紫绀；③ 指甲扁平，薄脆反里，面部四肢尤其背部长出细的柔毛，头发稀疏、干枯、脱落。④ 反复呕吐造成水电解质平衡紊乱，唾液腺肥大，牙釉质腐蚀，以及拉塞尔征（Russells's sign，指因反复将手伸进食管引起咽反射而在手背上留下的斑痕或老茧）。

（3）生理变化

神经性厌食症患者的激素水平较常人有明显的改变。研究表明，患者的卵泡刺激素和促黄体生成激素较正常值低，血清水平也明显低于正常，这可能是神经性厌食患者性腺功能低下的原因之一。男性雄激素水平低下。此外，还可出现血浆可的松正常生理节律的消失或逆转，肾上腺素及可的松的地塞米松抑制试验呈不完全抑制等异常。

2. 诊断标准

由于 DSM、ICD 和 CCMD 对进食障碍的诊断标准有所不同，考虑 CCMD 主要是依据 DSM 修订的，又较全面，在此将介绍 CCMD 中关于神经性厌食症的诊断标准。当然，由于 CCMD 提出的诊断标准以 DSM 为主要依据，在有些关于中西方文化差异性的方面仍略欠考虑,因此在临床实践中我们仍需要根据实际情况,做到灵活运用。

CCMD-3 中神经性厌食症的诊断标准:

(1) 明显的体重减轻,比正常平均体重减轻 15％以上,或者 Quetelet 体重指数为 17.5 或更低,或在青春期前没有达到所期望的躯体增长标准,并有发育延迟或停止。

(2) 故意造成体重减轻,至少有下列 1 项:

① 回避"导致发胖的食物";

② 自我诱发呕吐;

③ 自我引发排便;

④ 过度运动;

⑤ 服用厌食剂或利尿剂。

(3) 常有病理性怕胖:指一种持续存在的异乎寻常的害怕发胖的超价观念,并且病人给自己制定一个过低的体重界限,这个界值远远低于其病前医生认为是适度的或健康的体重。

(4) 常可有下丘脑—垂体—性腺轴的广泛内分泌紊乱。女性表现为闭经(停经至少已 3 个连续月经周期,但妇女如用激素替代治疗可出现持续阴道出血,最常见的是用避孕药),男性表现为性兴趣丧失或性功能低下。可有生长激素升高,皮质醇浓度上升,外周甲状腺素代谢异常,及胰岛素分泌异常。

(5) 症状至少已 3 个月。

(6) 可有间歇发作的暴饮暴食(此时只诊断为神经性厌食)。

(7) 排除躯体疾病所致的体重减轻(如脑瘤、肠道疾病,例如 Crohn 病或吸收不良综合征等)。

3. 神经性厌食症的共病性

多年的研究发现,神经性厌食症常与各种心理障碍共存。其中,抑郁症是最常见的伴发症。阿格斯(Agras)的一项研究发现 33％的患者在研究期间有抑郁症,60％的患者在其一生中有抑郁症。另一种常见于神经性厌食症患者的心理障碍是人格障碍。此外,强迫症和物质滥用在厌食症患者身上的发生率也不低。

(二) 神经性贪食症的心理评估

1. 临床表现

(1) 精神症状

神经性贪食症患者与神经性厌食症患者一样,对肥胖有着强烈的恐惧,十分关注自己的体重和体形变化。与厌食症患者不同的是,她们能够客观地感知自己的胖瘦,对自己的体重有较现实的评判,但是这并不能打消她们减肥的念头,"让自己变得更瘦一点"是她们脑海中挥之不去的一句话。

在"变得更瘦"的强烈愿望的驱使下,她们着手实行自己的减肥计划,这时的减肥措施一般是锻炼或限制饮食。经过一段时间的努力,她们的体重开始减轻,减肥颇见成效。但是,不可遏制的进食欲望也随之而来,即使是曾经使人疯狂的"减肥"想法也无法阻挡她们对食物的渴望。除了正常的饮食,她们开始吃一些冰激凌、巧克力这样的高热量食物,有些人则可能吃任何她们能得到的食物。尽管腹部的饱胀感已十分明显,她们也仍不停止进食。布彻(Butcher)的研究显示,平均在一次暴食中,病人可以吃进约4800卡的食物。

失控的暴食过程可以使患者获得一种满足感,然而暴食之后患者却感到深深的自责,变得更加自卑,同时在暴食前就已存在的空虚、孤独、悲伤的感觉更加强烈。为了摆脱这些不好的感觉,重新获得对自己的控制感,她们开始尝试各种办法,避免使吃进去的食物转化为脂肪。严格禁食、引吐、过量运动、服用药物是最常采用的方法。不幸的是,对于这种补偿行为,她们仍旧感到羞耻和厌恶。但是即便如此,患者还是不断地在禁食、暴食、补偿行为的恶性循环中苦苦挣扎,不能自拔。

在神经贪食患者补偿行为中,DSM-Ⅳ根据现阶段是否使用导泻手段将患者分为导泻型和非导泻型。呕吐和使用缓泻剂、利尿剂都属于导泻型补偿行为,占80%,而催吐又是最常见的导泻行为。虽然患者采取了导泻行为,但这不是清除热量的有效方法。催吐只能减少约50%的热量摄入,进食间隔时间越长,效果越差(Kaye,Weltzin,Hsu,McCoonaha & Bolton,1993);缓泻剂等方法发生作用的时间与暴食间隔时间太长,利尿剂只是减少了体液,几乎没有效果。因此,神经性贪食症患者的体重一般在正常范围内或略微超重。

(2) 躯体症状

神经性贪食症患者中死亡的不多,但躯体并发症并不少见,尤以导泻型更为严重,现归纳如下:① 脱水和电解质紊乱:催吐和导泻剂、利尿剂的不恰当运用可造成代谢性碱中毒以及低血钾、低血钠;② 消化系统疾病:导泻行为可引起唾液腺肥大、便秘、肠性腹泻,暴食可引起胃炎、胃肠道出血、食管穿孔、胃穿孔;③ 心血管系统失调:体位性低血压与利尿剂的滥用有关,心律失常是电解质紊乱的结果;④ 内分泌紊乱:月经紊乱较常见,闭经亦可见;⑤ 牙科疾病:反复呕吐会腐蚀牙齿表面的釉质,龋齿增加;⑥ 皮肤异常:经常用手刺激咽部催吐使患者手上可见拉塞尔征,缓泻剂滥用使皮肤色素沉着。

2. 诊断与鉴别诊断

(1) 诊断标准

关于神经性贪食症的诊断标准,ICD-10强调生理方面的变化以及神经性厌食症与神经性贪食症的相同病理性,DSM-Ⅳ更强调病程与发病频率两个标准,CCMD-3则结合了两家之长而显得面面俱到。在此将介绍CCMD-3的诊断标准。

CCMD-3中神经性贪食症的诊断标准:

① 存在一种持续的难以控制的进食和渴求食物的优势观念,并且病人屈从于短时间内摄入大量的食物的贪食发作。

② 至少用下列一种方法抵消食物的发胖作用:1) 自我诱发呕吐;2) 滥用泻药;3) 间歇禁食;4) 使用厌食剂、甲状腺素类制剂或利尿剂,如果是糖尿病人可能会放弃胰岛素治疗。

③ 常有病理性的怕胖。

④ 常有神经性厌食症既往史,二者间隔数月至数年不等。

⑤ 发作性暴食至少每周 2 次,持续 3 个月。

⑥ 排除神经系统器质性病变所致的癫痫、精神分裂症等精神障碍继发的暴食。

(2) 鉴别诊断

① 与神经性厌食症的鉴别

神经性贪食症与神经性厌食症是不同的进食障碍性疾病,二者症状既有相同之处又有所区别。神经性厌食症与神经性贪食症病人都有一种对增重及饮食失去控制的病态恐惧。但二者所表现的心理行为却大不相同:厌食症患者为减肥持续拒绝进食,而贪食症患者尽管怕胖,也忍不住要暴饮暴食。因此,贪食症患者的体重基本在正常范围内,而厌食症患者的体重远远低于正常范围,并且医学后果也远较贪食症严重,死亡率更高。二者的另一鉴别要点是是否对自己的体形有歪曲认知。厌食症患者尽管已经很瘦了,她们仍觉得自己胖;贪食症患者则没有这种歪曲的认知。

临床工作中,有些贪食症患者有厌食症的症状,有些神经性贪食症患者曾经是厌食症的患者,这使得完全分清神经性厌食与神经性贪食变得困难。因此,临床工作者需要仔细甄别二者的区别。

② 与暴食症的鉴别

贪食症与暴食症的共同点在于两者都存在暴食行为并且都有进食的失控感。但是前者暴食后有引吐、导泻、节食等行为,后者却无这种补偿行为。因此贪食症患者的体重通常是正常或稍微超重,暴食症患者的体重则明显超重。暴食症患者也无闭经、电解质紊乱等严重的躯体并发症。

3. 神经性贪食症的共病性

神经性贪食症与精神障碍的共病率很高。其中与情感障碍的共病率较高,达到 24%~88%,报道的强迫症共病率差异较大,波动在 3%~80%之间。焦虑症的共病率较低,约为 2%~31%。人格障碍的共病率也不低,而且对贪食症的影响更大。药物依赖也是不可忽视的并存心理障碍,共病率可达到 9%~55%。同时,分离性症状、性冲突、性障碍及挥霍、偷窃、乱伦、自残等冲动行为均可在贪食症患者中发现。

从上述资料可以看出,不同研究者在共病率研究中得出的数据差别很大,相关研究仍有待进一步完善。但是,许多心理障碍与神经性贪食症共存这一点是不容置疑的,广大临床工作者在治疗贪食症时应注意伴随的其他心理障碍的治疗。

（三）其他类型进食障碍的心理评估

1. 暴食症

暴食症（binge eating）的特征性表现是反复发作的暴食行为。每当暴食发作，患者就不能控制自己的进食量，也不限制进餐次数，往往吃进比正常人多得多的食物。大约一半的患者在暴食前曾经节食，另一半患者先暴食再试图节食（Abbott，1998），但她们不会在暴食后采取绝食、过度运动、泻出这样过激的补偿行为；另外，在暴食后患者会对自己的身体产生厌恶感，并对暴食行为感到羞愧。

2. 神经性呕吐

呕吐是许多躯体疾病的临床症状之一，因此许多患者出现了该症状后常常被送到内科、传染科等躯体疾病相关科室，但医生尝试使用各种方法对其进行治疗后，有一部分患者的呕吐症状仍旧不能缓解。这一类呕吐中的一部分可被认为是神经性呕吐。神经性呕吐（psychogenic vomiting）的诊断标准为：① 反复发生进食后呕吐，呕吐物为刚吃进的食糜，体重减轻不明显；② 无害怕发胖和减轻体重的想法；③ 无导致呕吐的神经和躯体疾病，没有其他癔症症状。

3. 异食症

异食症（pica）是指反复（持续 1 个月以上）以不利于生长发育或社会习俗不接受的无营养物质为食物，如吃染料、黏土、铅笔等。营养支持治疗及心理治疗对异食症均有较好疗效。

四、进食障碍的心理干预

（一）神经性厌食症的心理干预

神经性厌食症是一种心因性疾病，但是因其可引起严重的躯体并发症，因此在治疗时必须兼顾躯体和心理两方面。

1. 对症支持治疗

许多患者都是在体重明显减轻，出现了营养不良的表现及许多躯体并发症后，才在家属的强烈要求下到医院就诊，因此在厌食症的治疗中，恢复体重到至少正常体重的下限是首要目标。在患者体重低于正常体重 70%，或患者体重下降非常迅速时，建议患者住院治疗。恢复体重的方法包括静脉营养支持治疗以及鼓励患者以少食多餐的方法进食，这样做可以防止因体重增长过快使患者突然处于失控状态，再次引起对进食和肥胖的恐惧，并避免体重增加过快导致危险的胃扩张或充血性心力衰竭。对于有生命危险的患者，则应采取紧急干预措施：鼻饲给予营养，调节水电解质平衡紊乱，纠正致死性心率失常，防止脏器功能衰竭等。需要注意的是，增加体重所采取的任何措施，都是以治疗师或医师赢得患者信任为前提的，否则让患者接受哪怕是拯救其生命的治疗都是困难的。

2. 药物治疗

研究表明,抗精神病药、抗抑郁药、碳酸锂、抗-5 羟色胺药、氢化可的松拮抗剂等都对神经性厌食症有一定疗效,在临床上均可酌情应用。

3. 精神动力学心理治疗

与治疗其他心理障碍一样,在运用精神动力学的方法治疗神经性厌食症的过程中,治疗师要保持中立的态度,在治疗开始的时候,治疗师就要致力于与患者建立良好的联盟。在此基础上,治疗师才可以创造安全的氛围,与患者共同讨论有关进食、药物、营养损害等方面的问题。但是要注意,在治疗中,进食并不是唯一的目标,过于关注进食会引起患者的反感,使治疗联盟不易建立。另外,治疗师应觉察咨询室中发生的移情和反移情,恰当使用支持、解释等方法通过让患者在咨询室中经历一种和以往不同的人际关系,学会人际信任,学会以新的态度面对现实生活中的人际问题。无论运用何种方法,精神动力治疗的要义在于,使患者成长和领悟,获得解决问题的能力,而不仅仅满足于症状的消失。

4. 家庭治疗

家庭治疗与其他流派心理治疗的不同之处在于它不仅仅关注患病的个体,它注意到整个家庭系统对疾病的影响,将患病个体置于整个家庭中来观察,使问题可以得到较全面的解决。基于症状对于家庭问题具有功能性,米恩钦(Minuchin)认为如果能使家庭问题表面化,神经性厌食症的症状就没有存在的意义了。因此,家庭治疗的关键就是探索家庭系统中存在的问题,并试图解决之,这样患者即可从症状中解脱出来。

5. 认知行为疗法

认知行为治疗强调认知以及行为因素在维持进食障碍中的作用。如前所述,神经性厌食症患者在发病过程中常有不合理的认知,同时,不恰当的行为不断地被强化。因此,认知行为治疗涉及认知和行为程序,需要纠正患者的不合理信念,打破错误的行为模式,形成新的良好的行为方式。例如患者认为"只有自己足够苗条才是个有价值的人"时,就可以向患者质疑这一想法、并共同讨论该想法对患者来说有哪些利弊等等。就行为疗法而言,对进食行为给予正强化,不良的进食行为则立即给予惩罚,这可以改变患者的行为模式。

在上述各种治疗方法中,心理动力学疗法是经典的心理治疗方法,历史最悠久,但其疗程长、费用较昂贵,因此对于大多数患者来说其疗效的价值存在争议;家庭治疗周期短,对于患者来说较实用,但是对患者的帮助有限;目前认知行为治疗因其治疗时间短、效果切实,研究者对该疗法进行了大量的科学研究,得到学术界的普遍认可,被临床治疗师广泛运用。事实上,各种疗法均有其优缺点,对于临床治疗师来说,重要的是根据不同患者的情况,选择最适合她们的治疗方法。

(二)神经性贪食症的心理干预

治疗神经性贪食症的方法有包括药物治疗和各种心理治疗在内的多种方法,而心理疗法中的认知行为疗法是目前最有效、运用最广泛的方法。

1. 认知行为疗法

弗艾伯恩(Fairburn,1985)提出的治疗神经性贪食症的认知行为疗法是迄今为止治疗该病的较为经典的方法。

一般来说,该方法包括两个步骤。第一步是与患者讨论一些与暴食泻出行为相关的问题,例如该行为引起的严重的生理后果、泻出行为的无效性、节食的危害等等;同时协助患者制订一个少食多餐的每日进餐计划(一般每日 5~6 顿),鼓励她们每日按照计划进食。第二步的治疗要点是纠正患者的不合理信念,主要是一些关于体重、体形和进食的失当认知。当然,还可以帮助患者寻找出引发暴食的特殊情境和想法,和患者一起讨论为什么这些特定的情境和想法会引发暴食,进而找到避免暴食的方法。

认知行为疗法最终要达到的目标是:让患者形成规律的进食模式;让患者对发生暴食和自引呕泻行为的高危情境发展出更积极的应付技能;矫正对体形和体重的异常态度;防止治疗结束后的复发。

2. 其他心理疗法

人际关系疗法也是较常用的治疗贪食症的心理方法,研究表明其远期疗效与认知行为疗法一样好。在这种疗法中,治疗师并不直接改变患者的进食习惯和对体重及体形的看法,而是致力于改善患者的人际关系。通过减少人际矛盾达到正确认识自己的体重和体形进而能够正常进食的目的。

另外,许多研究者和临床工作者认为在治疗中应该尽量将家属纳入治疗中,这样做比单独对个体进行治疗更有效;而且艾思勒(Eisler)等的研究认为对家庭成员进行单独会谈较整个家庭一起接受治疗对患者的帮助更大。总之,只有与家庭成员共同讨论了有关体重和体形的问题并制止关于食物和进食的不当交流,才能较彻底地解决患者的进食问题。

3. 药物治疗

到目前为止,没有发现治疗神经性贪食症的特效药。但是研究表明用于治疗心境障碍和焦虑障碍的抗抑郁剂对于治疗贪食症有一定的疗效。它们可能是通过改善患者情绪来减少患者的病态行为的。常用的药物包括三环类抗抑郁剂、5-羟色氨再摄取抑制剂、单氨氧化酶抑制剂等。

(三) 其他类型进食障碍的心理干预

心理动力学治疗、认知行为治疗、家庭治疗同样适用于其他类型进食障碍的治疗。临床工作者可将各流派的理论与患者实际情况结合因人施治。在此,简要介绍暴食症的治疗。

关于暴食症的治疗,目前的研究认为,对于神经性贪食症疗效显著的认知行为疗法和人际关系疗法在治疗暴食症时取得了同样可喜的结果。此外,还有研究认为自助疗法对于暴食症患者的帮助也很大。这种方法中,医生仅仅给患者一本有关暴食症的治疗手册,患者或者完全自己阅读,或者阅读后定期与医生会面,就可以明显地减少暴食行为。相对于认知行为疗法和人际关系疗法,自助疗法在金钱和时间上的花费都远较前者为少。因此,若它的疗效能够在进一步的研究中得到确证,将成为治疗暴食症的首选方法。

(四) 进食障碍的预防

进食障碍虽然没有癌症、心脑血管疾病那样高的致死率,但也给许多青年女性的身心健康造成很大的伤害。况且,目前即使是最有效的方法也只能完全治愈一小部分患者,更多的患者不得不带着各种症状生活。为此,在进食障碍发病之前就对其进行预防显得尤为重要。

进食障碍预防的对象可分为两类。一类是全体社区居民、大学和中学里的所有学生,对他们进行的是进食障碍相关知识的普及性宣传教育。第二类预防人群是在大学、中学或社区中,通过心理问卷筛查出进食障碍高危人群,对他们进行的是更有针对性的干预性措施,目的是防治她们现有的危险因素进一步发展为进食障碍。所有宣传的重点都是关于女性体重和体形的正确观点以及过度限制热量摄入的潜在危险,也可以介绍一些进食障碍的临床表现,这有助于帮助非专业人员识别出身边的进食障碍患者,使她们能尽早得到治疗。

但有学者认为,这种以信息提供为主的干预方式对于改善青年女性对体像、进食的态度没有太大的帮助,相反还为她们提供了控制体重的方法。因此。O'Dea 和 Abraham 提出了一种以提高自尊为基础的方法。另外,还有研究表明父母在预防进食障碍方面也可起到积极的作用,但父母如何参与到对孩子进食障碍的预防中来,目前尚无相关的研究。

综上所述,预防对阻止进食障碍的发生、延缓其发展起着重要的作用。尽管目前对于进食障碍预防的研究还不能从一而论,但是相信在广大临床及科研工作者的不断努力下,关于进食障碍的预防体系终将越来越完善,从而为减少进食障碍的发生作出积极的贡献。

第二节　躯体化障碍

躯体化障碍是国际疾病分类第十版(ICD-10)中的一个新增的疾病单元,是一类障碍的总称。2001 年我国公布的 CCMD-Ⅲ诊断标准中也增加了躯体化障碍的诊断。目前我国的诊断标准将躯体化障碍主要分为躯体化障碍、疑病症、躯体化自主神经紊乱、持续性躯体化疼痛障碍、未分化躯体化障碍、其他或待分类躯体化障碍。主要特征是患者反复求医,陈述其躯体不适,不断要求各种医学检查。虽然经检查证实未发现有器质性损害或明确的病理生理机制,但患者仍然无视反复检查的阴性结果和医生关于其症状并无躯体基础的再三保证。即使患者有时存在某种躯体疾病,但此种疾病也并不能解释其症状的性质和程度或其痛苦与先占观念。躯体症状可涉及消化系统、心血管系统、呼吸系统、泌尿系统、神经肌肉等各个系统。患者对此常会伴有明显的焦虑或抑郁情绪。

有证据表明,患者症状的出现往往和长期存在的创伤事件或内心冲突密切相关,但患者通常否认心理因素的存在,对将其躯体不适与心理问题联系非常反感,相信疾病是躯体性的,拒绝探讨心理病因的可能。因为患者在一定程度上具有寻求关注的动机,所以如果医患双方对症状的理解不一和治疗无效,容易引起医患关系问题。

总而言之,躯体化障碍主要是个体在心理应激反应下,体验和表达躯体不适和症状的一种倾向。这种躯体不适和症状不能单纯地用病理生理来解释和说明,而是一种生理、心理、社会三方面的综合演化过程。经由这一过程,用躯体症状来表达和解释个人和人际间的种种问题,称为躯体症状。换言之,患者诉说的是躯体症状,表达的则是生理、心理、社会三方面的问题。

一、生理—心理—社会病因学

目前研究结果显示躯体化障碍的病因是多因素的,它包括心理因素、社会文化因素和生物学因素,而且不同的心理学流派都依据各自的理论观点,给予躯体化障碍不同的理论阐释。

(一) 遗传生物因素

1. 遗传易感素质

躯体化障碍与遗传易感素质有关。有研究表明,躯体化障碍患者的一级亲属中患病率为7.7%,而正常对照则为2.5%。遗传易感因素更容易导致患者对各类社会因素的强烈反应,从而产生各种非器质性的躯体症状。

2. 性别

另有研究表明,女性更多地以躯体化障碍来表达一种与犯罪有关的遗传倾向,而男性则更多地以反社会性人格障碍来表达这种倾向。

3. 年龄

处于青春期或更年期的人,较易出现植物神经不稳定的症状,如心慌、潮热等。对这类生理现象过分敏感、关注,甚至曲解,可以促成疑病观念。

4. 生物因素

最近有证据表明生物因素与许多功能性症状相关。赖福(Rief)等人认为内分泌和免疫系统,氨基酸及神经递质可能在躯体化障碍的表现形式上起到了一定作用。

(二) 心理因素

1. 人格因素

躯体化障碍患者表现为性格孤僻、内向、敏感多疑、易受暗示,并且对周围事物缺乏兴趣,他们更多地把注意力集中于自身的躯体不适及其相关事件。有研究表明,躯体化障碍的患者常合并一定的人格障碍。

2. 认知作用

患者的人格特征及不良心境可影响认知过程,导致对感知的敏感和扩大化,使其对躯体信息的感觉增强,选择性地注意躯体感觉并以躯体疾病来解释这种倾向,增强了与疾病有关的联想和记忆,对自身健康的负性评价非常强烈而敏感。

3. 述情障碍

文化层次较低者,不善于表达其内心深藏的情绪、情感,即述情障碍。当情绪不能正常地从言语或行为方面发泄时便被潜抑下来,而以"器官语言"的形式表达出来。尤其受传统文化的影响,患者常把疾病理解为躯体不适,把症状看成是实在的东西,认为这才是要求医生解决的问题,即使同时有心理困扰,但在求治时,也仍只是诉说躯体症状。如求治时只诉说"胸闷、憋气、睡不好"等躯体症状。

(三)社会文化因素

由社会文化所决定的行为准则也可能鼓励躯体症状的表达,从而给患者带来各种"社会性收益"。

(1)躯体化障碍患者的症状可为其失败作出合理化的解释,置换内心不愉快的心情,减轻由此造成的自责感,通过外在表现的躯体症状吸引周围人关切,寻求特殊照顾。

(2)用躯体症状来表达某种想法和愿望,可得到并非完全潜意识的收益,如借以控制他人或社会环境,免除某种责任和义务,得到经济上的补偿等。但这些并非患者有意伪装,而是患者对付社会各方面困难处境的一种方式。

(3)部分躯体化障碍患者由于社会对心理疾病的歧视,而不愿承认其心理方面的原因,宁肯将其表达成躯体疾病。

(4)文化价值因素也可能影响心理问题和躯体症状间的联系。在一项对基督教徒及伊斯兰教徒的调查中发现,在躯体化症状的得分上,两者有显著的不同,表明文化社会背景能够影响精神痛苦的表达。

(四)生活事件

躯体化障碍患者往往因生活事件而发病,而成为其重要的诱因。有研究显示,患者生活事件较多,且以长期性生活事件为主,可能是其慢性迁延性病程的原因。创伤性经历的记忆可被储存于意识范围之外,并表现为躯体症状。

(1)儿童时的躯体创伤或性虐待,更易于使人通过躯体症状来表达其心理问题。还有一些躯体化障碍患者,其躯体症状在成人期的出现可能与其幼年的患病经历得到了父母的过多关注有关。

(2)慢性压力可增强自主神经活动,研究发现慢性压力暴露,如生活在战争环境中,与躯体化症状的发生相关。

二、躯体化障碍的理论剖析

(一) 心理动力学理论

心理动力学理论重视潜意识的心理创伤和心理冲突在躯体化障碍发生中的作用。弗洛伊德用转换机制解释躯体化障碍,即未能解决的早年心理冲突引起某些身体器官的脆弱易感倾向,意识层的感知使当事人产生症状体验。现代精神分析认为,婴幼儿期不能在语言上进行交流,个体对外界的刺激主要在躯体水平上做出反应。当遇到焦虑、恐惧时,个体会形成原始的躯体反应模式,这种反应我们可以理解为儿童的躯体行为语言。如果婴幼儿的焦虑、紧张以及需要长期没有得到理解和满足,便被潜抑到意识深层。随着个体的成长和不断经历的种种生活事件,他们不可避免地会受到许多生活变故或社会因素的刺激,遭受挫折和压力,这就会使得那种留存在潜意识里的前语言期的感受重现。如果这些复现的心理创伤和冲突得不到疏泄、缓解和修复。患者就会感受到一种非理智的、神经质的躯体不适和焦虑。目前,越来越多的研究结果表明躯体化障碍与创伤有密切关系,特别是儿童期创伤对躯体化障碍的形成具有重要意义。受严重虐待的儿童及青少年人群比其他人群更易发生躯体化障碍。

(二) 行为主义学习理论

行为理论认为,某些社会环境刺激引发个体习得性心理和生理反应,表现为情绪紧张、呼吸加快、血压升高等,由于个体素质上的问题,或特殊环境因素的强化,或通过泛化作用,使得这些习得性心理和生理反应可被固定下来,而演变成为症状和疾病。有的可以用条件学习加以解释。例如,某些哮喘患者可因哮喘发作而获得家人的额外照顾而被强化。有的是通过观察学习机制而习得。例如,儿童的有些习惯会因模仿大人习惯而获得;还有医学生中常见的一种现象,学习何种病,就出现该病的症状,这属于学习过程中的自我暗示。

(三) 认知理论

认知理论认为,个体心理的内稳态受到破坏,一方面与应激源有关,另一方面也与人们对应激源的认知评价有关。紧张情绪可以直接或间接地降低认知能力。心理社会文化性应激源通过情绪反应,干扰和影响逻辑思维、智力,造成认知能力下降;认知能力下降又会促使个体产生动机冲突,并使挫折增多,激发不良情绪,形成不良情绪与认知能力下降的恶性循环。

认知反应的另一方面是自我评价失当。人在各种活动中都有自我评价,对于应激源的刺激,如亲人故去、离婚、患重病等,均可使人感到悲伤、忧郁,降低了自我价值感。面对应激情境,丧失了自信心,总是怀疑和担心。久而久之,当事人会对生活和工作产生不良影响,缺乏自我控制,损害了自主感和掌控感,就会产生各种不良体验和感受,形成躯体化障碍。

三、躯体化障碍的心理评估

(一) 躯体化障碍的身心反应特点

躯体化障碍患者往往存在精神心理因素和情绪表达的躯体化特点,会出现全身上下各种各样的躯体不适症状,起初甚至一直会在综合医院非精神科就诊,其中在心内科、神经科和消化科中相对集中。ICD-10 和 CCMD-3 列出了"躯体化障碍"的几个主要亚型,其临床特征简要概述如下:

1. 躯体化障碍

躯体化障碍又称 Briquet 综合征。主要特征为多种多样、反复出现、时常变化的躯体不适症状,可涉及身体的任何系统或器官。患者非常关注、担心、甚至夸大自己的各种主观症状。因此,长期反复就医,进行各种医学检查,但均不能发现自己患有可以充分解释其躯体症状的任何器质性病变。躯体化障碍患者常起病于 30 岁以前,病程持续至少 2 年以上,女性远多于男性。由于病程呈慢性波动,有多年就医检查或手术、用药的经历,患者可有药物依赖或滥用,常有社会、人际及家庭方面的长期功能损害。具体临床表现如下:

(1) 躯体化障碍患者出现最多的症状是头痛和心慌。

(2) 肠道症状也是一组常见的症状,如腹痛、嗳气、饱胀、打嗝、反酸、呕吐、恶心、腹泻,不能耐受某些食品等。

(3) 呼吸系统与循环系统症状体现在气促、气短、心悸、胸痛、头晕等。

(4) 神经系统症状:这类症状提示神经系统疾病的可能,但不能检查到神经系统损害的证据。常见的表现形式有吞咽困难或梗阻感、视物模糊、昏倒、异常皮肤感觉等。

(5) 女性生殖系统症状:痛经、月经不调、月经过多,整个妊娠期出现严重呕吐等。

(6) 性功能障碍:以性冷淡、勃起和射精困难、性交时缺乏快感、性交疼痛、阳痿等多见。

(7) 患者可伴有明显的焦虑与抑郁情绪,也有的伴有人格障碍。

2. 疑病症

疑病症的主要特征是患者持续存在一种先占观念,即认为自己可能患有一种或多种严重的进行性的躯体障碍,长期相信表现的症状隐含着至少一种严重躯体疾病。因此,患者反复求医,通常将注意力集中在身体的一或两个器官或系统,但对患病的坚信程度以及对症状的侧重,在每次就诊时都有所不同。除了认为突出的障碍以外,他们还时常考虑存在其他障碍的可能。患者拒绝接受多位不同医生关于其症状并无躯体疾病或异常的忠告和保证,害怕药物及其副作用,频繁更换医生,常伴有焦虑或抑郁。疑病症患者多在 50 岁以前发病,为慢性波动病程,男女均可发生,症状和残疾常为慢性波动病程。

身体变形障碍和疾病恐怖归入疑病症范畴。身体变形障碍患者大多数是处于青春期的青少年或年轻的成年人,他们坚信自己身体的某一部位是畸形或丑陋的,并且很明显地令人尴尬,最常见的部位是鼻子、眼睑、面部的其他部位及女性的胸部,但客观上并没有或只有微不足道的异常。患者常固执地追求整形手术矫治。由于患者对身体变形观念的固执以及自我厌恶,回避见人,有可能和精神分裂症混淆。

3. 躯体化自主神经紊乱

躯体化自主神经紊乱主要特征为具有明显而持续存在的自主神经兴奋症状,如心悸、出汗、脸红、震颤等,又有非特异的症状附加了主观的主诉,如部位不定的疼痛,烧灼感、沉重感、紧束感、肿胀感。患者坚持把这些症状归于某一特定的器官或系统,但经检查,并没有发现所述器官和系统的结构和功能存在明显紊乱的证据。自主神经紊乱常累及心血管系统(心脏神经症)、呼吸系统(心因性咳嗽与过度换气)、胃肠系统(胃神经症、神经性腹泻和肠易激综合征)和泌尿系统(心因性尿频和排尿困难)等。患者有相信上述器官或系统可能患严重疾病的优势观念而求助于综合医院各科,医师的反复保证和解释无济于事。有证据表明,许多这类障碍患者存在心理应激或面临困难和问题。

4. 持续性躯体化疼痛障碍

持续性躯体化疼痛障碍主要特征是突出申诉持续、严重、令人痛苦的疼痛,不能用生理过程或躯体障碍完全加以解释。疼痛部位常很广泛,而且常不固定于某一处,如头部、颈项、腰背、关节、四肢、胸腹、直肠和肛门等,其中头部和腰背部最为常见。疼痛形式有胀痛、刺痛、跳痛、烧灼痛等。情绪冲突或心理社会问题与疼痛的发生有关,常为其主要致病原因。结果通常是周围人对患者人际关系或医疗方面的注意和支持明显增加(继发性获益)。

5. 未分化躯体化障碍

未分化躯体化障碍是上述非典型的表现,如主诉的症状相对较少,不伴发社会和家庭功能损害,病程较短,不足 2 年,但至少应持续 3 个月以上。

(二)躯体化障碍的评估与诊断

躯体化障碍的诊断拓宽了诊断思路,对过去某些疾病诊断过宽、过滥的情况有所限制和纠正,具有一定的临床意义。但是,对躯体化障碍患者全面、谨慎的评估和诊断是适宜治疗的基础,评估涉及生物、心理和社会诸方面。全面细致的医学检查是至关重要的,以防疏漏严重的躯体疾病,然后进行深入的精神医学检查,具体注意事项如下:

(1)首先,医生要对主诉躯体化症状的患者进行周密的身体检查,客观的分析检查结果,排除潜在的器质性疾病,不能因为一时未发现肯定的阳性体征和实验室证据,就认为不可能是器质性疾病,因为这些还与检查是否仔细全面,检查条件是否充分齐备,技术误差可否完全排除等有关。有些器质性疾病,躯体化症状是其早期症状、首发症状,生物学检查结果暂未明确显示,这更易造成误诊。其次,医生必须意识到以前被诊断为躯体化障碍的患者与其他人一样,有同等机会发生其他独立的躯体障碍,不应对躯体化障碍的患者抱有非此即彼的概念。如果患者躯体主诉的重点和稳定性发生转化,这提示可能的躯体疾病,应考虑进一步检查和会诊。如果患者起病年龄小、疼痛部位固定并且呈持续性,那么存在器质性疾病的可能性更大,更需要医生慎重的判断和处理。

(2)突出表现为躯体化症状的患者,要注意这些躯体化症状是否有其他心理疾患引起的可能,抑郁症、焦虑症、精神分裂症、应激相关障碍、心理因素相关生理障碍以及其他神经症等都可能伴有躯体化症状。抑郁症患者也可有躯体主诉,尤其是隐匿性抑郁症伴有多种躯体主诉症状,抑郁症状常被掩盖,鉴别较困难。但隐匿性抑郁的躯体主诉以胃肠道为多,且可做抑郁量表评定,躯体化障碍的抑郁为轻度。如果同时符合躯体化障碍和抑郁症,可下两个诊断。ICD-10指出,40岁以后发病的多种躯体化症状可能是原发性抑郁症的早期表现。躯体化障碍患者对自己的躯体健康状况极为关注,对医生未能给其明确的诊断和治疗也会感到异常焦虑,容易与焦虑症患者混淆,而焦虑症患者有的表现为明显的发作性,有的则表现为莫名的担忧,而并非局限于自身躯体状况,且医生的解释也较容易接受。另外,躯体化障碍患者对躯体症状只是一种先占观念或疑病性解释,尚未达到妄想的程度,与重性精神病患者的躯体妄想还是具有明显区别的。

(3)躯体化障碍诊断还应注意到病情持续性的特点,也就是说,有长期存在各种躯体化症状而确可排除相应躯体疾病方可诊断,要经受时间的考验,不应偶感不适就下诊断。CCMD-3规定躯体化障碍的病程至少为2年。未分化躯体化障碍病程虽可较短,但也得符合总的病程标准"至少为3个月"的限制,在诊断时更应慎重。临床上已发现有某些原诊断为躯体化障碍及其各个亚型的患者,在一定时间后证实为器质性疾病,对此应引以为戒。

(4)在排除躯体器质性疾患和其他心理疾病的前提下,在躯体化障碍范围内进一步作亚型诊断分类时主要依据其临床特征。

总而言之,在对躯体化障碍的评估和诊断过程中要全面、科学的进行思维、推理,深刻的认识疾病本质,及时做出准确的临床判断和合理的治疗方案。

四、躯体化障碍临床干预策略

(一)心理学治疗

躯体化障碍是由生物、社会、心理多因素造成的。因此,对躯体化障碍的治疗也应采取综合性治疗手段。因为患者致病与心理因素密切相关,因此治疗处理应采取以心理治疗为主,药物治疗为辅相结合的策略。但在治疗过程中,应注意以下几点:患者因患病回避了各种矛盾和冲突,也无需承担某些家庭和社会责任,而且得到了很多人在健康时得不到的关怀和温暖,要他们放弃患者角色十分困难,心理治疗常常会遇到强大的阻力。这就要求我们在实施心理治疗时既要耐心,又要讲技巧。尤其在治疗初期,应先关注患者的躯体症状,待良好医患关系建立后,再回到引发患者症状的社会心理因素方面。对患者进行心理治疗时,医生要做好耐心的解释与说服工作。在全面细致的检查和临床化验、特殊物理诊断之后,应向患者作坚定的回答,打消其心理顾虑。患者的亲属要全力配合,及时地经常地给予心理疏导和安慰,采取多种办法分散患者对疾病的注意力,并让患者保持愉快的心境和乐观的情绪,尤其要避免在患者面前谈论与疾病相关的敏感话题,不要让患者产生联想。

所采取的心理咨询与治疗手段如下:

(1) 支持性心理治疗:建立良好的医患关系,耐心倾听患者的倾诉,对患者表示关心、理解、同情,让其对医生产生信任,增强其对治疗的信心。这一点非常重要。在此基础上,鼓励患者确定行为改变的目标,改善不良的行为方式。

(2) 心理动力学心理治疗:帮助患者探究并领悟症状背后的内在心理冲突,解开心结,铲除症状的根源,改善患者的性格缺陷,改善家庭气氛及人际关系。

(3) 森田疗法:使患者了解症状实质并非严重,采取接纳和忍受症状的态度,继续工作、学习和顺其自然地生活,对于缓解疾病症状、提高生活质量有效。

(4) 漂浮治疗:漂浮治疗是在特定的漂浮室内进行的。让人在漂浮液中达到一种深度放松,产生安全感,仿佛回到母体子宫,解除患者的焦虑、紧张,同时增加脑内内啡肽的分泌,消除疼痛,恢复健康。

(5) 认知行为治疗:认知行为治疗被认为是目前躯体化障碍的有效治疗手段之一。其主要目标是协助当事人克服认知盲点、模糊知觉、自我欺骗、不正确判断及改变其扭曲认知或不合逻辑的思考方式。认知行为疗法不仅努力寻找是什么事件导致了思维、情绪和行为问题,而且通过训练那些与当前问题直接有关的具体技能进行学习。有研究显示认知行为治疗改善患者有关健康的焦虑、不正确信念、对疾病的过度关心和损害的社会功能,同时减少患者就诊的次数。认知行为治疗的具体操作步骤如下:

① 明确治疗目标,帮助患者通过评估、询问的方式认识问题的性质。切记治疗会谈决不可变成争论。② 医生对患者体验症状的痛苦等事实表示完全接受,并表达医生的关心。鼓励患者说出自己的疑虑和想法,然后与其一起对论据进行审视,提出可能的替代性解释。③ 医生同患者讨论对健康的焦虑与躯体症状的联系,焦虑多伴有自主神经功能亢进以及对身体感知方面注意聚焦,增强了躯体不适的敏感性等内容。在全面评估基础上,提议患者考虑和检验其对健康的焦虑同身体症状的关联。在取得治疗协议时并不要求患者放弃其观点。④ 医生要盘诘和检验患者的威胁性负性信念,强调躯体检查结果的正面信息,或医患协作设计行为实验以检查其信念的不真实性,减少不恰当的病态行为。⑤ 医生要逐渐向患者灌输对心理社会应激可有不同的应对行为的思想。让患者意识到澄清问题、面对现实、勇敢接受现实挑战,才是积极的应对行为。过度的医学检查、重复的寻求保证,只会强化躯体化倾向。

(二) 药物治疗

除了心理治疗外,有的患者还需要进行一些对症和药物治疗,但需要注意的是,躯体化障碍患者对健康要求高,对躯体反应敏感。因此,药物治疗前必须讲明药物可能出现的副反应,以解除患者的担心。药物治疗主要使用各种抗抑郁药物,如三环类抗抑郁药及选择性 5-羟色胺重摄取抑制剂。由于这类患者常伴抑郁和焦虑,又有躯体化的主诉,使用 SSRI(选择性 5-羟色胺重摄取抑制剂)类抗抑郁药副作用少。抗焦虑作用显著的其他抗抑郁药也是有价值的,如圣约翰草提取物、文拉法辛、米氮平、曲唑酮等。认知行为治疗和 SSRI 类抗抑郁药联用被认为比单用药物或单用认知行为治疗更有效。药量要注意个体化,宜请患者参与决策。

(三) 中医治疗

中医药治疗,若能辩证论治得当,则有意想不到的效果。传统医学各种松弛疗法,有很多可取之处,如梳头抹脸摩身、倒退步行、推拿、按摩、练气功、打太极拳等都可采用。

(四) 其他治疗

频谱治疗、按摩治疗、体外反搏治疗等,对躯体化障碍有一定的辅助治疗效果,生物反馈及其他全身放松治疗技巧,均可帮助患者全身放松,控制焦虑、疼痛等。

5

睡 眠 障 碍

第一节 概 述

一、睡眠概念

（一）什么是睡眠

人的生命约有 1/3 是在睡眠中度过的，睡眠是恢复精力所必需的休息。新生儿平均每天睡 16 小时，婴儿睡眠时间逐渐缩短，至 2 岁时约睡 9～12 小时。成年人的睡眠时间因人而异，通常为 6～9 小时不等，一般认为 7 个半小时是合适的。可是老年人的睡眠经常只有 6 小时。长期剥夺全部睡眠的人，不能长时间工作，否则工作中的失误会增加，少数人还会发生短暂幻觉并出现荒诞行为。长期缺乏睡眠极易引起疲劳，注意力不集中以及视、触觉的错乱等。

近年来的睡眠研究发现，睡眠是一种包含着周而复始的不同阶段的复杂状态并非是大脑静止休息，而只是改变了活动方式而已。

睡眠（sleep）是有机体周期性地静息的生理现象，高等脊椎动物周期性出现的一种自发的和可逆的静息状态，表现为机体对外界刺激的反应性降低和意识的暂时中断。睡眠与觉醒同样是生命活动所必要的一种主动而复杂的生理状态，正常人脑的活动，始终处在觉醒和睡眠交替出现的状态。这种交替是生物节律现象之一。正常人每隔 24 小时即有一次觉醒与睡眠的交替。这种醒—睡节律是一种正常的生理过程。

（二）睡眠的特征

觉醒时，机体对内、外环境刺激的敏感性增高，并能做出有目的和有效的反应。睡眠时则相反，机体对刺激的敏感性降低，肌张力下降，反射阈增高，虽然还保持着自主神经系统的功能调节，可是一切复杂的高级神经活动，如学习、记忆、逻辑思维等活动均不能进行，而仅保留少量具有特殊意义的活动。除了周期性这一特征外，睡眠还有可逆性和自发性。前者指睡眠状态能被外界或体内的较强刺激所唤醒；后者则表示睡眠的发生是内源性的，尽管它有时在一定程度上受环境和一些化学因素的影响。以上三个特征有助于区别睡眠和其他睡眠样状态,如冬眠主要由外界环境温度降低引起;昏迷和昏睡则表现为睡眠状态的不可逆性;催眠是由暗示所诱导的睡眠样状态,被催眠者的意识并未丧失,但其行为受催眠者的暗示所支配。有人研究,在睡眠过程中周期性地出现梦,并伴有独特的生理表征,有人认为梦是独立于觉醒和睡眠之外的第三种状态。其实这三种状态有着内在的密切联系,如长时间觉醒会导致"补偿性"睡眠和梦的增加。

(三) 正常睡眠的特点

睡眠时意识特点是:① 感觉与反射的兴奋阈增高;② 意识不清晰,对外界事物不能认识;③ 在强烈刺激下可唤醒。

在睡眠中,不单是意识水平低落,而且躯体的大多数生理活动和反应亦产生一系列变化,主要是呈现一种惰性状态。例如心率变慢,呼吸节律慢且加深,血压下降,特别是收缩压可下降 $1.33\sim4\,kPa$ 毫米汞柱,基础代谢率降低,一般降低 $10\%\sim15\%$,全身肌张力降低,肌腱反射减弱等。但是,在睡眠中副交感神经系统的活动却增加,如瞳孔缩小、胃液分泌量增加、多汗等。仔细观察躯体的生理变化,可发现在整个睡眠过程中躯体的生理活动有着周期性变动,例如在睡眠中可见到周期性的脊髓反射阻滞、心率和呼吸节律不均匀、血压突然升高、瞳孔散大、脑血流量增加、外阴充血至使阴茎勃起、出现短时期的眼球同向快速活动、肢体肌肉阵挛性跳动以及血液中一些生化物质如 17 羟皮质酮、胆固醇的变动等。由此说明在整个睡眠过程中,还有一些其他的生理周期。根据在睡眠时脑电图及眼震电图的研究,发现在脑电图与眼震电图上随着睡眠的由浅而深发生着周而复始的周期性变化,由此可将睡眠划分为一些不同的时期(睡眠期)。主要分为非眼快动睡眠期(NREM),包括第一期思睡期、第二期浅睡期、第三期中睡期、第四期深睡期;与眼快动睡眠期(REM)。

二、睡眠机制

(一) 以往睡眠机制研究的成果

自 20 世纪初,借助脑电图的分析,发现睡眠时脑电活动呈现特殊慢波。1952 年又有人发现睡眠过程中经常发生短时间的、快速的眼球运动,并伴有快速低幅的脑电波。这一重要发现导致睡眠研究的蓬勃发展。已经证明。睡眠是大脑的主动活动过程,而不是被动的觉醒状态的取消;脑内许多神经结构和递质参与睡眠的发生和发展(从而开展了梦的生理学研究以及临床睡眠紊乱症的鉴别诊断和治疗等)。但至今对睡眠的起源、发生和发展的机制,时相转换的生理基础,以及睡眠如何消除疲劳等重要问题仍然不甚了解。

巴甫洛夫观察到狗在不强化的条件反射实验中会自然入睡,于是提出内抑制过程扩散到大脑皮层和皮层下结构便产生睡眠的学说。但以后的实验研究未能提供更明确的支持论据。1949 年意大利的 G.莫鲁齐和美国的 H. W. 马古恩发现中脑的上行网状激活系统是维持大脑觉醒状态的重要结构,随之有人设想,睡眠仅是觉醒活动暂时中断的结果,而疲劳则是引起中断的重要原因,这种认为睡眠为被动过程的看法,和切断中脑或切断感觉神经传入纤维所造成的睡眠状态的实验结果相吻合。神经生理学实验资料表明,局部电刺激动物下丘脑或脑干的一些结构均可引起睡眠,以后人们发现异相睡眠中机体处于激动状态,说明睡眠是一个主动活动过程,并提出存在"睡眠中枢"的观点。从 60 年代起开展了大量实验研究工作。莫鲁齐等提出脑干尾段存在睡眠中枢的假说。他们认为延髓和脑桥内存在上行抑制系统,这一系统的活动可以导致睡眠。此系统一方面接受来自躯体和内脏的感觉传入冲动;另一方面又受到前脑梨状区皮层、扣带回和视前区等结构的下行控制。与此同时,M. 儒韦提出关于觉醒—睡眠周期的单胺学说。他认为从蓝斑前部发出的上行去甲肾上腺素能系统,维持大脑皮层觉醒态电活动,加上乙酰胆碱能系统的活动,才能完成注意、学习、记忆等高级功能;而黑质—纹状体环路的多巴胺能系统,则维持觉醒的行为表现;至于睡眠过程,则由中缝核群前段发出的上行 5-羟色胺能系统维持慢波睡眠,而其中段核群一旦触发蓝斑区域细胞活动后,后者的上行冲动激活大脑皮层电活动,使之出现快频低幅波,同时,其下行冲动则抑制脊髓运动系统,从而形成异相睡眠。但这种观点仍未能说明睡眠怎样开始。应当指出,这两种假说并无根本分歧。因为他们争论的仅是和睡眠有关的脑结构的部位。许多工作正是沿着这两种设想向纵深发展。从 70 年代起,莫尼埃和 J. R. 帕彭海默分别从入睡的兔和羊脑内提取出多肽物质,将它注入另一只动物脑室内,可诱导 δ 波,酷似慢波睡眠。这一发现为睡眠机制研究开拓了新的途径。

(二)睡眠时相

当前,研究人员普遍接受的观点是,正常睡眠由两个交替出现的不同时相所组成,一个是慢波相,又称非快速眼动睡眠,另一个则是异相睡眠,又称快速眼动睡眠,此时相中出现眼球快速运动,并经常做梦。非快速眼动睡眠主要用于恢复体力,快速眼动睡眠主要用于恢复脑力。

1. 睡眠时相与年龄

根据脑电图的分析,新生儿的异相睡眠约占睡眠总时间的 50%,并且入睡后很快就进入异相时期,成年人约占 20%,而老人则不到 20%。成年人异相睡眠时间低于 15% 或高于 25% 均为非正常的。同样,慢波相第 4 期也随年龄增长而逐渐减少。睡眠与觉醒的周期更替,新生儿一天中约 5～6 次,婴儿期逐渐减少,学龄儿童每天约 1～2 次。有些老年人又恢复一日睡几次的习惯。以上随年龄增长所产生的睡眠变化可能和个体发育,特别是脑的觉醒系统的发育有关,此外也和家庭、学校环境以及社会活动的需要有关。哺乳动物,随着脑发育进程的不同,睡眠的成熟过程也不相同。例如,初生小猫出生第 1 天几乎都是异相睡眠,从第 2 天起出现慢波睡眠,一月后,接近成年猫的睡眠类型;大鼠在出生后两周内,几乎全部是异相睡眠,一月后,异相睡眠缩短到 10%;初生豚鼠异相睡眠不到 10%,随后很快发展到低于 5%。

2. 慢波睡眠时相

根据人脑电波的特征,依据睡眠由浅入深的过程,通常将慢波睡眠时相区分为4个阶段。第1期呈现低电压脑波,频率快慢混合,而以4~7周/秒的频率为主,它常出现在睡眠伊始和夜间短暂苏醒之后。第2期也是较低电压脑波,中间插入短串的12~14周/秒的睡眠梭形波和K复合波,它是慢波睡眠的主要成分,代表浅睡过程。第3期的脑电图常有短暂的高电压波,超过50微伏,频率为1~2周/秒,叫做δ波。第4期,δ波占优势,其出现时间占总时间的50%以上,代表深睡状态。因此,3、4两期仅有量的差别,而无质的差异。一般认为慢波睡眠第4期具有消除疲劳的功能,因为人在长时间体力劳动或不睡后,在恢复睡眠中此期延续很久。随着睡眠由浅入深,出现意识逐步丧失,血压略降,心率、呼吸减慢,瞳孔缩小,体温和代谢率均下降,尿量减少,胃液增多,唾液分泌减少,发汗功能增强等现象。

3. 异相睡眠时相

异相睡眠是在睡眠过程中周期出现的一种激动状态。脑电图呈现快频低压电波,类似清醒时的脑波。此时自主神经系统活动增强,如心率、呼吸加速,血压升高,脑血流及耗氧量均增加,对于男性则有阴茎勃起。此外,睡者时时翻身,面和指(趾)端肌肉不时抽动。动物实验中还记录到单个神经细胞的放电活动非但高于慢波相,有时还超过清醒状态下的活动水平。人的异相睡眠,和动物的一样,表现出3个特征:① 低电压,快频脑波;② 颈部肌肉张力松弛以及脊髓反射被抑制,此时运动系统受到很强抑制;③ 频繁出现快速的眼球运动,同时在一些和视觉有关的脑结构,包括大脑皮层视区,出现高大锐波,统称脑桥—膝状体—枕区皮层波(PGO)。由于快速眼动只存在于异相睡眠中,故后者常被叫做快速眼动睡眠。

4. 睡眠时相的转换

正常成年人入睡后,首先进入慢波相,通常依次为1—2—3—4—3—2等期,历时70~120分钟不等。随后转入异相睡眠,约5~15分钟,这样便结束第1个时相转换。接着又开始慢波相,并转入下一个异相睡眠,如此周而复始地进行下去。整个睡眠过程,一般有4~6次转换,慢波相时程逐次缩短,并以第2期为主,而异相时程则逐步延长。以睡眠全时为100%,则慢波睡眠约占80%,而异相睡眠占20%。将睡眠不同时相和觉醒态按出现的先后次序排列,可绘制成睡眠图,它能直观地反映睡眠各时相的动态变化。

5. 睡眠深度

睡眠深度一般是以身体活动减少和感觉灵敏度降低作为衡量的指标。此外,一些生理指标,特别是唤醒阈,也指示慢波相的第3、4期是深睡时期。至于异相睡眠的深度则很难判定,因为它既表现出肌张力松弛,又常出现全身翻转和面、指肌抽动;在感觉方面,外界无关的刺激较难唤醒睡者,可是当刺激具有特殊含义或者和他做梦的内容有关时,则极易唤醒。这些矛盾提示,在异相睡眠中脑内发生一种主动过程能切断它和外界无关刺激的联系。如果依自主神经系统活动强弱来判别,则异相睡眠更接近觉醒状态,如在此时相唤醒睡者,他会说自己正在熟睡;反之,在慢波相时唤醒他,他会说睡得不熟。我们可以推测这种主观的睡眠意识可能与梦境有关联。综上所述,对睡眠深度的精确测定是困难的,目前的趋向是将异相和慢波相看作两个独立的状态。

有些自主神经活动随睡眠过程的发展而变化,似和两个时相关系不大。例如,体温从睡眠开始便逐渐下降,5～6 小时达最低点,然后又逐渐回升。有人提出,睡眠时仍能学习口述材料,可是脑电图的分析证明,睡者实际上是处在朦胧状态。梦呓多发生在慢波睡眠的第 2 期,而梦游则毫无例外地发生在慢波第 4 期中,并且两者一般都和梦的内容无关。

三、中医学对睡眠的认识

(一) 阴阳节律与睡眠

睡眠阴阳说认为,睡眠和醒觉的生理活动,是人体的阴阳消长出入变化所产生的。阴阳是自然界的规律,中医有关睡眠的理论,离不开阴阳学说的统摄。自然界的阴阳变化,具有日节律,人体阴阳消长也有明显的日节律。天地阴阳的盛衰消长,致一天有昼夜晨昏的节律变化。人与自然相应,故人体的阳气亦随之有消长出入的日节律运动。人体阳气随外界阳气的生发由里外出,人起床活动;中午人体阳气最盛,黄昏阳气渐消;入夜则阳气潜藏于内,人就上床休息。阳入于阴则寐,阳出于阴则寤。阴主静,阳主动;阳气衰,阴气盛,则发生睡眠;阳气盛,阴气衰,人即醒觉。这种阴阳盛衰主导睡眠和醒觉的机制,是由人体阳气出入运动来决定的。

现代研究也为人的阴阳节律是客观存在提供了依据。以人体内激素分泌来说,表现出阴阳的日节律变化。如人的甲状腺素、胰高血糖素、降钙素、促肾上腺皮质激素、糖皮质激素、肾素、醛固酮、儿茶酚胺、促性腺激素、睾丸酮及女性雌三醇等均白天分泌增加、夜间分泌降低;而甲状旁腺素、促甲状腺素、肾上腺皮质激素、孕酮、生长激素、催产素、抗利尿激素等则夜间分泌增加,白天分泌降低。现代睡眠学认为,人的脑部存在着两个系统,一个促进睡眠,一个促进醒觉,称为睡眠与醒觉系统。入夜时,力量相对较强的醒觉系统的活动首先减弱,力量相对较弱的睡眠系统充分发挥作用,以致催人入眠。黎明时,醒觉系统活动增强,睡眠系统作用减弱,人就醒觉了。这种睡眠与醒觉系统的理论,与中医阴阳睡眠说如出一辙。醒觉系统为阳,睡眠系统为阴,阴阳相互矛盾,相互斗争,又相互依存,相互协调,共同来完成睡眠和醒觉的生理活动。这充分说明了产生于数千年前的中医阴阳睡眠说有其相当的科学内涵。

(二) 睡眠的神主说

睡眠的神主说认为,睡眠和醒觉由神的活动来主宰。中医所说的神是指人体生命活动的外在表现,又指人的精神、意识、思维活动,主持精神意识和思维活动。神在心主神明,统摄协调五脏人体具有重要的地位,神充则身强壮,神衰则身虚弱。神机旺盛,则精力充沛,面色红润光泽,两目炯炯有神,动作灵活,思维敏捷。神的活动,具有一定的规律性,随自然界阴阳消长而变化。白天属阳,阳主动,故神营运于外,入寐而活动;夜晚属阴,阴主静,故神归其舍,内藏于五脏,人卧寐而休息。《血证论》说:"寐者,神返舍,息归根之谓也。"又说:"肝藏魂,入寐则魂游于目,寐则魂返于肝。"神安静守舍则能寐,若神不能安其舍,游荡飞扬,则会出现不寐、多梦、梦游、梦语等多种睡眠障碍病症。

心主神明,统摄协调五脏,现代睡眠学认为,人的睡眠中枢在大脑。中医睡眠神主说则认为,睡眠和醒觉由神的活动来主宰。神统摄于心,关乎五脏,也就是说睡眠和人体全身的功能活动状态有关。近年来的研究证明,睡眠是复杂的主动过程。目前睡眠的"黑匣子"尚未打开,睡眠时神经系统、循环系统、内分泌系统、肌肉和各种神经反射活动等均有明显的改变。应该承认,睡眠是人体整体的生命活动形式。中医睡眠神主说的整体睡眠观,给我们开辟了广泛的研究领域。同样,中医从整体调节治疗睡眠障碍的丰富多彩的方法,又为现代睡眠障碍疾病的治疗开创了广阔的前景。

第二节　睡　眠　障　碍

一、概述

法国蒙彼利埃大学著名睡眠学家米歇尔·比拉德(Michel Billard)教授发布了睡眠障碍的国际分类标准,共分为三类:第一类是入睡和维持睡眠障碍,包括失眠、入睡困难、早醒和继睡困难;第二类是过度嗜睡性障碍,俗称赖床,这也是国际上首次将其纳入到睡眠障碍中;第三类是睡眠时的发作性异常,如打呼噜、呼吸暂停、梦惊、惊跳、梦游和莫名其妙夜醒等。一份专项调查显示,睡眠障碍一半以上是由焦虑引发的。调查同时发现,睡眠障碍对生活质量的负面影响很大,甚至可以引发全身各种器官的疾病,包括心血管、呼吸、消化、血液、泌尿生殖、内分泌、神经精神系统,但相当多患有睡眠障碍的人并没有得到合理的诊断和治疗。关于睡眠障碍的三大类型简单介绍如下:

(一) 入睡和维持睡眠的障碍

1. 失眠症

失眠症是一组以失眠为特征的障碍,其症状包括难以入睡,睡眠不深,易醒,多梦,早醒和白天困倦等;可伴有焦虑和抑郁等情绪痛苦症状,并可造成患者精神活动效率的下降和社会功能的降低。

(1) 与心理生理反应有关的失眠症:这类失眠症同由情绪因素引起或伴发的生理反应有密切联系,其病程可以是短期的,也可以是持久的。持久的心理生理性失眠与两种干扰睡眠的因素有关。其一是紧张和焦虑的持久躯体化,使病人感到不安,植物神经系统过分活动和过于警觉。其二是条件反射性联系,寝室中的摆设、气味、声音等环境因素以及失眠者对难以入睡的忧虑等,都可以成为失眠的条件刺激或强化因素,引发或增强条件反射式的失眠反应。

(2) 与其他精神障碍有关的失眠症：精神分裂症的急性阶段常伴有失眠症状。情感性精神病人 REM 睡眠的潜伏期较短，其他类型的精神病则倾向于延长。抑郁症既可以引起失眠。又可造成过度嗜睡，但以失眠最为多见。

(3) 与药物、烟酒等物质有关的失眠症：对于某些短期的或境遇性失眠，睡眠药的短期使用可以收到较好的效果。但如果长期使用，就会产生相反的效应。许多睡眠药不仅不能改善睡眠，反而会成为失眠的原因。烟、酒、咖啡因等也能干扰正常睡眠，造成失眠。

(4) 与躯体疾病、中毒和环境因素有关的失眠症：许多躯体疾病常常引起疼痛与不适，病人难以入睡或睡后频繁醒来。心脏或肺部疾病会引起气短和咳嗽，也会影响睡眠。

(5) 原发性失眠症：这是一种原因不明的、多始于青少年期的失眠症，约占失眠症患者的 10%～15%。原发性失眠症患者睡眠潜伏期长，总睡眠时间减少，睡眠效率较低（多小于 85%）。尽管原因不明，但可以肯定的一点是，心理因素在原发性失眠症中扮演重要角色。例如，病人常常怀着焦虑和忧虑的心情上床，这种情绪会提升其身体的唤醒水平，妨碍入睡。

2. 过度嗜睡性障碍

过度嗜睡性障碍是指在醒觉期间以过分瞌睡为特征的一组障碍。下面是主要造成过度嗜睡的三种睡眠障碍：

(1) 发作性睡病：该病病因至今不清楚，可能与遗传缺陷有关。据估计，患病率为 0.4%，无性别差异。此病开始于青春期，终生持续，目前尚无治愈办法。

(2) 同由睡眠引起的呼吸障碍有关的嗜睡症：睡眠引起的呼吸障碍包括睡眠呼吸暂停和肺泡通气不良；它们既可引起嗜睡，也可造成失眠。

(3) 原发性嗜睡症：原发性嗜睡症是一种原因未明的，以白天过于嗜睡为特征的睡眠障碍。病人不是由于睡眠不足，也不是因为药物、酒精、中毒和疾病，每天白天都可出现睡眠发作（不知不觉中便睡着了）。

3. 睡眠时的发作性异常

(1) 梦行症：是一种睡眠中的自动行为，俗称梦游或夜游。多见于儿童，主要在男性。发作时病人在睡眠中起立行走，处于低于正常清醒水平的意识状态，具有对环境简单反应的能力，病人在此时能简单回答问题并做出较复杂的行为。每次发作持续时间一般为 30 秒钟至数分钟，清醒后对发作经过遗忘。本病都发生在少梦的 NREM 期睡眠的第三与第四期，如扶着病人用双足站立，即可诱发本病，而正常人则不能诱发。但如果在 REM 期睡眠时这样做，病人即会醒来而不发生梦行。梦行症不论是自发或诱发，发作前脑电图上出现阵发性高电压 a 波为其特点。儿童的梦行症常会自愈，一般在 8 岁以后即不再发作，故一般不需要特殊治疗。但如发作频繁严重，睡前可用安定、眠尔通、利眠宁等延长生理睡眠。成人梦行症则常为精神疾病,例如精神分裂症或癔病的一种表现,要注意鉴别。

(2)梦言症:在睡眠中自动说话或唱歌、哭笑,俗称"说梦话"。这是一种言词自动症,病人所说言词一般不长,但有一定的合理安排,被提问时,偶可进行简短对答,所说常为其常用言语。梦言症大多数见于 NREM 期睡眠的第二、三期,部分可见于第一期及 REM 期睡眠,多见于神经质儿童及有梦言素质的人。

(3)夜惊:是一种多见于儿童的睡眠障碍,表现为在睡眠中突然骚动、惊叫、心跳、呼吸加快与出汗,常伴有强烈的恐惧,定向错乱或幻觉。每次发作约 1～2 分钟,其后病儿又进入睡眠中,醒来后一般对发作无记忆。夜惊亦见于第四期,可与梦行症同行。发作时脑电图突然呈醒觉状态。儿童病例随着年龄的长大可自愈。发作时可将患儿唤醒以中止发作。成人病例大多伴有焦虑症。治疗中主要培养小孩勇敢、顽强的性格,避免白天过度兴奋或劳累,消除影响睡眠不安的各种因素。必要时可服安定、利眠宁、丙咪嗪等药。

(4)梦魇:由于恐怖的梦境所引起的惊醒,并出现强烈的恐惧与躁动,常伴有窒息感,此时病人定向良好,能认识周围事物。发作大都很快缓解,病人逐渐安静,很鲜明地回忆所发生的梦境。梦魇都发生于 REM 期,儿童与成人都会发生。经受剧烈情绪刺激或心脏疾病者较易出现梦魇。长期梦魇必须进行详细的躯体及精神检查,以便进行相应的治疗。一般的治疗同夜惊的治疗相同。

(5)睡眠中的其他的发作性异常:表现为夜间磨牙、摇头症、不自主睁眼、肌肉或手部不自主运动或跳动等,均见于 NREM 期睡眠的第 1—2 期;而睡眠中的不自主发笑、大肌肉群不自主抽搐等则可见于 NREM 期中的各期。

三、影响睡眠的因素

(一) 环境因素

影响睡眠的环境因素主要包括:① 睡眠环境的突然改变:每个人都有一个相对稳定和习惯了的睡眠环境。如果因为种种原因而改变了这个环境,有些人会造成睡眠障碍。如:到外地出差、开会、旅游。在快速跨时区旅行时,随着旅行时差的改变也会导致失眠、睡眠—醒觉周期改变等睡眠障碍。② 强光:绝大多数人习惯在黑暗的环境里睡眠。如果睡眠环境光线明亮,甚至在强光的照射下,除非过于疲劳,一般来说是难以入睡的。③ 噪声:安静是睡眠的必要条件,在睡眠的环境里如果产生较大的噪声(有时强烈的音乐也难以承受),自然会影响睡眠的导入。除非因为某种特殊原因已习惯某种噪声,以致形成缺乏此噪声的干扰反而不能入睡的习惯,如对丈夫的鼾声妻子可能没有反应,安之如怡,甚至没有了这种鼾声反而不能入眠。④ 温度异常:高温或寒冷都会影响正常睡眠。一般温度在 28 ℃ 以上或 4 ℃ 以下,就会影响睡眠。在此种异常的温度条件下,即或增加被褥,也难免对睡眠产生不良影响。

（二）躯体与药物因素

在躯体方面任何躯体不适均有可能导致睡眠障碍，主要因素包含：① 躯体疾病。如：循环系统的心绞痛、夜间发作性呼吸困难等；消化系统的肠炎、溃疡病、反流性胃食管炎等；呼吸系统的慢性阻塞性肺病、肺囊泡纤维化和各种原因引起的肺换气不足；中枢神经系统的脑外伤、脑梗塞等；内分泌系统的甲亢、低血糖等。② 与睡眠有关的疾病。如：睡眠呼吸暂停综合征、周期性肢体运动障碍和不宁腿综合征等。③ 其他形式的身体疼痛或身体不适，如关节炎、痛风、瘙痒症、夜尿症或外科手术等均可干扰睡眠而导致失眠。

在药物方面：① 中枢兴奋性药物如苯丙胺、苯甲酸钠、咖啡因、哌醋酯（利他灵）、麻黄碱、异烟肼（雷米封）等应用后均会引起失眠。② 镇静催眠药如格鲁米特（导眠能）、可可巴比妥钠（速可眠）、安眠酮、戊巴比妥钠、苯海拉明、水合氯醛等能使快动眼睡眠明显减少，长期服用后突然停药，可引起快动眼睡眠突然增加，噩梦频繁或梦魇产生，或不能入睡。长期习惯饮酒催眠者，一旦停饮也会出现不同程度的睡眠障碍。

（三）心理行为因素

75％的失眠症患者失眠刚开始前经历过一次或多次应激性生活事件，这些事件中最常见的是人际关系问题，包括人际冲突、信任危机、缺乏社会支持、对他人的依赖得不到满足、不适宜的心理防御机制等。上述生活事件是造成失眠的重要原因。但在失眠慢性化的过程中，人的个性、对失眠的认识、睡眠行为就起了重要作用。所以，要注意保持健康的心理以及对睡眠的客观态度。

1. 认知因素

（1）对睡眠的错误认识。长期失眠的患者对待睡眠常有这样一些错误的认识：一是睡眠是要有数量的，每天晚上我必须睡足 8 小时以上。二是长期失眠会给身体带来器质性损害，会使人得各种疾病。三是试图控制睡眠，晚上即使不困也要早早上床，把睡眠当作一项任务来完成。正是由于这些错误的认识，使这些人对睡眠过分关注，进而引起对睡眠的恐惧和紧张，导致失眠。

（2）夸大或错误估计睡眠不足的后果。有些病人认为睡眠不足会对身体重要脏器造成巨大损害，因此过度担心，还有些人认为只有每天达到 8 小时的睡眠，才能满足自己的生理要求，一旦达不到要求，这种观念自然会引起情绪的紧张，加重失眠。

（3）对镇静催眠药的心理依赖。其特点是：安眠药物已达治疗量，而病人因长期服药，主观臆断认为自己对药物一定不敏感了，因此反复要求增加药物，并因此忧心忡忡，影响入睡。

其实，对于睡眠时间的需求，人与人之间有很大差异。在差异面前，睡眠质量比睡眠数量更重要。每个人不必计较每天晚上睡多少小时，以白天的精力状态为标准，只要感到精力充沛就行了。关于失眠对身体的不良影响，主要是功能性影响，认为会造成身体内脏器质性损害的看法是盲目夸大了失眠的作用，失眠患者时常感觉到的头痛、乏力、食欲不好或记忆力减退等症状,随着睡眠的改善会很快消失。问题是很多医生也这样回答患者,使患者对失眠更加恐惧。睡眠就像人的心跳一样,凭主观意念是无法控制的,它受生物节律的影响很明显,应当放弃对睡眠的控制,困了就睡,睡不着就不睡。

2. 情绪因素

由于失眠者对睡眠存在着一些错误的认识,或受到白天心身痛苦的影响,他们在上床以后经常为睡不着而担心,被称之为对睡眠的预期性焦虑。情绪焦虑会引起人体生理代谢活动加强,人们发现失眠症患者在晚上入睡前某些激素水平要高于睡眠正常者,并且晚间情绪焦虑水平越高,这些生理活动越强。夜间人体生理活动加强会影响到大脑皮质的抑制,使其抑制不完全,结果就是失眠。

有学者曾作过研究,找来两组失眠程度差不多的人,帮助其中一组人入睡前充分放松,不必为失眠而紧张,不必计较晚上能睡多少小时,经过一周的治疗后,两组人的总睡眠时间并没有明显变化,但被帮助的一组人白天的各种痛苦症状明显减轻,而未被帮助的一组人症状依旧。这说明失眠患者白天的症状很大程度上受到头一天晚上情绪焦虑的影响。

3. 人格因素

几乎人人都遭遇过短暂的失眠经历,但最后形成长期失眠的人只是少数,这部分人具有相同的个性特点:内向、敏感。具体表现为情绪不稳定,容易冲动,经常为周围的一些小事烦恼。对自己的身体和工作能力缺乏自信,抗精神压力的能力不足,遇到挫折时不发泄,而是自责或压抑。在对待失眠问题上,这些人过分关注失眠的感觉和对身体的影响,过分关注周围的环境,这些个性行为特征常使他们具有未解决的心理冲突,冲突导致情绪唤醒,并常发生在晚间,影响睡眠。

4. 行为习惯因素

不良的行为习惯也是造成睡眠障碍的重要因素之一,主要有以下几点:① 不良的生活行为中以睡前饮茶、吸烟和饮咖啡对睡眠的影响最为常见。② 晚上临睡前锻炼身体或从事强烈的脑力活动等。③ 睡眠习惯的改变。养成定时入睡起床的人,作息很规律,便会形成条件反射性入睡,一旦搅乱了正常的作息规律,就会造成睡眠障碍。如:过度的夜生活,熬夜工作,刚开始的"三班倒"等。

第三节　睡眠障碍的治疗

一、药物治疗

(一) 苯二氮草类

苯二氮草类(BZD)是常用的安眠药,主要作用机制是其能够阻断边缘系统向大脑皮层传递的兴奋性冲动而导致睡眠。BZD 的应用能够缩短入睡时间、减少觉醒次数和时间,增加睡眠总时间(主要是 NH-EM 早期)。BZD 分短效、中效和长效 3 类。短效,主要用于入睡困难。其中有:咪哒唑仑,三唑仑,去甲羟安定,溴替唑仑;中效,主要用于睡眠不实、多醒并有入睡困难的患者。其中有:羟基安定,氯羟安定,舒乐安定,阿普唑仑,氯氮卓(又名利眠宁);长效,主要用于睡眠易醒不实或早醒,因半衰期长,易于在体内蓄积。其中有:安定,硝基安定,氯硝安定,氟硝安定,氟基安定。临床应用 BZD 时应注意到它的成瘾性和撤药时反应。

(二)咪唑吡啶类

咪唑吡啶类(唑吡坦),是新一代非苯二氮䓬类催眠药,是 γ-氨基丁酸 A 苯二氮卓受体激动剂。作用机制是选择性作用于脑部 BZD 的某些亚型受体上,具有较强的镇静催眠作用和轻微的抗焦虑、肌肉松弛和抗惊厥作用。临床观察表明,此药对入睡困难、易醒、多梦及早醒等症状都有较好的疗效,对缩短入睡时间、提高睡眠质量均有良好的作用。唑吡坦口服吸收迅速,起效快,半衰期短(为两小时)。常用有以下药物:(1)思诺思(唑吡坦半酒石酸盐);(2)诺宾(酒石酸唑吡坦);(3)美抒玉。

(三)松果体素

松果体素,也称褪黑素,属于内源性促眠物质。是由松果体分泌的含有色氨酸成分的激素,主要对机体的睡眠—觉醒节律失调有很好疗效。主要用于治疗睡眠节律障碍,包括时差睡眠障碍,夜间工作引起的睡眠障碍、睡眠位相延迟综合征,睡眠位相提前综合征。布瑞伍(Brewu)研究发现:在 19:00 时或 22:00 时服用 5 mg 褪黑素,可显著使睡眠相位提前,对睡眠节律障碍有很好的治疗作用。也有研究表明,它能缩短入睡潜伏期,增加睡眠总时间,对老年性失眠患者有较大帮助。

二、心理行为治疗

加强认知指导,减轻病人心理顾虑,对病人进行睡眠的科普知识教育,让病人了解每个人的睡眠需要量不同,不要强求,睡眠需要量少的人,并不会影响身体健康。同时应正确对待做梦问题,科学已证明,每个人都会做梦,梦本身对身体并无害处,有害的是做梦有害的心理使自己产生的心理负担。对安眠药有心理依赖的病人在逐渐改变其错误认知的前提下,必要时可给予安慰剂,并配合积极的语言暗示,以减轻其睡前担忧、紧张心理,促进入睡。总之,恰当的心理护理及认知保健指导,可以帮助病人正确认识睡眠障碍,消除其紧张焦虑心理,学会放松及自我调整,调动其配合治疗的积极性,有利于疾病康复。

(一)认知治疗

目前认为一部分失眠患者的病因是对睡眠存在不正确的认知方式,包括对睡眠的期望值过高,对睡眠中梦的出现认识不足和对已用的治疗方法信心不足等。医师要有针对性地对患者的误解做出解释,改变病人对睡眠的不适当的观点或看法,使其打消疑虑,建立起能够自主有效地应付睡眠问题的信心,配合治疗。一个比较常用的认知技术是矛盾意向性训练,许多失眠者由于担心是否能够入睡而经常夸大他们的问题,为了减少因很想入睡而产生的期待性焦虑,失眠者被要求尽可能地避免他们最害怕的睡眠行为,即尝试着不睡,焦虑就会减轻,入睡自觉容易。另外,睡眠前要尽量排除一些干扰性思维,不要总强迫自己入睡,要告诉自己:"睡眠总会来的,只要想睡觉";"哪怕躺在床上放松一下也是好的。"

(二) 放松训练治疗

通过身心放松,首先是全身肌肉的放松,来促进自主神经活动朝着有利于睡眠的方向转化,亦促使警觉水平下降,从而诱使睡眠的发生。该方法适于那些因过度警醒而失眠的患者。通常单独使用放松疗法对于慢性的失眠患者疗效不佳。常用的放松方法有肌肉放松训练、自身控制训练、生物反馈、沉思、瑜伽、气功和太极拳等。

(三) 睡眠约束治疗

主要是通过限制睡眠的方法来提高睡眠的效率。要求失眠者减少花在床上的非睡眠时间,通过周期性调整卧床时间直至达到适当的睡眠时间。调整可以按以下标准进行:当睡眠效率超过 90% 时,允许增加 15～20 分钟卧床时间;睡眠效率低于 80%,应减少 15～20 分钟卧床时间;睡眠效率 80%～90% 之间,则保持卧床时间不变。有人认为在对老年患者治疗时应将标准降低 5%。调整一般按周进行,但不要少于每晚 5 小时,避免诱发不良事件和白日嗜睡。睡眠约束治疗时可以允许有少量的午睡,以缓解初期调整时的不适应。

(四) 条件控制治疗

通过帮助失眠者减少与睡眠无关的行为,建立规律性睡眠—觉醒模式的程序,原理是使卧室里的各种刺激重新与迅速入睡建立条件联系。包括:只在有睡意时才上床;若上床 10～20 分钟不能入睡,则应起床,直到有睡意方可回床上;无论夜间睡多久,清晨应准时起床,保持良好的睡眠习惯,睡眠时间适度并保持节律;减少不睡眠时在床上的时间(如在床上看电视、读书),要把床和卧室作为睡眠才需要的地方;减少日间午睡的时间。研究发现,此法对老年人睡眠潜伏期延长和睡眠持续障碍两种失眠类型均有疗效。

(五) 矛盾意向法治疗

让患者故意从事他们感到害怕的行为,时间长久而患者又没有受到直接的伤害,患者对该行为就会感到无所谓,达到使害怕反应不发生的目的。对失眠者来说无论是在睡眠开始还是在入睡过程中经常伴随着对睡眠的恐惧和焦虑,情绪的高唤醒水平严重影响了中枢神经系统的自然抑制,此方法就是让他们由原来总想尽快入睡改为有意长时间保持觉醒状态,拒绝入睡。如果患者放弃了入睡的努力,代之以保持觉醒,结果焦虑将得以缓解,入睡便易于进行。

(六) 森田疗法

目标是:改变患者的疑病基调;打破精神交互作用;发挥生的欲望,适应社会,适应环境,恢复社会功能。其核心内容是:"顺其自然、为所当为"。即要求患者对症状和随之而来的各种情绪予以接受,不回避、不抵抗,完全"顺其自然";同时采取建设性的生活方式,积极行为。带着症状、烦恼去做自己该做的事情,如定时卧床,定时起床,不强迫自己入睡,反而可在不知不觉中较快入眠,达到"无为而治"的目的。

(七)睡眠卫生教育

睡眠不卫生是指干扰白天警惕和夜间睡眠质量的日间活动,如白天打瞌睡,长时间卧床而不睡觉,作息时间无规律,经常使用对正常睡眠有影响的物质,如烟、酒、咖啡等,睡觉之前锻炼身体或从事让人兴奋或伤感的活动等。因此,给失眠病人提供关于睡眠卫生的知识是各种非药物治疗手段的基础。睡眠卫生教育的重点应放在个体对睡眠的要求及与年龄有关的睡眠质量及睡眠特性的变化上,养成良好的睡眠卫生习惯,避免在睡前饮用干扰睡眠的饮料如咖啡、茶和药物;避免饮用含酒精的饮料及睡前过量饮食;避免入睡前兴奋的活动;选择舒适的睡眠环境,避免声音、光线和温度等不利与睡眠的外界因素。

6

心理社会因素与心脑血管疾病

第一节　心脑血管疾病概述

所谓心脑血管疾病就是心脏血管和脑血管的疾病统称。包括高血压病、冠心病、脑出血、蛛网膜下腔出血、脑血栓形成、脑栓塞及短暂性脑缺血发作（TIA）等等。

20世纪以来，随着生活水平的提高和生活节奏的改变，心脑血管病成为对人类健康和生命构成最大威胁的主要疾病之一，被称为是人类健康的第一杀手。心脑血管疾病是一种严重威胁人类，特别是50岁以上中老年人健康的常见病，即使应用目前最先进、完善的治疗手段，仍可有50%以上的脑血管意外幸存者生活不能完全自理。全世界每年死于心脑血管疾病的人数高达1500万人，居各种死因首位。心脑血管疾病具有"发病率高、致残率高、死亡率高、复发率高，并发症多"的特点，目前，我国心脑血管疾病患者已经超过2.7亿人。

我国每年死于心脑血管疾病近300万人，占我国每年总死亡病因的51%。而幸存下来的患者75%不同程度丧失劳动能力，40%重残。

我国脑中风病人出院后第一年的复发率是30%，第五年的复发率高达59%。而二级预防做得较好的美国仅为10%。由于我国医疗保险覆盖人群小，脑中风病人的复发率与国际平均水平相比要高出1倍。

迄今为止，关于心脑血管病的病因及发病机制尚未完全阐明，已经确立的传统躯体因素：高血压、心脏病、遗传、高血脂、高血糖、肥胖及吸烟等，尚无法解释心脑血管病的高发病率和高死亡率。目前单纯依靠药物治疗，也不能完全解决心脑血管病的防治。因此，21世纪心脑血管病的防治在我国仍是一个重点、难点问题。近年来，心理社会因素也属于心脑血管病的危险因素，也越来越受到临床上的关注。紧张、焦虑、抑郁及恐惧等心理障碍及饮食习惯不良行为、生活方式不健康等心理社会因素与心脑血管病的发生、发展和预后都存在着密切的联系。

人类的健康和长寿40%取决于遗传和客观条件（其中15%为遗传，10%为社会环境，8%为医疗条件，7%为气候条件），60%依靠自己建立的生活方式和心理行为习惯。

在心脑血管疾病的死因分析中,生活方式和心理行为因素已超过传统的生物因素,成为与死亡有关的首位因素。随着现代社会的节奏加快、竞争加剧以及人们收入的增加,上述危险因素对心血管疾病的影响将进一步加大。

第二节　心理社会因素与冠心病

一、冠心病的概念

冠心病或称缺血性心脏病,是由于冠状动脉循环改变(或称冠状动脉供血不足)引起的冠状动脉血流和心肌需求之间不平衡而导致心肌损害,包括急性、暂时性的供血不足和长期的慢性供血不足。这可能是功能性的改变或器质性的病变引起。而由非冠状动脉性血液动力学改变而引起的缺血则不在此列。

一般认为,冠心病(缺血性心脏病)包括以下五种类型:

(1)心绞痛:有发作性胸骨后疼痛,可放射到左肩、左上肢,为一时性冠状动脉供血不足,心肌暂时缺血、缺氧引起。心肌多无组织形态改变。心绞痛又可分为两型,即劳累性心绞痛,特征是由于运动或其他增加心肌需氧量的情况诱发的短暂胸痛发作,休息或含服硝酸甘油片后消失;自发型心绞痛,胸痛发作与心肌需氧量的增加无明显关系,与劳累型相比,此型疼痛一般持续时间较长,程度较重,且不易为硝酸甘油所缓解,心电图检查有较明显的 ST 波倒置。

(2)心肌梗塞:由于冠状动脉闭塞,血流中断,导致心肌严重而持久的缺血所引起的心肌坏死。心肌梗塞也可分两型,即急性心肌梗塞,从病人心电图和血清酶变化可进行诊断,心电图异常主要是持久的 Q 波或 QS 波、一天以上的演进性损伤电流;陈旧性心梗,根据肯定的心电图改变或遗留的心电图异常诊断。

(3)心律失常:由于心脏自律性异常或激动传导障碍均可引起心动过速、过缓或心律不齐,统称为心律失常。

(4)缺血性心脏病中的心力衰竭。

(5)原发性心脏骤停(猝死):多为心脏局部发生电生理紊乱引起的严重心律失常所致。

二、冠心病的有关危险因素分析

冠心病的致病原因到目前为止还不甚清楚,据大量的研究资料表明,冠心病的发病与很多因素有关。所谓致危因素,曾有人列出了 200 多种。但公认的、较重要的有遗传素质、高血脂、高血压、吸烟、糖尿病、运动过少和心理应激等。

(一)遗传素质

有人调查研究发现,冠心病人有较明显的家族史。例如,有资料报道:双亲中有人患冠心病,其子女发病率比常人高 2 倍;如果双亲均患冠心病,其子女的发病率可比常人高出 5 倍之多。据研究认为,高甘油三脂血症可能是与冠心病有关的遗传体质。即在同样的环境条件下,具有高甘油三脂血症的人容易罹患冠心病。此外,与遗传因素有关的还有体型。有人研究发现,肥胖型的人冠心病的发病率比瘦小型的人高 5 倍,有不少人在肥胖开始,经过七八年后即发生冠心病。

(二) 高血脂

高血脂与饮食习惯有一定关系,高脂肪饮食特别是动物脂肪食用多的人容易形成高血脂。有人研究两组血中胆固醇含量不同的人,其冠心病的发病率有明显差异。在胆固醇含量 250 mg％ 以上的一组人中,冠心病发生率达 13.4％,而含量在 250 mg％ 以下的另一组人中发生率只有 3.2％。

(三) 高血压

高血压所以成为冠心病的致病因素之一是:① 由于对动脉壁的侧压改变,使血脂易进入动脉壁;② 由于血管扩张增加,使动脉内膜过度伸张及弹性破裂,引起内膜损伤,形成血栓,引起内膜纤维增生及动脉粥样硬化;③ 由于引起毛细血管破裂产主动脉壁部分血栓形成。据美国研究资料报道,收缩压高于 24 kPa 的人群冠心病发生率比收缩压低于 16 kPa 的人群高达 8 倍。印度资料报道,其冠心病患者大多数有高血压。我国上海曾对 7229 人进行调查,发现冠心病人群中 55.62％ 有高血压,而在非冠心病人群中只有 12.69％ 有高血压,其中舒张压在 13.3 kPa 以上者与 12 kPa 以下者相比,冠心病发生率为 5∶1;收缩压在 21.3 kPa 以上者与 16 kPa 以下者相比,发生率亦为 5∶1。

(四) 吸烟

由于吸烟可导致烟碱吸收,因而可引起心率增加,周围血管及冠状动脉血管痉挛,血压轻度增高,冠状动脉血流变慢等。此外,烟中含有一氧化碳,也可引起血红蛋白增高。从而对冠心病的形成有一定的影响。斯特朗(E. K. Strong, 1972)曾尸解 747 例,发现在 10 年内每日吸 25 支者心脏均有病变:25～45 岁病例中吸烟者较不吸烟者高1～3 倍。多戈尔(F. Dogl, 1975)对年龄在 40～49 岁的人群进行追踪调查,6～8 年以后发现,每日吸 20 支的人冠心病发病率比不吸烟高 35 倍,死亡率则高 6 倍。我国南京杜福昌等(1982 年)对大量吸烟与冠心病关系进行配对调查,结果发现大量吸烟者冠心病的相对危险性为不吸烟的 2.6 倍;吸烟者心绞痛的相对危险性为不吸烟者 3.4 倍。上海冠心病协作组(1981 年)以配对调查方法取得 200 对配对资料,结果说明,吸烟者发生心肌梗塞的为不吸烟者的 3.6 倍。

(四) 糖尿病

由于大部分糖尿病患者(约 70％)的全身小血管及微血管可发生一系列改变,即糖尿病性微血管病变,其改变的表现是毛细血管基底膜增厚。这种病理改变也可能波及心脏血管,因而成为冠心病的一个致危因素。据资料报道,糖尿病患者冠心病的发生率比非糖尿病者高 2 倍。

（五）运动过少

运动（体力活动）对人有许多好处，例如，可以扩张微血管，使血管和肌纤维间的比例增加，改善心肌供血情况；可使冠状动脉扩张和侧支循环开放；可改变心肌代谢，增强心肌收缩张力；可增加血纤维蛋白溶解度，降低血小板凝集度；可减少肾上腺素能系统的影响，从而减少严重心律紊乱的危险，等等。相反，运动过少的人就可能产生许多对心脏的不利影响，从而促进了冠心病的发生。曼尼力斯（Manelis）曾对 40～60 岁的人群（男性 5279，女生 5229 人）进行普查发现，80％时间无体力活动者冠心病的发生率比有体力活动者高 2.5～4 倍。

（六）心理应激

心理应激因素在心血管疾病中起着极大的作用，这一点恐怕没有人否认。特别是情绪上的心理应激成为高血压、充血性心力衰竭和心肌梗塞等的常见原因。许多资料表明，由于家庭或工作中的人际关系失调造成的紧张和威胁，特别容易引起心血管疾病。心肌梗塞常由急剧而强烈的精神冲动所引起，与别人剧烈的争论，目睹一场车祸，各种情绪紧张和超过自己体力所能负担的过度劳累等能引起心搏过速，心律不齐，心传导阻滞，甚至猝死。拉塞克（L. Rassek）等人（1979）曾对 100 名年龄在 25～40 岁之间的冠心病患者（其中 89 人确诊为心肌梗塞，11 人为心绞痛）进行研究，特别注意收集有关生活、饮食应激的来源及临床症状发作前生活中的重大生活事件，另以 100 名相同年龄、职业和民族的健康人作为对照。结果发现两组最显著的区别在于感受到的心理应激不同。冠心病组在发病前有 91％经受到长时期的心理应激，主要是工作的变动和任务的加重，而对照组只有 20％有这种情况。在冠心病组中有 25％要对付两种工作，71％在发病前一段时间每周工作达 60 小时以上。另有 20％说自己曾感受到非常恐惧、不安、不满、不顺利或缺少休息、工作不适当等。国内邹之光等（1984）调查 40 名心肌梗塞病人发现，病前 6 个月内有 80％的病人经受过社会生活事件造成的情绪应激的困扰。有人认为心理应激可能通过交感神经活动的加强而增加游离脂肪酸从脂肪组织中的释放。当代谢不需要时，游离脂肪酸即转变为甘油三脂，因而可能造成动脉粥样硬化。此外，心理应激时，儿茶酚胺增加也能促使游离脂肪酸增高，同样在代谢不需要时，游离脂肪酸即由肝脏转化为甘油三脂，血中甘油三脂过多成为冠心病的促进因素。另有人认为心理应激由于引起交感—肾上腺髓质活动增强，增加了氧的需要量，加上冠状动脉供血不全共同造成心肌缺氧；同时，心理应激也引起了肾上腺皮质活动增强，造成心肌电解质平衡的改变，钾、镁丢失，钠潴留。这两种说法虽然还需进一步去探讨，但很可能从不同角度相互补充地论证了心理应激对冠心病的发生起重要作用的机制问题。

三、心理社会因素与冠心病

冠心病的发生与许多因素有关，除了生物学因素之外，还有心理社会因素的作用，而所谓传统危险因素只是偏重于从生物学因素来考察问题。在今天看来，这是非常不够的。要对冠心病发病因素作出全面的系统的解释说明,还必须引入心理因素的各个变量。心理社会因素对冠心病有重要影响,这是客观存在、不容否认的事实。下面我们简单地从几个方面看看,心理社会因素与冠心病的关系。

(一) 不同的地区差别(不同的社会生活环境)对冠心病的影响

冠心病的发病率和死亡率都有一个共同的趋向,即工业发达国家都大大高于不发达国家;城市居民高于农村居民,如北京和上海地区曾做调查,城区居民成人中冠心病发病率约10%,而郊区农村只有2%～3%,相差3～4倍。另一种倾向是生活在发病率低的国家人群移居到发病率高的国家,很快随之上升。例如,生活在西方社会的黑人冠心病及其他心血管病的发病率普遍地高于非洲本土的黑人。前面已提到,移居夏威夷的日本人冠心病的发病率大大高于本土的日本人,而移居旧金山的日本人则又明显高于夏威夷的日本人。据认为,日本虽然也属工业发达的国家,但日本文化与西方相比,仍保留着其民族传统。由于得到强有力的社会支持,他们的紧张反应就能够保持在一定的限度之内。如日本的孩子可依靠双亲;职工一旦被雇用,就很少被解雇;有茶馆、共同浴等传统性放松方式。由于他们认为对民族的尊重比对个人的尊重更重要,形成了日本民族看重其社会结构的保持。也就是说,日本文化缓和了美国文化所鼓励的心理紧张,而美国人的心理紧张促进了冠心病的易罹患性。

(二) 不同的社会分工(职业)对冠心病的影响

由于社会分工不同(或者说职业不同),工作的性质有差别,对人的要求和压力可能很不一致,人们的心理生理变化也各有差别,这样就有简单劳动、复杂劳动,有较紧张的劳动和轻松的劳动之分。这些对人的健康状况会有相当大的影响。在我国北京、上海等大城市曾对不同分工人群的冠心病的发病率展开调查,都发现,脑力劳动者的发病率比体力劳动者高,而其中负担繁重脑力劳动任务的人比一般脑力劳动者发病率更高;国家机关的负责干部发病率最高。上海曾有18单位联合普查了40岁以上的7279名居民,结果发现体力劳动只有1.7%,而脑力劳动则有15.5%得冠心病,比率是1:9。在具体职业里面,那些紧张度较高的专业,如汽车司机、电车司机、机场调度员、消防队员等其冠心病和高血压的发病率都普遍偏高。

有人曾对四种不同专业的医生作为调查对象:其中两种是工作紧张性高的:即一般的临床医生(个人开业、统看各科疾病)和麻醉医生;另两种是工作紧张性低的,即病理学家和皮肤科医生,每种医生调查1000人,结果发现,得冠心病最多是40～69岁的一般临床医生,为11.9%,而年龄相同的皮肤病医生最少,为3.2%。

(三) 不同生活遭遇(生活事件,社会变动)对冠心病的影响

人们生活在某种社会环境中,而社会环境是经常变化的。因此,所谓生活遭遇,发生各种生活事件等都再所难免。尤其是在社会大变动时代,可能成为心理应激的遭遇或事件,甚至会接踵而至,这自然要影响到人们的身心健康。强烈的或经常的心理应激被认为是造成冠心病的一个重要因素。在某医院,曾对44名心肌梗塞病人做病因调

查,让病人在可能成为自己疾病的发病原因条目上打勾;结果有 56% 患者选择"应激事件",其余依为超体重 27%,吸烟 20%,饮食 18%,过度劳累 14%,遗传 14%。其他的许多回顾性调查资料都指出,紧张性生活事件多的人群,冠心病发病率也高。有人调查,丧妻后的男性,冠心病的发病率高达 40%。美国波士顿的一所医院曾调查 117 名心颤幸存病人发现,大部分左室颤前 24 小时内有过剧烈的情绪扰乱(如人际关系受辱、婚姻纠纷、丧失亲人以及事业失败等)。中科院心理研究所姚林等(1987)调查 80 名冠心病人和 83 名健康人(对照组),发现冠心病组有生活事件遭遇的人数比例(81.25%)显著高于健康组(67.47%);而在有生活事件的人数中,具有最痛苦或压抑事件的人数比例,冠心病组(90.76%)明显高于健康组(57.47%)。

四、冠心病人的心理、生理反应特点

冠心病人具有与常人即非冠心病人不同的行为反应和性格特征,这一点已为大量的研究事实所证实。以美国学者所开创的关于 A 型行为类型特征的长达数十年的研究工作,已积累了大量资料。但对于冠心病人的一般的心理—生理反应特点,还没有形与一个完整的概念。冠心病人是否也具有与常人不同的心理—生理反应特点,其突出的地方表现在哪些方面?这些心理—生理反应特点对冠心病的发病机理有何意义?这仍然是一个有待深入探讨的问题。有人将冠心病人的临床症状与焦虑症病人做了比较,发现两组病人的主诉症状反应有许多相似之处。表 6-1 是对 173 名病人的部分症状比较结果,其中数字代表出现该种症状的人数。

表 6-1　心脏病和焦虑性神经症病人相同症状的百分率(%)

症状	心脏病组	焦虑性神经症组
心　　悸	97	90
易　疲　乏	95	78
气　　憋	90	75
神　经　质	88	99
叹　　息	79	20
眩　　晕	78	55
晕　　厥	70	20
忧　　虑	61	80
头　　痛	58	65
感　觉　异　常	58	25
虚　　弱	56	65
震　　颤	54	70
呼　吸　不　畅	53	75
失　　眠	53	48
颤　　抖	47	70
疲　乏　无　力	45	76
出　　汗	45	62

张伯源等从 1979 年起,一直在进行关于冠心病人心理生理反应特点的系统研究工作,并已发表了一系列论文。他们的实验研究发现:① 冠心病人的唤醒水平明显高于常人,即表示冠心病人比常人处于较高的反应准备状态。也就是说,冠心病人对外界刺激因素的反应是在一个较高的水平上进行的。② 冠心病人的习惯化倾向明显比常人差。即在外界的连续刺激作用下难以形成习惯化倾向,或者说适应性水平低。③ 冠心病人对于持续刺激和紧张作业停止后的生理反应恢复过程明显地比常人缓慢。即冠心病人在遇到紧张作用或持续刺激时所引起的体内生理变化反应比常人更难恢复到正常水平。④ 冠心病人对时间的估计(即时间知觉)与常人相比都是高估的,即冠心病人对时间的估计与常人比较起来都是相对地偏长的。这说明病人可能是常常处在一种急于达到目的的期待心理或焦虑情绪,使他们对时间的估计相对地延长。⑤ 冠心病人对于那些具有挑逗性的联想刺激词,生理反应明显大于常人,说明他们确实具有对挑逗性刺激词较为敏感、情绪容易激惹的倾向。

此外,在冠心病人的生化反应方面,也有与正常人不同的表现,如有人对冠心病人进行生化检测发现,心绞痛发作时肾上腺素和去甲肾上腺素均偏高,而急性心肌梗塞患者在发病 48—72 小时内尿中及血浆儿茶酚胺均增加。还有人对 200 例猝死病人研究发现有 67% 呈独特的组织病理学表现——异常收缩带,并认为这是由于儿茶酚胺分泌过度造成的心肌破裂。由以上研究结果所发现的冠心病人的某些心理、生理、生化特点:即唤醒水平偏高且对紧张刺激的反应量也偏高;对连续作用的刺激表现出较差的习惯化倾向;并且在紧张刺激反应以后的恢复过程偏长等,说明冠心病人一方面倾向于在生理和生化方面都作出较高水平的对外部刺激的反应,而另一方面却又使这种高水平的反应状态持续较长时间而难于较快地恢复到正常状态。总之,高唤醒水平、高反应性、习惯化和适应性差以及刺激反应后恢复时间偏长等特点,可能使冠心病人受到冲击和影响的各种心理生理因素得以持续地起作用,即在有害因素影响的环境下暴露时间过长,使病人的心血管系统承受着过量的负荷,从而导致这个器官系统,特别是心脏的崩溃性损害。这时,冠心病就成为难以避免的结局。

五、A 型行为类型与冠心病

(一) A 型行为类型的提出

冠心病和心理素质的关系在一百多年前就被人注意到。早在 1868 年,德国医生达什(von Dusch)注意到冠心病人似乎有一些典型的特征行为,诸如过度的工作和特定的演说方式等。1910 年,奥斯勒爵士(W. Osler)在他的一次演讲中,把心绞痛病人描述成"…… 不是柔弱的、神经过敏的人……,而是在智力上和体力上都是精力旺盛的人,并且是敏锐而雄心勃勃的人,这些人生命的发动机一直是开足马力向前奔的"。但是真正把心理因素作为冠心病的一个致病因素来研究还是 20 世纪 50 年代以后的事。20世纪以来,人类的冠心病发病率迅速增高。目前,冠心病与癌症一起成为人类的重要死因,这在西方社会中尤其明显。这个现实引起了科学工作者对冠心病的病原学的广泛研究,用传统的病原学理论,无论是遗传、还是生理、生化、病毒、免疫,都不能满意地解释 20 世纪以来冠心病的发病率为什么迅速增高的原因。一些美国研究者就把注意转向西方社会中存在的新特点——环境紧张上。20 世纪以来,随着科学技术的发展,物质文明的进步,都市化的出现,脑力劳动数量激增,特别是知识的爆炸性增加,知识更新的加快,迫使人们不断地接受新的教育,学习新的东西,人们处于由不断加快的生活节奏和增长教育机会能造成的一种特殊的、新形式的心理紧张状态(无休止的雄心,对成功的渴望和高效率的工作,痛苦和不顾一切的竞争等)之中,这种心理紧张状态影响着人体内部的相互平衡,人体为维持这种平衡,就得作出一些应激反应,引起一些生理的和生化的变化,常见的如肾上腺素张力水平的改变,血压的波动等。长期处于这种心理紧张状态的人,对那些反复出现的紧张刺激将形成一套特定的反应模式。而不同的反应模式却反过来对人体的平衡、适应和健康产生不同的影响。由于遗传素质的差异和认识特点的不同,有些人对环境紧张刺激较敏感,而有些人则较不敏感,有些人反应强烈,有些人则微弱。总之心理反应类型有很大差异。

50 年代,美国医生弗里德曼(J. L. Freedman)等人把注意转到西方社会中环境紧张特点上的时候,还把注意力转到对这些紧张刺激反应较强烈的人身上。他们采用外显的行为模式描述这些人的心理状态:不可抑制的野心,争强好胜的驱力、敌意,醉心于工作,慢性时间紧迫感等。他们把人们这一类行为特征定义为"A 型行为类型",把相对缺乏这一类特征的行为定义为"B 型行为类型"。他们还观察到,这两种行为类型的差异主要是由环境的紧张、压力和挑战所造成的。

(二) A 型行为类型的概念

随着 A 型行为类型和冠心病病原学关系的明朗,对 A 型行为类型的研究及其评估的意义也越来越大。它不仅仅在临床诊断冠心病上有参考价值,而且能够预告某人在今后 10～20 年内患冠心病的可能性。并且还能及早地进行行为矫正,改善行为特征,以减少患冠心病的可能性。

目前已不再用两分法的 A—B 型分类来评估行为特征。而用得较广的是一种五点量表,即分为 A—Ⅰ,A—Ⅱ,B—Ⅲ,B—Ⅳ及 X。

1. A—Ⅰ

A—Ⅰ是 A 型人的极端型。其具体表现为:① 争强好胜,喜爱竞争,有强烈的成就动机;总想多出成绩,在任何职业的或非职业的活动中都力求超过别人;② 常有时间紧迫感和匆忙感,性情急躁,缺乏耐心,珍惜时间,做事求快,行动较迅速;③ 情绪易波动,爱发脾气,常有敌意情绪倾向。这类人往往是一些智力较高、能力较强的人,这可从他们对学生时期或更早时期的回忆中得到,他们在学校时就是一些组织和团体的领导人物。

2. A—Ⅱ

这些人并不是极端的 A 型人,他们所表现的很多 A 型特征其实是环境要求的结果。现实社会中有很多工作就是要求工作人员的行为以 A 型模式来反应的。有些人最初可能不是 A 型人,但是环境要求他抓紧时间,加速工作,他可能在时间的逼迫下成为 A 型。一般认为 A—Ⅱ 就是一种不那么明朗和极端的 A 型人。

3. B—Ⅳ

这是 B 型中的极端型。它是和 A—Ⅰ 相对的一种类型,有以下一些特征:① 在全部所列的 A 型特质和习惯之外。② 非竞争性,没有进取的主动性,对受到阻碍平静地反应。③ 喜欢不紧张的工作,喜欢过松散的生活。④ 无时间紧迫感。有时可能偶然有所表现,但只有和职业的要求有关。⑤ 有耐心、能容忍。⑥ 喜爱娱乐,但无论如何都显示不出争强好胜。⑦ 不沉溺于多相的思维。⑧ 无随时主动的敌意。

4. B—Ⅲ

不像 B—Ⅳ 表现得那样明朗和极端。有时还会表现出一些 A 型特征。这类人中有一部分人最初曾是 A 型人,由于工作环境的变动和年龄的增加而成为 B—Ⅲ,也有一些原先是 B—Ⅳ 的人,由于工作受时间的逼迫而成为 B—Ⅲ 型的人。

5. X

X 是介于 A 型和 B 型之间的一种混合型或中间型。

(三) A 型行为类型的评估

目前,对 A 型行为的评估主要是采用问卷法,又分口头问卷和书面问卷法两种。

1. 口头问卷法

口头问卷法应用最广的一种称为结构式会谈(简称 SI)。这种方法是从早期研究男女两性中冠心病流行的方法中发展而来的。它的研究对象是 A 型行为类型的人。目前已被译成法语、捷克语和德语等多语种进行全面的研究和应用。

SI 的标准结构由 20～30 个询问条目所组成,一般在 15 分钟内即能完成。由于需要交叉会谈,这种标准结构有多套访谈条目如下:

指导语:"我将评估你是否尽你最大的努力回答下面的问题,你的回答将受到严格的保密。大多数问题与你的一般习惯有关,没有一个问题是为难你的"。

(1) 你的名字叫 XX 吗? 请问你的年龄?

(2) 你的职业、工作是什么? 你开始这种工作多久了?

(3) 你对自己的工作感到满足吗?(为什么不)

(4) 你的工作负担着很重的责任吗?

a. 是否有时你感到特殊的逼迫或压力?

b. 当有压力时,你感到烦恼吗?

(5) 你是否认为你自己已经完成的工作中是努力进取的和有雄心的? 或你认为你自己是松散的、清闲的吗?

a. 你结婚了吗?

b. 你的妻子说你是努力进取的、有雄心的人还是懒散的、清闲的人。

c. 她曾要求过你工作时放慢速度吗？她是怎么说的？

（6）当你感到生气和烦恼时，你周围的人知道吗？你怎么向他们表示出你的生气和烦恼？

（7）你曾想到要比你的大多数同事更努力地完成工作，做好一件事吗？

（8）你做家务事吗？是否经常？

（9）你有小孩吗？当他们大约 6～8 岁时，你是否与他们玩竞争性的游戏？

a. 你总是认为他们以赢为目的吗？

b. 为什么（或为什么不）？

（10）当你和年龄与你相仿的人一起游戏时（如打扑克、下棋等）你是为了消遣还是真以赢为目的？

（11）在你的工作中有竞争吗？你是否参加？

（12）当你驾汽车行驶，遇到一辆在你前面开得很慢的汽车挡路时，你将做些什么？你是自我嘀咕抱怨吗？让你同车的人知道你不高兴吗？

（13）大多数人在早晨因为要上班而起得早，你是否特殊地要更早？

（14）如果你和一些人有过约会，如下午 2 点见面，你能准时到达吗？

a. 如果你在等他，你是否生这个人的气？

b. 你会说些什么抱怨的话吗？

（15）如果你看到一个人做一件事相当慢而你能把它做得更快更好时，你是否不安地观看这个人？你是否被这件事引诱或亲自去干？

（16）你周围的人和工作中哪些事是最能使你激怒的？

（17）你吃饭快吗？走路快吗？在吃饭以后，你是否喜欢在桌旁坐一会儿或聊天，还是很快离开呢？

（18）当你去餐馆后发现那里有 8～10 人在排队，你是否留下排队？在排队时，你做些什么？

（19）你是否很着急地去完成必须做的任何事情？

（20）当在商店、邮局或银行排队时，你有些什么感觉。

（21）你是否感到在一天内想干的事情太多而时间过得太快？

（22）你是否做大多数工作时都急急忙忙的？

——好，谈完了，谢谢你。

这套会谈不是包罗一切的调查的模型。它也不是一个健康调查式会谈。仅仅根据受谈者对问题回答的"是"或"不是"，是不能完全决定受谈者的行为的。因为行为类型还包括肌肉的运动和说话行为。结构式会谈的目的，是它给受谈者造成一个有组织的实验情境，使受谈者在他的外显行为，如运动速度、精神和情绪的机警性，身体的好动性、脸部表情和手势类型等行为中，表现出他的特定行为类型。

因此，在会谈时必须注意受谈者的外显行为，一般来说，A—Ⅰ的人走路是精神抖撒的,他的脸孔看上去给人以机敏的感觉,也就是说他的眼睛是很活泼的,搜集一种情景时只须很快地看一眼,他可能处于一种牙齿咬紧、上下颌骨磨动的紧张姿势。他微笑时一般嘴角向两侧伸延而不是呈椭圆的口形,他的笑很少是那种捧腹大笑,他愿意直盯着你的眼睛而毫无退缩。他常常不安地坐在椅子角上,可能伸出脚,交叉起来,或让脚呆在椅脚下,他的手很少柔软地垂着和手指分开。

A—Ⅰ的人很容易给人造成一个急躁的印象,当你行为很慢或说话很慢时,他表现出轻微的不安,这是一个细微的,但却是十分重要的特征。无论什么时候,你都会感觉到你是与一个有着快速解决一系列问题倾向的人在一起,并且你会产生一个你必须赶紧询问和进行你的工作的感觉。他几乎在你没说完话以前,就常常以"是、是"这样的话来催促你,或是表示"明白,明白","噢,噢"、"对、对"。对你讲话太慢,他可能表现出踌躇不安或不安静的动作,如急躁地在腿上、桌上敲手指等。

他说话常是不必要的快,且常常带着爆发音,并在较长的句子中越说越决。他易于加重关键词的语气,很少耳语般讲话或讲到句子的一半中断。如果他正在讲到自己有兴趣的话题时被打断,他通常力图将话题重新拉回到那个被打断的地方,并接着讲下去。

他的面部表情给你的感觉是富有敌意的,主要表现在眼睛,如果你说的题目不和他生活有关或使其感兴趣,他是很少听你发言的。

另外,A—Ⅰ的人还在谈话中表现出快速的眼球水平运动,快速的眨眼(每分钟超过 40 次)膝部微微摇动,说话时舌伸到牙齿前发出特有的声音。

为了减少由于不同的会谈方式所造成的差异性,会谈者要一致遵循下面的一些维度:① 说话方式一致。包括提问的速度、音量、语调、讲话音调的抑扬顿挫和回答前的延缓时间;② 会谈的整个范围一致;③ 会谈内容一致。不要对每个受谈者胡乱提问。尽可能统一使用专用词;④ 行为的一致。这一点应该特别强调,会谈者和受谈者交往的方式和行为不应该随每个受谈者而变化,不管是 A 型还是 B 型人,都不能受其影响。

尽管 SI 跟其他问卷法一样,使行为评估带上许多主观色彩,但是在对受谈者的分类中,各评估者之间的信度在 0.64～0.84 的范围内。并且它的测验—再测验的可靠性和稳定性也已经在很多研究中受到验证。西方协作团体研究会对 1131 人进行了两次会谈评估。两次会谈之间的间隔在 12～20 个月之间,他们发现行为类型 A—B 型两次评估的稳定性是 0.82。我国的社会文化背景与国外有很大差异。我们应在借鉴外国研究成果的基础上,编制出适合我国国情的会谈标准结构。

2. 书面问卷法

这方面的评估方法很多,这里只选择一些简单地加以介绍:

(1)詹金斯活动性调查表。这是一个自我报告问卷法。它是从 SI 和临床经验的基础上发展起来的。内容上是一个综合的 A 型量表和三因素分析法派生的次量表:即速度和脾气、工作关系和强烈的驱力。它在对 A 型人的分类上和 SI 有 72％的一致性,但和冠心病和其他心血管的关系上，没有 SI 那样明显。

（2）福雷明翰心脏研究中心用的心理社会量表。这是一个包含 20 个方面的广泛问卷量表。从这里面选出 10 个条目组成福雷明翰 A 型量表（FTAS）：

① 自己强迫自己拼命干，并且好胜。

② 经常抓紧时间。

③ 愿意当头儿或者愿意支配别人。

④ 在许多事情上都强烈地要求胜人一筹。

⑤ 吃东西太快。

⑥ 常常感到时间很紧迫。

⑦ 下班后还惦记着工作。

⑧ 工作拖得你精疲力竭。

⑨ 自己老对自己的工作感到没把握，不满意。

⑩ 必须等待什么的时候心情烦躁。

研究发现，这个量表能有效地预测男女两性在 8 年内冠心病的流行或偶然发生这两个可能性。但 FTAS 和 SI 的相关系数 0.21（Chesney et al.，1978）。因此有人认为这个量表也许从不同于 SI 所评估的角度来测量冠心病患者的行为。

（3）在我国，行为类型与心血管病研究协作组使用由张伯源主持编制的行为类型问卷，共 60 题，包括三个部分：其中 TH（代表时间紧迫感，时间匆忙症等）为 25 题；CH（代表争强好胜、敌意倾向等）为 25 题；L（代表真实性校正或测谎）为 10 题。

（四）A 型行为类型的多维分析

由于 A 型行为类型并不是一种单一的心理素质或行为表现方式。而是包含了行为、性格和情感元素的一个复合因素群或行为群，是作为敏感的个体由相应的竞争与挑战性环境塑造的一整套的外显行为，是介于典型的 A 型行为到典型的非 A 型行为之间的行为连续体。因此，到现在为止，实际上还没有一个全面的方法来准确测定 A 型行为类型，特别是作为一项可以用来预测冠心病的发病的指标，还很难达到圆满、可用的要求。目前虽已有不少 A 型行为的测量工具，但彼此的相关性和预测的效能却不够理想。弗里德曼和罗森曼（H. Roschman）所建立和采用的口头问卷法（即结构式会谈法，SI）被认为是优点较多，比较可行的测量技术。其最大优点是它成功地区分了与冠心病有关的 A 型和 B 型行为类型；但它也有严重的弱点，即主试者必须经过严格的训练和提高技术才能保证测试结果的可靠性和重复性，同时由于其方法本身的局限性，不能进一步促进对 A 型行为致病因素的内在结构及其含意的研究。在书面问卷法方面，比较成功的是詹金斯（W. L. Jenkins）活动性调查表（JAS）和福雷明翰 A 型行为量表（FTAS）。这两个书面问卷和口头问卷（SI），由于所评定的是 A 型行为的不同特性，或只是 A 型行为特征的一部分，并且用于不同的研究目的，因此，各量表之间很少交叉。例如，SI 评定的主要特征是对挑战性的外部事物综合的应激反应，这种反应除了表现为显示交感神经所唤醒的心血管变化之外,还伴有急速、洪亮和激烈的言语。JAS 评定的主要 A 型行为特点是成就欲迫切、富于进攻和竞争性,FTAS 测定的主要 A 型行为特点是对有竞争倾向和工作压力的生活表现不满与不安。由此可见,无论哪一种方法(量表)作为单一的评定方式,都有难以避免的缺陷。每一种方法本身,既不能全面地、准确地评定 A 型行为类型,也不能准确指出 A 型行为类型结构中哪一部分与冠心病的关系最密切、最直接。

上述问题的发生,原因可能在于:① 人们对各种评定方法所测定的是 A 型行为类型结构中的不同特性并用于不同的研究之中这一点认识不足。因而各种方法既不能在其所测的变量中找到相似的可作为预测的相关关系,更无法把各种评定方式中涉及 A 型行为类型特征的论据综合起来看待。② 人们对于 A 型行为类型结构的复杂性和多维性认识不足。

因而,有一些学者认为,对 A 型行为类型进行多维的分析,并创造一种更多维的、更客观的测量手段,可能有利于解决上述问题。根据弗里德曼以及其他学者的研究成果。对 A 型行为类型作为一个行为群,最少有以下五个方面的多维分析途径。

1. 态度和行为的自我报告

这是一种简便易行并为人们熟悉的方法,就是使用各种书面问卷。通过被试的自我评估给出答案,是一种自我报告或自陈量表。各种问卷都会有一定的表面效果。这是可以肯定的。但是,要对 A 型行为类型作出整体的深入的评价,单靠问卷(即自陈量表)可能会有一定的难度,JAS 作为一种自陈量表对 A 型行为类型的测定和对冠心病的预测都作出了一定的贡献。但它可能仅测量了 A 型行为类型的个别维度。若要增强其效能,就必须增加其他维度。

2. 言语特征

弗里德曼等曾一致认为,言语风格在 A 型行为类型评定中具有重要作用。尤其是某种语音和言语类型,如暴发式重读不同的字词,快速达到句尾的言语节奏被认为与 A 型行为有关。舒克尔(Shucker)等(1975)在明尼苏达大学生理实验室研究中证实,由一些相当简单的语言特征决定的多变量指标与分等级会谈的 A 型行为评定之间有密切相关。

3. 运动行为特征

A 型行为类型,作为一个概念,包括运动行为的观察。对于评价 A 型行为有意义的动作、行为,包括快速身体运动,面部及身体肌肉紧张度,咬牙和握拳以及过多的无意识姿势等。此外有人认为"书写动作"中所显示的特点,有助于 A 型行为的评定。例如有一种专门设计的笔,可把手写时的三维力量转换电信号,然后由计算机处理。用这种方法,可以从书写特征中获取一定数量的与 A 型行为评定(会谈或其他测量)有关的特点。

4. 生理反应特征

这一维度主要是指在心理应激状态下的生理生化反应特点。弗里德曼对这个问题进行过一些探索,发现在紧张情境中,A 型被试出现生化反应升高(如血液中去甲肾上腺素水平),而 B 型被试则没有升高。对情境应激的生理反应本身还需要 A 型行为的多维研究中加以进一步的探讨。可以作为紧张刺激的情境包括:冷加压试验、身体锻炼、挑逗性心理作业和竞争性任务等。可作为测量的生理指标包括:心电描记、皮肤电反应、肌电图、脑电图、心率、血压、血管收缩和血液中去甲肾上腺素水平。

5. 心理反应特征

这一领域内较新的探索是通过实验寻找认知风格和习得行为与 A 型行为类型相联系的维度。格拉斯(A. L. Glass)及其学生的实验研究检验了 A 型行为的"时间紧迫感"特点。方法是让 A、B 型两组被试同时做一种作业,要求对信号作出反应之前有一段迟延时间。结果 A 型被试作业成绩较差,反映了实验者所提出的对迟延的时间的不耐烦或称"时间紧迫感"。他们还研究了对"紧张诱导物"的心理反应。他们称之为"超前反应性",这是一种对不可避免又不能逃避的突然出现的紧张诱导物所产生的心理反应。

(五) A 型行为类型与冠心病的关系

自从 20 世纪 50 年代提出了 A 型行为类型这一概念以后,大量的研究资料公布于世,证明 A 型行为类型与冠心病有较密切的关系。即冠心病的发病率、患病率和死亡率都与 A 型行为类型有较高的相关。所谓冠心病的传统危险因素,如高血压、高脂肪饮食和吸烟等被认为也是在 A 型行为类型的"增益效应"的促进下才发生作用的也就是说,如果一个人没有 A 型行为的反应方式,传统危险因素与冠心病之间就只有微弱的联系。

弗里德曼等(1959)随机抽样选择男性 A 型和 B 型者各 83 名,另有焦虑状态的盲人 46 名,共三组。每人均详细记录其年龄、身高、体重、饮食和体力活动情况、吸烟支数、心血管检查、血清胆固醇及血液凝固时间等观察结果提示、三组被试者的饮食摄入总热量、碳水化合物、动物脂肪和体力活动大体相同,但 A 型组的平均血清胆固醇均比其他二组有明显升高,血凝时间也明显为快。值得注意的是,A 型组内有明显冠心病症状或心电图改变的占 28%,而 B 型组内同样有相同冠心病表现者仅有 4%。焦虑状态盲人组 46 人中仅有 2 人有冠心病临床表现。

为了证明 A 型行为对冠心病的致病作用,弗里德曼于 60 年代初曾通过"西部协作研究组"对于年龄在 39~59 岁的 3000 多名正常人进行了为期八年半的追踪观察研究。对被试者的检查项目包括采录病史、饮食状况、烟酒嗜好、血压、心血管检查、血胆固醇、甘油三脂、血清脂蛋白、血液凝固试验以及行为类型测查等等。每年复查一次,随访八年半以后进行总结。结果表明,在 1587 名 A 型人和 1567 名 B 型人中,随访期间内共有 257 人发生冠心病,其中属于 A 型者为 178 例,属 B 型者为 79 例,前者为后者的两倍多;发生心肌梗死者,A 型人 141 例,B 型人 65 例,前者亦为后者的两倍多;因心脏病死亡者,A 型人比 B 型人也是高两倍多;至于心梗复发者则 A 型人比 B 型人高

5 倍。当然,对冠心病来说,还可能存在其他危险因素,如高血压、高血脂和吸烟等,但是,这项追踪调查研究结果证明,A 型行为却始终是一个突出的,独立于其他危险因素而存在的独立因子。

在我国,20 世纪 80 年代曾在 18 个省市开展过一次全国性协作调查工作,对 714 名冠心病人和 425 名正常人进行了测查。结果表明,在冠心病患者人群中属于 A 型者所占的比例高于正常人群的两倍多。从而说明了在我国也和在西方国家一样,在冠心病人中,A 型行为类型确实可以看做是冠心病形成的重要原因之一。研究结果还表明,脑力劳动者人群中 A 型人所占的比例也明显地高于体力劳动者人群。这与脑力劳动者人群中冠心病的发病率明显地高于体力劳动者人群的研究结果也是相一致的。这可能是因为对脑力劳动者来说,由于当今社会,科学技术知识的更新速度加快,竞争的意识增强,并表现出更强的时间紧迫感;结果,A 型行为在脑力劳动者身上表现得更为突出,冠心病的发病率也相应地提高。

关于 A 型行为与冠心病的关系问题,在国内、外学者间一直存在着不同的看法,与其他危险因素如高血压、高血脂、吸烟等相类似。由于导致冠心病发病的精确机制仍不完全清楚;A 型行为类型本身的内涵和测定方法还不够精确与规范化;A 型行为与"易患冠心病行为"是相等关系还是一种相互包含关系还不确定;等等。因而,对 A 型行为作为冠心病危险因素之一的认识,也还只是初步的。而且各方面研究的广度和深度都还不如其他危险因素的研究那样深入。所以对于 A 型行为与冠心病的关系仍然是一个有待深入探讨的问题。需要更多方面的学者从生理学、心理学、社会学、病理生理学,高级神经活动生理学、医学心理学等各个方面进行协作。不仅对 A 型行为,而且对所有的社会心理行为问题都应进行深入的探讨。不过,美国心、肺、血液病研究所于 1978 年主持召开了一次"冠心病倾向行为讨论会",会上确认 A 型行为类型是冠心病发病的一个独立的危险因子。进入 80 年代,世界卫生组织心、肺、血液监测中心的"莫尼卡计划"也把 A 型行为类型包括在心理社会因素中作为计划所需要调查和监测的项目之一,所以我们还是有必要通过多学科的合作研究,更精细、更深入地探讨冠心病倾向行为或 A 型行为类型,以便找出冠心病的综合发病模式。

(六) A 型行为类型的行为认知矫正训练

A 型行为是在当今紧张和竞争激烈的社会环境中所塑造的,在各类人群中相当流行的一种性格特点和行为反应方式。它虽然对人们的社会适应活动有一定的积极意义,但对适应活动的成功与否却并不是必需的,有时甚至会帮倒忙。例如,急躁和匆忙的表现,使人在考虑问题和处理事情时缺乏应有的耐心和周全的安排;爱生气或敌意倾向的表现常使人不能完满地处理好人际关系。这些 A 型行为表现都可能成为使人们在社会生活中导致失败的因素。因此,A 型人在其意识和无意识中常常有不安全感和自信心不足的体验,这些体验又驱使 A 型人更起劲地去为赢得胜利而斗争,并为获得更大成绩而越来越珍惜时间。这就形成了"恶性循环",并越来越加剧了 A 型人的心理生理特征:时间紧迫感、争强好胜、攻击性、敌意倾向以及过高的肾上腺系统的激活水平等等。这些特征对 A 型人来说,就构成了对其心血管系统功能的严重威胁。

　　由于 A 型行为类型是在人们的长期社会生活过程中逐渐形成起来的,有很大的稳定性,要进行矫正并非易事。特别是那些未曾发生冠心病的 A 型人,要进行矫正就更困难。但是,也绝不是说,A 型行为特点完全不能矫正。实践证明,对 A 型人进行行为调整和矫正是有可能的,尤其是对那些已罹患冠心病的 A 型人,由于对发病的危险性有了切身体验,已萌发了矫正 A 型行为的明显动机,他们是较容易接受 A 型行为的矫正训练方案的。对于一般的 A 型人来说,实际上,我们能做的工作并不是企图去把 A 型人改变为 B 型人,而只是减少 A 型人身上存在的过度的、有害的 A 型行为,使一般 A 型人的身心健康尽可能地免受过度 A 型行为的损害。

　　为了实现以上目标,我们参考了弗里德曼等的矫正措施,设计了以下几方面的矫正训练方案。当然,医务人员和训练者的主要任务是启发患者的主观需求和动机,调动其主观能动性,使他们能自觉、积极地与自身存在的、有害的、过度的 A 型行为作斗争;同时还要交给适当的矫正方法和措施,并进行必要的督促与检查。下面是一些措施和方法。

　　1. 帮助 A 型人学会自我观察、了解自身存在的 A 型特征

　　这些特征表现如下:

　　(1) 在日常生活中无论干什么都想比别人快些,或实际上确实比别人快,至少不比别人慢。例如说话、走路、用餐、骑车以及其他事情等。

　　(2) 看见别人干事总觉得别人干得慢,心里着急,或是老催促别人赶快干,甚至自己动手替别人干了。

　　(3) 在大街上或商店里见到排长队就心烦,觉得这样浪费时间,自己也没有那个耐心去排队。"我从来不去或很少去排队等待什么"。

　　(4) 每天结束后,我都觉得事情没做完,好像时间总是不够用,老想争得更多的时间。

　　(5) 平时在家里,爱人或孩子常抱怨自己干事太匆忙、太快,因而常常提醒自己"慢着点,别太急!"

　　(6) 经常对别人的成绩感到不服气。

　　(7) 经常以轻蔑的态度去谈论或看待某些人。

　　(8) 在日常生活中,常常因别人的一点点并不严重的毛病或过失而生气,甚至发火,觉得不可饶恕。

　　(9) 通过与别人对比,观察一下自己是否比别人更爱生气、发火,即使并不是毫无理由的。把每天引起你恼火的事情记下来,只要你是不痛快的,即使是鸡毛蒜皮的事也要记下它的原因和情况。每到周末总结一次,看看是否都值得做出如此代价的反应。

　　(10) 是否有人(配偶、孩子、亲戚、朋友、同事)常说起你脾气太急、太爆。请您听听他们的评议。

2. 帮助 A 型人进行对付"时间紧迫感"的矫正训练

在进行时间紧迫感的矫正训练之前,先要帮助 A 型人纠正一些模糊的认识。首先 A 型人往往错误地认为其在工作和事业上成绩的取得皆借助于时间紧迫感。其实不尽然,时间紧迫感虽可有助于 A 型人争得时间、但它也造成了 A 型人缺乏耐心、匆忙决策、急躁从事、不够细心和审慎去采取行动等弊病,而这些恰恰可能成为工作失败的原因。A 型人往往错误地认为时间紧迫感作为一种习惯是长期形成的,不相信能够矫正。当然,作为行为习惯改正起来,确实不是轻而易举的,好像戒烟、戒酒、戒毒等。但也绝不是不可改变的。任何行为习惯,只要下定决心,肯于接受指导,采取必要的、有效的措施和行为,就能改正过来。对付时间紧迫感的矫正训练措施:

(1) 培养对生活的多方面的兴趣,积极参加各种文体活动,特别要增加形象思维方面的活动。适当安排一些时间去看文艺演出、欣赏音乐、阅读文艺作品、参观各种艺术展览(如画展、摄影展览、雕塑展览等)。

(2) 在开车或骑车时,前面有人骑得太慢挡路时,也要迫使自己耐住性子,除非确有急事,绝不要超越过去。

(3) 有意地经常去理发店、饭馆、商店及其他需要排队等候的场所,不要逃避,可让自己带上几本书或杂志,学会用看书来消磨等候的时间而不至于焦急不安。

(4) 放弃多相思维的不良习惯,即在同一时间里考虑几个问题或同时做几样事情的习惯。强迫自己在一个时间里只想或只做一件事情。

(5) 尽量减少同那些会引起你产生时间紧迫感的人交往。

(6) 见到别人做事太慢,但他总能做完,你即使知道自己做到既快又好,你也要控制自己千万不要去干涉人家,甚至要替人家去做。

(7) 在较长时间的工作活动中,要设法减少心里的内在紧迫感和应激水平,在工作中要有暂时停顿的休息时间。

(8) 一切顺其自然,切勿操之过急。每天早上、中午、晚上,都可提醒自己:生活本自是没有止境的,事情是不会做完的,只有一个人生命终结才能真正做完所有的事情。因此,未要企图在每天结束以前都以为可以办完所有的事情。

3. 帮助 A 型人进行对付"敌意倾向"的矫正训练

这里也要首先帮助 A 型人纠正某些模糊观念,例如,A 型人往往错误地认为,似乎是由于敌意倾向才使其得以保持进取精神。其实,A 型人的所谓进取精神常常是建立在可能牺牲与周围人的良好关系的基础上的。在人类集体中,人与人之间要能维持协调良好关系,必须和睦相处,相互理解、同情和关心。A 型人与周围人们,甚至于和亲友、同伴也常常关系不良,正是因为他们身上敌意倾向造成的。此外,A 型人似乎有一种对别人批评和不满的慢性倾向,这并非出于帮助别人的意思,而仅仅是自身的不安全感和缺乏自信的一种心理补偿的需要。他们的愤怒往往是由一些鸡毛蒜皮的小事引起的。虽然外界环境中的不良刺激往往是无法避免的,但是在许多情况下,只要稍微容忍一下或适当地自我控制,就可以大大地减少愤怒发作,从而使敌意倾向得以缓解。

对付"敌意倾向"的矫正训练措施:

(1) 要待人以理解、同情和宽恕,与人交往时,要多看到别人的优点和长处,要设身处地从对方的位置来考虑问题:这样就能增加对别人的理解而丢开对抗的心理干扰,并以理智而不是由情绪来支配;由此就能以同情、宽恕而不是以愤怒去对待对方的过失。如果再加上关怀和体贴,能获得更多的友谊和热情。结果是在交往中,可以成为朋友的人越多,可能惹你生气的刺激就越少。

(2) 可以向亲人或挚友公开表示决心:要全力以赴地消除自己敌意倾向。同时请求合作与帮助,一旦生气或可能有愤怒发作表现时,给予特定的信号(合作者的信号最好是采用温和的微笑,这也是一种鼓励),并事先由本人答应,一旦得到信号,就马上进行自我控制和矫正。

(3) 训练以微笑待人的反应方式。可以对着镜子微笑作为训练的开始,每天训练数次,看看自己是否笑得轻松、自然和真实,在微笑的同时可联想一些可乐的事。然后对着你的至亲好友微笑,甚至那些先前令你不快和轻蔑的人也以微笑相持。这样,就可逐渐减少敌意浮现的可乘之机;愉快轻松的心境就可慢慢取而代之,有害于心血管系统的过量激素也就会自动地降低了。这样做也许在开始时会招来异议,认为你的笑脸相迎显得虚假,但我们的目的是为了学会用生活中的欢愉取代怨怒,只要坚持不懈,别人领略到真情实感,异议也就自然消失了。

(4) 培养自我解嘲和幽默感。即不要过分严肃地对待别人,也不必过分严肃地看待自己。每一个人在自己身上都可以发现许多可笑的东西。特别是过去曾被自己大加赞赏过的某些想法和行为,现在用新的观念来衡量,可能只不过是一堆笑料。如果你能以几分怀疑和幽默来看自己过去的时候,你便可以体会到自尊和自信的增强,而敌意倾向则自然而然地减退了。

(5) 激励自己尽情享受人生的快乐,特别要舍得花时间去发展和巩固你同各种亲朋好友的关系与友情。要学会更多地关心你周围的人(亲人、朋友、同事),同时对于关心你、帮助过你的人,即使是很微小的关心和帮助,也要尽力表达自己的欢迎和感情之情。友爱和情谊是人生的大海洋,它会消解你的一切烦恼与怒气,还会使你的情操变得高尚。同时还要培养自己尽情享受生活中的各种乐趣和能力,生活本身是有血有肉的,一个人不能像一台机器,也不能把生活变成一纸计划或一堆数字。一个在生活中乐趣横生的人必然是一个最少苦恼、最少怒气的人,也是一个最快乐的人。

4. 应付紧张(应激)、焦虑和愤怒情绪的放松训练

放松训练的作用在于对抗 A 型行为所造成的对身心健康的有害影响。可在对 A 型行为进行矫正训练的过程中同步进行。它可以增强 A 型行为矫正训练的效果,有助于促进矫正训练方案的顺利施行。每个人可根据自己的条件适当选择放松训练的方法,时间可长可短,方法可繁可简。一般来说,较长时间的训练,可在工作以外的时间较集中地进行,每次可半小时左右。其作用在于全面、彻底的心身放松,进行全面的心身调整,以保持整体的心理平衡,达到心身安宁的目的。至于较短时间的练习,可在即境时刻进行,即在应激现场、紧张的时刻、紧张工作场所等,随时随地可进行,时间在 5～10 分钟,方法可采用简化的做法。目的在于预防心理失衡,缓解紧张、焦虑情绪,控制和防止愤怒发作,维持心理平衡。

六、冠心病的行为防治对策

上述国内外的研究工作表明,各种心血管病,尤其是冠心病,与人们的某些特殊的行为表现、反应方式、生活习惯和性格特征有着密切的关系;A 型行为类型被称为"易患冠心病倾向行为"是很有道理的。因此,无论从对冠心病的一级预防(即减少冠心病的发病率)来看,还是从对冠心病的二级、三级预防(即对冠心病人的治疗和康复)来看,对 A 型行为以及其他行为方式如饮食习惯、吸烟习惯等进行干预都是十分必要的。实践证明,对 A 型行为进行调整和矫正治疗能有效地帮助 A 型人减少紧张反应,缓解或消除 A 型行为可能带来的有害影响。结果,使那些曾有心脏病发作史的 A 型人血液中生化指标发生显著的变化,血胆固醇和甘油三脂水平显著下降;同时进行放松训练还能有效地控制诱发冠心病的各种危险因素。

20 世纪 70 年代在美国加利福尼亚州,由心理学家和心脏病学家为首的斯坦福大学研究人员,进行了一项前瞻性实验研究,对加州三个小型农业村社进行对照实验研究。这三个村社成员的收入水平、生活情况相似,心脏病的发病率也相近。以"健康行为习惯和冠心病危险因素"为题进行对照实验研究如下:

对照组为翠西村社,1972—1975 年间逐年进行调查,但不加任何宣传。

实验组 Ⅰ 为吉尔诺村社,1972—1975 年连续 4 年进行调查观察;从第二年起村社居民开展大规模的群众性卫生宣传运动,主要是改变吸烟习惯和过度进食脂肪的习惯,增强体育锻炼等的重要性的宣传。共播放了 50 个有关的电视广告;3 个小时的专题电视节目,数小时的电台广播;100 个简短的插入性广播节目;地方报纸每周专栏和广告上均进行大力的宣传教育;同时还采用张贴宣传画、日历牌及其他的宣传教育措施。

实验组 Ⅱ 沃逊怀尔村社,在同样的时间里,除了进行实验组工同样的宣传运动外,还调查并确定了一批具有心脏病倾向行为的人(潜在的心脏病患者)进行个别的咨询与指导。主要是通过社会学习理论和行为矫正方法帮助他们调整和矫治"冠心病倾向行为"(即 A 型行为)。

结果表明:

(1) 对照组有关心脏病的预防知识最差,心脏病发生的情况依旧。

(2) 只进行宣传教育的实验组 Ⅰ,对心脏病的知识和心脏病危险因素的认识有所改善和提高,心脏病发生率减少。

（3）在宣传教育的同时又进行个别咨询和指导的实验组Ⅱ，对心脏病的知识和心脏病危险因素的认识有较大的改善和提高，同时心脏病的发生率明显地减少。

从这项前瞻性实验研究工作中可以看到，除了对有关冠心病的知识，特别是有关冠心病的危险因素进行广泛的卫生宣传以外，把行为调整和行为矫治作为行为教育的内容，作为对冠心病进行预防对策的重要组成部分是一件具有重要意义的工作。在我国现有条件下，我们认为通过行为健康教育，尤其是对 A 型行为的干预作为冠心病进行一般性的行为预防的对策，可以包括以下几方面的内容：

（1）普及宣传有关心血管病的知识和各种心血管病危险因素的作用。

（2）调整、矫正或减弱 A 型行为类型的表现特征。

（3）设法避免或减少 A 型行为的不良影响。

（4）加强行为保健措施。

① 在生活和工作中适当控制或降低紧张度；

② 提倡生活多样化，增加娱乐活动，做到劳逸结合；

③ 增加体力活动量；

④ 推广各种自我保健方法及松弛反应训练方法。

（5）调整或改造饮食行为：

① 以清淡饮食习惯代替过咸、过甜饮食习惯。

② 积极开展劝阻吸烟和酗酒行为的活动。

第三节 高血压病与脑卒中的心身问题

高血压和脑卒中都是严重危害人们身心健康，造成人类死亡的最严重的疾病之一，都属于多发病、常见病，不仅有明显的躯体生理因素，同时也有较明显的心理社会因素。

一、高血压病

（一）什么是高血压病

关于正常血压的标准，世界卫生组织规定以 21.28/12.64 kPa 为正常血压与高血压的分界。即收缩压超过 21.28 kPa 或舒张压超过 12.64 kPa 定为高血压。由于血压有随年龄增长而升高的趋势，我国参考世界卫生组织所定标准，根据年龄差异定出了四个年龄组的血压范围。即 40 岁以下的 16.62/11.97 kPa，40—49 岁为 19.95/11.90 kPa，50—59 岁为 21.28/11.97 kPa，60 岁以上为 22.67/11.97 kPa。

从病原学上看，高血压病可分为两大类。

（1）原发性高血压：是一种原因尚不清楚的高血压病，以慢性血压升高为特征的临床综合征。其主要病理变化是全身细小动脉在初期发生痉挛，在后期发生硬化。据统计，原发性高血压约占高血压病人总数的 90%，我们平时所说的高血压病一般是指这一类。

（2）继发性高血压：又称为症状性高血压，是由于其他有关疾病（如肾脏病、甲亢、血管疾病、神经系统病、妊娠中毒等）所造成的高血压病，只占病人总数的 10％左右。

（二）造成高血压的有关因素

对于继发性（或症状性）高血压病来说，原因较为简单。但对于原发性高血压来说原因就非常复杂，究竟是什么原因造成的？到目前为止，还不十分清楚。可以影响血压的因素是很多的。据有人研究认为，人的血压可以随着摄盐量、体位、姿势、运动、噪声、疼痛、兴奋、情绪、吸烟、饮食、冷热、环境改变、说话内容等因素的变化而变化。甚至还可随人在每天当中行为状态的变化而变化。有人用携带式自动血压记录器描记发现，无论是常人还是病人，无论是否服用降压药，夜间入睡以后血压都可下降 20％。但造成高血压的因素，一般认为关系比较密切有如下几方面。

1. 遗传因素

高血压病人往往有家族史，这一点表明，高血压病的发生可能与遗传因素有一定关系。有人研究发现，父母一方为高血压患者，子女的发病率约为 20％～25％，如果父母双方均为高血压患者，子女的发病率可高达 40％～45％，这与先天带来的高血压素质有关。

2. 食盐摄入量

流行病学调查发现，食盐摄入量过高的地区高血压的发病率也高。据某些专家认为，我国北方高于南方的现象就与此有关，是"南甜北咸"的饮食习惯造成的。除西藏高原情况特殊外，北京的患病率居全国各省市之首，据认为也与北京居民摄盐量过高有关。因为一般人每天摄入 5 g 左右就够了，北京市居民每人每天竟高达 20 g 左右。但也有人认为还不能把高血压归于摄盐量过高，因为它不足以完全合理解释本病的发病原理，也不是维持高血压所必需的。对高盐摄入的耐受程度（是否升压）取决于遗传特性与环境因素之间的相互作用。

3. 吸烟

由于烟草中所含尼古丁刺激血管收缩。因而，长久和过多地吸烟就可以加大血管的压力，使血压升高。有人观察到没有吸烟嗜好的人，吸烟后收缩压可以升高 1.33～1.6 kPa；而血压不稳定的非高血压者吸烟后收缩压有时竟可上升 3.99 kPa 以上。这说明，吸烟对血压的升高有很密切的关系。但也有许多人，长期吸烟，其血压却并不高。这是因为造成高血压病还有其他的许多因素，吸烟只是其中之一，而且吸烟导致高血压的机理并不十分清楚，仍然是一个有待深入研究的问题。

4. 年龄因素

据流行病学调查发现人的平均血压水平具有随年龄的增长而增加的趋向。原发性高血压在 30 多岁以前发病者极少。据全国 90 个城市中的 130 多万人的调查统计资料报道，30 岁以下的人群高血压发病率不超过 1.5％，40 岁的发病率为 3.06％，50

岁为 5.65％，60 岁为 9.54％，65 岁的达到 10.95％。关于人的平均血压水平随年龄增长而升高以及高血压病的发病率也随年龄的增长而上升的趋向，至今尚无人做过合理的解释。也是一个尚待探讨的问题。

5. 肥胖因素

据研究，人体重量的改变与血压之间存在一定的密切关系，总的趋向是体重过量（即肥胖）的人较容易罹患高血压病。有调查资料表明，肥胖人群高血压发病率是正常体重人群的 2～6 倍。还有人观察体重改变可伴随血压的改变，每增加 9.1 kg，舒张压可增加 0.53 kPa。但同样，有许多肥胖者并不患高血压病，相反，有许多体重正常的人也可患高血压病。由此可见，肥胖并非高血压的必需条件或原因。

6. 心理社会应激因素

已有大量的研究资料表明，心理社会应激因素是造成高血压的重要原因之一。主要是由于心理社会应激因素所导致的应激状态往往会产生复杂的情绪变化和一系列的生理生化变化。这时，血中儿茶酚胺含量的增加，就会有提高血压的作用，如果应激情境持续存在，应激状态不能消除和缓解。就难免会造成高血压病，这是容易理解的。下面将做详细和具体的阐述。

（三）心理社会因素与高血压病

1. 社会环境因素

调查研究资料表明，不同的社会结构、不同的经济条件、不同的职业分工以及各种社会生活事件的影响都与高血压的发生有密切的关系。例如发达工业国家比发展中国家发病率高，这属于不同社会结构因素；城市发病率比农村高，这是不同的经济条件差别；脑力劳动者比体力劳动者发病率高以及在工作上要求紧张度比较高的职业，如汽车或电车司机、飞机场调度员、消防队员等，高血压的发病率都高，这属于分工不同的因素。据美国资料报道，黑人普遍比白人的高血压病严重，相差 2～3 倍；同样是黑人，生活在西方社会者比生活在非洲本土的黑人，高血压发病率明显地高。这与社会经济地位有关。还有人调查发现，失业及待业人员中高血压病的发病率也特别地高。高血压发病率较低的不发达国家的居民移居到发达的和西方国家后却容易患高血压病。

此外，动物实验也在某些程度上说明社会环境应激因素在高血压发病中的作用。有人把一群棕鼠放在一个处于持续性相互争斗和争夺食物的紧张的笼子里，即制造所谓"紧张的社群环境"，这样使大多数棕鼠发生高血压病。有人试验，把一只猫放在一个特别的笼子里，有一个压杆，在猫饿而觅食时，每当它压一下杆就可得到喜爱的食物，但同时又受一次电击。这样猫每一次都只好提心吊胆地压杆。想得到食物，却又怕电击，始终处在矛盾的紧张心理状态下。结果时间一长，就会发生高血压病。关于人类的研究，据瓦尔德曼（Valdman et al, 1958）报道，在第二次世界大战期间被包围在列宁格勒城里达三年之久的人，高血压患病率从战前的 4％ 上升到 64％；战争过后，大多数人的血压仍不能恢复正常，并造成了许多人的过早死亡。

2. 心理因素

情绪的变化对于血压的影响特别明显。长时间的紧张情绪状态常常是造成血压升高的原因。例如各种负性(消极)的情绪状态,如焦虑、紧张、恐惧、愤怒、抑郁等都能导致血压升高。然而,与高血压病关系最密切的是焦虑、愤怒和敌意等情绪状态。据研究,焦虑、恐惧时由于血输出量增加、血压升高以收缩压为主;愤怒和敌意时由于外围动脉阻力增加以舒张压升高为主。进一步的研究发现焦虑和愤怒情绪如果发泄出来(外露)血内去甲肾上腺素的浓度升高;焦虑和愤怒情绪如果被压抑了,则血内肾上腺素浓度增高;如果愤怒和敌意情绪被强制压抑则血内肾上腺素和去甲肾上腺素水平都要升高。故被压抑的愤怒和敌意情绪被认为可能是引起高血压症的最重要心理因素。

除了情绪变化的影响以外,原发性高血压病还与病人的性格特征、行为习惯和生活方式等有十分密切的关系。对于高血压病人性格特征的评估,亚历山大(1939)曾提出一种压抑假说,她认为愤怒或敌意情绪被压抑就会引起血压升高。我国王景和等在20世纪 60 年代初期慢性病综合快速治疗中发现,高血压病人大多易焦虑、爱生闷气、行为带有冲动性、求全责备、刻板主观等性格特点。詹屈利(A. Gentry)等(1982)用实验的方法发现,血压偏高者大都是易生闷气的人,其表达方式是将愤怒指向自身。现代西方医学心理的研究还认为原发性高血压病人具有与冠心病人类似的性格特点。即他们是有雄心壮志的,或说是好高骛远的,好活动,有竞争心,为了取得工作上的成就而常常感到压力等。也有人认为他们容易表露自己的情绪,且过分地耿直而又较为固执保守、多疑敏感、自卑胆小和常有不安全感等。国内近年的研究提出高血压病与 A 型行为类型有一定关系,如杨菊贤等(1986)研究指出:① 高血压病人组与对照组之间 A 型与非 A 型者的比例差别显著;② A 型者平时与激动时的收缩压有明显差异,而 B 型则无显著差异;这反映了 A 型者激动时交感神经活性的增加明显大于 B 型。

(四) 高血压病人的心理生理反应特点

会谈的紧张内容对血压的影响:研究者们早已注意到,高血压病人在进行会谈时,会谈的紧张内容对其有明显的影响。沃尔夫等(Walf, 1948)发现紧张和冲突的会谈内容使高血压组病人中的血压剧烈升高,而在血压正常人组血压只有适度增加。无论在强度和持续时间上,病人组的反应都明显地高于常人组。卡普兰等(A. Kaplan, 1961)记录了在与高血压病人讨论具有敌意内容的材料时,病人的血压都比正常人组明显地升高。威摩斯(R. Wiems)等 (1972)的研究也表明,在会谈中牵涉到人际冲突(并可引起焦虑和愤怒情绪)的问题时,对病人组的血压升高有明显的影响。

冷加压及其他紧张刺激的影响:冷加压试验是对血压活动进行观察和评价的最常用方法。由海诺斯和布朗(S. Hinoes & L. Brown, 1933)首先采用。被试者将手(或脚)泡在摄氏 4~5 ℃ 的冷水中约 1 分钟,虽然对所有被试者都有升压效应,但对于原发性高血压病人血压升高尤其明显;常人把手从冰水中拿出 2 分钟后,血压就回复到基线,而高血压病人则要经过更长的时间才能回复到基线。此后,很多人采用同样的方法试验也得到同样的结果。艾曼等(S. Eman, 1939)第一次采用了憋气试验,即要求被试者平静呼吸状态下,憋气 20 分钟,以缺氧和二氧化碳升高为紧张刺激源,结果发现,用此方法可以得到与冷加压试验相同或更大的血压升高反应。还有人用复合刺激来确定高血压的反应性水平,例如,采用一定强度的蜂鸣器和灯光,加上能使情绪混乱的一系列问题,以及强迫失败的数字游戏测验,最后跑步 4 分钟,结果发现高血压病人组的血压反应在强度和持续时间上都大大高于常人对照组。用汽车喇叭加上心算、谚语再认和冷加压试验,作为复合刺激也得到了同样的结果。而且,在常人组中,有高血压史的被试比无高血压史的被试也表现出血压显著升高的趋势。他们还记录了多项生理指标,但其他指标无明显差异,只有血压指标,高血压病人组显著地升高。这说明了高血压病人对各种刺激的血压反应特别敏感。这可能是高血压病人形成高血压病的心身反应特点所致。

从以上的各种因素来看,原发性高血压病的形成,原因是相当复杂的。我们最好还是综合地来考虑问题,即遵循生物—心理—社会模式。可以说,在那些遗传上真有高血压素质的人身上,由于其特别的性格特点和行为方式,使其在生活过程中容易受社会紧张刺激的影响而引起较大的情绪变化,并通过交感神经系统为中介引发了反复的血压升高反应,从而导致了高血压。因此,心理社会因素在原发性高血压的发生发展上有着重要的作用。

心理社会因素不仅对高血压有致病作用,而且对高血压病的发展和愈后也有很大的关系。有人观察发现,那些早年丧父丧母的高血压患者,病程常常持续进行,日后产生脑卒中(中风)或蛛网膜下腔出血的机会大大升高。又如由于肾脏病引起的继发性高血压病人,即使切除了肾脏的交感神经节,如果仍有较重的心理社会压力,病人的高血压症仍恢复不了,而一旦去掉了心理社会压力,血压就会明显下降。

(五) 原发性高血压的心理行为治疗

对高血压的治疗,一般来说,降压药物治疗效果是最好的,特别是重度高血压病人,在经药物治疗后不仅很快就可以使血压明显下降,还可减少并发症的发生,即使是一般的高血压病人,药物降压都是有效的。因此,大多数高血压病患者,为了图省事,往往单纯依靠药物来控制血压和治疗高血压病,而很少考虑接受其他的治疗方法。事实上,药物虽有明显的降压作用,但对维持疗效,使恢复正常的血压保持稳定,单靠药物是十分困难的。特别是对于临界性高血压或中度的原发性高血压患者,药物疗效并不理想。而且药物治疗有一定的副作用,长期服用降压药后,部分病人可出现乏力、困倦、恶心及性欲减退等不良反应。因此,自 20 世纪 70 年代以来,人们对于许多配合药物乃至取代药物的其他对付高血压的辅助性治疗方法,如生物反馈、放松训练、气功等疗法报以浓厚的兴趣。

对高血压的药物以外的治疗方法,主要应针对高血压病人的心理生理反应特点,行为和人格特征,采取综合性的治疗措施(包括药物治疗在内),才能收到稳定的真正的效果。这种治疗措施应以行为调整和控制为中心的一套综合治疗方案。而且应该简单易行，并容易为患者所掌握和自我运用。其中包括合理的生活方式，如清淡的饮食习惯，戒烟、戒酒等。应用情绪宣泄方法，避免大喜大怒，对可能产生的怨恨，愤怒和敌意情绪状态切忌压抑，注意及时的疏泄，保持开朗的心境和情绪稳定，尽量避免可能出现情绪激动和血压升高反应的情境。利用气功、放松训练或生物反馈疗法进行主动的心身松弛来对付各种人体的紧张状态，并可起到稳定情绪的作用；还可增强体质，增强对紧张刺激的耐受力。同时对于人生和对于世界的看法和价值观念也应做适当的调整。采取这些综合措施再加上适当的降压药物的配合，甚至不用药物也能取得稳定的治疗效果。

1. 放松训练治疗

大量的研究资料表明，各种各样的社会紧张应激因素是造成高血压的重要原因，而高血压患者往往具有易于引起紧张反应和高血压反应的心理生理因素。因此，能够对抗交感神经兴奋和缓和紧张刺激因素的放松训练对于高血压病治疗作用是合乎逻辑的。虽然这种治疗作用的机理还不十分清楚，但放松训练作为疗法的一种特殊方式，通过一段较长的、反复的行为学习与训练过程，使受训者（病人）掌握全身主动放松的技术和主观体验，从而达到能够主动地和"随意"地调节和控制自我及身体各器官系统活动的效应（包括降低血压）这是完全可能的。

本森（G. Benson，1975）等曾对 36 名对高血压病患者（其中 22 名没有用过药，14名曾用过药物治疗）使用超觉静坐放松训练技术进行治疗。结果发现不管是用过药还是没用过药的病人，有规律的松弛反应都可以降低他们的血压。22 名没用过药的病人中，经过放松训练治疗，平均血压从 19.55/12.6 kPa 明显地下降下 18.35/12 kPa，14名用过药的病人中，平均血压从 19.42/12.24 kPa 明显降低到 18/11.59 kPa。

皮特（W. Patt，1977）曾用瑜伽放松训练技术和生物反馈相结合治疗 20 名高血压病人，并设了对照组。结果表明，病人平均收缩压下降了 2.71±1.52 kPa，平均舒张压降低了 1.89±1 kPa。同年龄同性别的对照组没有受放松反应训练，只是躺在长沙发椅上，结果血压变化不明显。

2. 生物反馈治疗

在 70 年代早期，米勒（B. Miller，1972）和本森（1971）都曾试图用生物反馈技术治疗高血压病，并都取得了初步的成效。此后，将生物反馈应用于治疗高血压的研究越来越多。虽然所记录的生物信息各有不同，所使用的反馈装置、指导方法和训练程序也各有差异。但基本可分为两类，一类是直接记录的生物信息如收缩压。舒张压或脉搏；使用的装置为带有扩音器的特制自动血压记录仪，或使用闭路电视系统，其反馈信号分别为声音和屏幕图像（无论是住院治疗还是门诊治疗，生物反馈训练过程均在医生的指导下进行）。另一类是间接的，病人进行反馈训练的直接效应不是降低血压而是使全身放松。这类训练所记录的生物信息是肌电、皮肤电、α 脑电波、皮肤湿度等，所使用的反馈装置是肌电反馈仪、脑电图反馈仪、皮电反馈仪和皮温反馈仪等。训练的目的随意控制自身紧张度或达到全身放松的效应,再间接地达到降低血压的目的。无论是住院治疗还是门诊治疗,生物反馈训练过程均在医生的指导下进行。训练前先向患者介绍生物反馈治疗的原理,然后指导其应用的能连续显示数值的血压反馈装置或肌电反馈仪、皮温反馈仪等。配合默念使身心安宁和放松的暗示语句,以及缓慢有序的呼吸,通过训练使全身肌肉松弛和手足温度增高等来体验外周血管扩张、血压下降时的自身感觉和情绪状态。如此反复训练,经过一定的疗程以后,可不再借助反馈仪器,仅依靠反馈训练过程中获得的经验,并凭借主观意念再现这种感觉和体验来继续进行自我训练,保持对血压的自控能力,达到维持身体正常血压的目的。

二、脑血管病

(一) 什么是脑血管病

脑血管病是患病率高、死亡率高、病残率高和严重危害人民健康的一组中老年常见病,而且发病率近年来有明显上升的趋势。脑血管病是指由于供应脑的动脉或静脉系统的病变而引起脑损害的一组疾病(中医称为中风,俗称脑卒中)。具体可分为:

(1) 缺血性脑血管病:包括短暂性脑缺血发作(TIA)、脑梗塞(又分为脑血栓形成和脑栓塞)、腔隙性脑梗塞;

(2) 出血性脑血管病:包括脑出血和蛛网膜下腔出血;

(3) 高血压脑病;

(4) 脑动脉硬化症等。

脑卒中是在卫生条件有一定基础的国家中人口三大死亡原因之一。脑卒中患者死亡人数占总死亡人数的比例,在我国近年统计中居第二位,仅次于恶性肿瘤,北方一些城市上升为第一位。

(二) 脑卒中的危险因素

虽然对于任何一个人,存在一个或几个脑卒中诱因并不意味着即发生脑卒中,而不存在脑卒中诱因者也并不意味着其不发生脑卒中,但毫无疑问,存在脑卒中诱因者其卒中的可能性极大地增加了。在众多的脑卒中诱因中有些是遗传的,不易改变,如 A 型行为;有些是个体生活嗜好,是可以控制的,如吸烟、饮酒;有些则是受环境影响,是能够预防的,如感染;还有一些是遗传与环境共同作用的而可以进行治疗,如高血压、糖尿病。根据世界卫生组织在 1989 年许多国家和地区的大系列流行病学调查结果看出,虽然一些危险因素有地区差异,但大体上是相同的。

近几年来随着心理学和临床医学的深入研究,证明 A 型行为是诱发脑卒中的一个独立危险因素。据临床资料统计,A 型行为的人患脑卒中要比其他性格的人多 3.5 倍,脑卒中患者属于 A 型性格者是其他性格的 5 倍,据测定人在发怒或暴躁时血液中的 TC 可增高 1 倍多。具有 A 型行为的人占健康人的 40.8%。研究表明,A 型行为特征对脑出血的作用可能是借助于影响血压来实现的。对脑梗塞的作用可能是借助于影响血液流变学来实现的。

（三）脑血管病人的心理反应

1. 急性期后的心理反应

脑血管病急性期后，病人知道自己中风，面临死亡的威胁，因而表现恐惧、焦虑、痛苦、激动不安，严重时可影响病人的康复。同时因脱离了工作，住入医院，需人护理，一时难以适应病人角色的转换，又可产生抑郁、悲观和绝望的情绪。

2. 病情稳定后的心理反应

病人看到自己失去自主的瘫痪肢体，需人照顾，会产生无价值感和孤独感；也会因恢复缓慢而产生急躁情绪。有的年老病人虽然也把死亡看成是不可避免的自然规律，思想上已有所准备；但对中风瘫痪后自己感到活着痛苦，又连累家人，不如死了更好。结果表现抗拒检查和治疗，烦躁不安，极不合作。有的病人则情感变得幼稚，甚至像小孩一样，为不值得的小事而哭泣，为某点照顾不周而生气。此时心理治疗和心理护理就显得十分重要。

3. 康复期留有后遗症的心理反应

脑血管病常会留下后遗症，如果留下后遗症则易产生期望过急、过高或悲观失望的情绪，对自身的残废往往引起忧郁性情绪反应。由于长期受人照料还容易产生病人角色强化，并出现依赖心理和退行性行为。

（四）脑血管病的预防和治疗

脑卒中是可以预防的，同时提出一级预防（未发生脑卒中前预防动脉硬化）和二级预防（发生脑卒中后预防复发）方案，预防的根本措施仍然是针对脑卒中的危险因素，并将其分为可干预的和不可干预的两部分，干预前者已有降低脑卒中的发病率的成功经验，但仍未解决的问题相当多；干预后者则难度较大，在最新的研究资料中可看到不可干预的因素分解后进行干预的希望。

脑卒中心理社会危险因素的干预：

心理社会因素：随着医学模式的转化，生物—心理—社会模式，向我们提出要求，脑卒中的预防不仅仅是生物学指标的干预，心理社会因素的干预同样对脑卒中发病有影响。

① A型性格的B型化。

② 内向个性向外向个性的转化。

③ 不平衡心理状态的快速消除。

④ 降低紧张性生活事件的应激程度，缩短应激时间，改变应激的情绪反应方式，如紧张、焦虑、抑郁、沉闷等。

⑤ 改变生活方式：

a. 戒烟，吸烟一是可提高纤维蛋白原、血小板聚集率、红细胞压积及与它们相关的血液黏度；二是加强动脉血管收缩和动脉内皮损害；三是减少脑血流量和灌注量。

b. 避免酗酒,酗酒可升高血压,增加甘油三脂的含量,诱发缺血性心脏病和阵发性房颤,还可增加血小板聚集,活化凝血瀑布。

c. 调整饮食结构,应当提倡适量钠盐摄人和足够含钾食物(新鲜水果、蔬菜),高钠或低钾可增加高血压的危险性,限制食用过多的动物脂肪,保持低热量饮食。

d. 增加体力活动和体育锻炼,增强体质。

⑥ 提倡亲朋好友间密切关系及邻里、同事之间的和睦关系,增加有益的社会活动和社交活动,得到广泛的社会支持。

7

溃疡病和哮喘病的心身问题

第一节 消化性溃疡病

一、溃疡病概述

消化性溃疡是指胃壁或十二指肠呈现局部的溃烂性病灶。其主要症状表现是在进食后几小时或空腹时胃部持续疼痛,发作时间表现为长期性和周期性,大多数呈胃痛、进食缓解的典型顺序;病人还常带有反酸、流涎、恶心和呕吐等症状。

消化性溃疡是一种全球性多发病,而且发病率有继续增高的趋势,其发病原因较为复杂,是由于多种因素交互作用,破坏了位于十二指肠黏膜的防卫屏障,并被胃酸和胃蛋白酶消化损伤的结果。消化性溃疡的致病因素包括遗传因素,病菌感染(主要是幽门螺杆菌),不良饮食习惯,烟酒嗜好,情绪紊乱,心理社会应激等。

二、溃疡病的发病因素

1. 生物遗传因素

(1) 遗传因素:研究发现,溃疡病患者都有家族史。西兰(L. Slun, 1970)发现,十二指肠溃疡病人的父母及同胞兄弟姐妹中,溃疡病的发病率比一般人高出 2～4 倍。还有人发现,新生儿的胃蛋白酶水平在量上有明显差别,分泌量多的婴儿,成年后往往患有溃疡病。这说明,某些人由于有高胃蛋白酶血症这种遗传素质,即先天消化液分泌过多,就造成了比别人更易罹患消化性溃疡病的后果。

(2) 病菌感染因素:人们发现消化性溃疡病人幽门螺杆菌的检出特别高,并且用抗生素能治愈溃疡,减少复发,因此认为溃疡病与幽门螺杆菌的感染有关。

2. 心理社会因素

(1) 不良情绪因素的影响

由于长期神经紧张和强烈的心理应激所产生的情绪扰乱,尤其是情绪上的"失落感"以及愤怒、焦虑、抑郁、沮丧等,对于消化系统这种情绪反应敏感的器官必然会产生功能的扰乱,以致在其他一些内外因素的综合作用下,促使了消化性溃疡的发生。在日常生活中,人们都有过这种体验,当情绪愉快、心情舒畅时,即使清茶淡饭也吃得很香;但在沮丧、悲痛或苦闷情绪的困扰下,即使海味山珍,也味同嚼蜡。这是情绪对消化系统功能的影响,祖国医学就十分重视情绪因素对肠胃疾病发生的重要作用。认为情志不舒则肝气失调,肝郁气泄,脾脏运化功能失调,胃不降,最后导致胃或十二指肠溃疡。《医学正传》中说:"胃脘当心而痛……由言痰诞食积郁余中,七情九气触于内之所致。"说明了饮食不节、情绪失调是造成本病的重要原因。研究资料表明,酸性胃液能够破坏和消化包括胃黏膜在内的一切活组织。在正常情况下,胃黏膜是不会被消化的,因为它具有一系列的保护性机制,包括黏稠的胃液及黏膜上皮的屏障作用,黏膜细胞的高度更新能力,胃壁丰富的血液供血,碱性的胰液和十二指肠液的作用,胃正常排空等,都具有防卫机制。酸性胃液的侵蚀作用和胃黏膜的防御力量,在正常情况下能保持平衡状态。但如果人处于不良的紧张情绪作用下,就会使这一平衡状态遭到破坏或削弱了胃黏膜的防卫作用,即通过交感神经兴奋和内分泌的中介作用,使胃液分泌持续升高,造成充血的胃黏膜脆性增加,从而就可能出现胃及十二指肠内壁的糜烂病灶,发生消化溃疡。

沃尔夫(1941)曾报告了一例胃造瘘伴有胃黏膜疝患者的观察情况,发现病人在情绪愉快时,血管充盈和胃液分泌增加,胃壁运动增强;在情绪低落、沮丧、自责、忧郁、悲伤之时,胃黏膜变得苍白,蠕动减慢,胃液分泌减少;而当情绪激动、焦虑、发怒或呈攻击性情感(如怨恨和敌意等)时,胃黏膜出血,胃蠕动增强,血管充盈,胃液分泌持续升高。如果这种状态继续下去,就可能使胃部发生进一步的变化,充血黏膜上毛细血管变得极度脆弱,于是胃壁黏膜出现糜烂。这种情况被认为是消化性溃疡的前奏。此外,动物实验研究上证明了这一点。有人把一群大白鼠放进一个笼子里,制造一个相互倾轧的环境,同时让它们忍受无法逃避的电击,或者它们无法休息下来。结果动物几乎都发生了溃疡病。布兰地曾进行过一项有名的实验研究。他把甲乙两只猴子关进笼子里,各坐在约束椅上,每隔 20 分钟给它们一次电击,每只猴子面前都有一个前肢可以操纵的压杆开关。其中甲猴的压杆可以切断电源,使两只猴子都免遭电击,甲猴形成条件反射以后,只要它每过 20 秒钟压杆一次,两只猴子都可以避免电击。乙猴的压杆不起作用,只好听天由命。但是甲猴必须时刻警觉,按时压杆以免电击的痛苦,因而处在一种十分紧张的情绪状态之中。结果,经过 23 天的实验后,虽然两只猴子被电击的次数一样多,但那只随时准备切断电源开关,必须疲于奔命,心理负担沉重的甲猴因情绪紧张,导致胃酸分泌过量,终因胃壁溃疡,胃穿孔,大出血而死亡。乙猴因无能为力,只好听天由命,反而情绪安定平稳,因而安然无恙。

(2) 不良人格因素的影响

早在 20 世纪初卡星(W. Cushing,1932)就发现,瘦高个子,多疑敏感的人易患溃疡病。此后,邓巴(F. Dunbar)指出溃疡病患者病前大多有如下人格特点:工作认真负责,有较强的进取心,有强烈的依赖愿望,易怨恨不满,常常压抑愤怒等。以后一些研究者

经过对大量调查研究结果的分析,认为溃疡病患者的人格特征和行为方式有如下特点:
① 有较强的竞争和勃勃雄心。有的人在事业上虽取得了一些成功,但其精神生活往往
过于紧张,即使在休闲时刻也得不到很好的松弛。② 情绪不稳定。逻辑刺激情绪反应
较为强烈,而且容易产生挫折感以及焦虑、沮丧、忧郁等不良情绪,以致造成植物神经系
统功能失调,导致疾病的发生。③ 被动服从,依赖性强,常常由于独立和依赖之间的矛
盾在行动上自信不足,因循守旧,因而易于引起心理上的冲突。④ 过于关注自身,不爱
交往,同时又惯于自我克制。情绪容易波动,却又往往喜怒不行于色,即使在怨怒之时
也是"怒而不发",这样情绪反被压抑,以致造成植物神经系统功能失调,导致疾病的发
生。有人用 MMPI 测查 60 例溃疡病人,发现这些病人在疑病(HS)、抑郁(D)和社会内
向(Si)等分量表得分明显高于正常对照组;也有人用艾森克人格问卷(EPQ)对 200 名
溃疡病患者进行测定,发现 N 分显著高于对照组,说明他们有情绪不稳定的特点。总
之,消化性溃疡者由于不良人格因素加上不良行为习惯等因素导致社会适应不良,在较
多生活事件的压力下便引起了溃疡病灶的发生。但也有人用人格量表测查发现有明显
差别,因而,是否存在独立的"溃疡病人格"尚难确定,仍有待进一步的探讨。

(3)生活事件和工作应激的影响

国外有人研究发现,溃疡病人的生活事件打分(即 LCU)明显地高于常人,说明消
化性溃疡与生活事件有明显的正相关。据报道,第二次世界大战期间英国首都伦敦遭
到德国飞机反复空袭。流行病学调查发现,这时期居民消化性溃疡而致胃穿孔的人数
显著增多。

在工作中由于负担过重,责任过大和管理不善都可能导致溃疡病的发生,这多见于
第一线的管理人员。例如,空中交通管制人员中的十二指肠溃疡发病率比空勤人员高
一倍多(F. Susser, 1967)。还有人研究了监狱看守人员及教师工作应激的远期效应,
发现他们都有工作负担过重、恐惧、角色模糊等应激体验,在长期应激影响下,这些人的
消化性溃疡的患病率较其他人高。

三、消化性溃疡的心理防治

由于导致消化性溃疡的病因是多方面的,特定的遗传因素,不良的饮食行为,情绪
不稳定和抑郁焦虑,以及其他因素的综合作用均可导致胃或十二指肠的消化性溃疡病。
因此,在治疗上也必须采用综合性医疗措施,除了药物治疗或外科手术治疗以外,医生
还要劝告病人建立有规律的生活作息制度,调整和改善饮食行为,如不要喝酒,不要吃
油煎和对胃有刺激性的食物等。但在防止溃疡病复发或病情恶化和加速治愈过程方
面,心理治疗仍有重要意义。对病人进行解释,疏导以消除不良的心理社会因素;帮助
病人稳定情绪,克服焦虑和敌意的情绪倾向,保持乐观、开朗的情绪状态都是十分重
要的。

生物反馈治疗对溃疡病有一定的疗效,治疗的目的是训练病人在不用药的情况下,

自动调节胃酸水平高低,降低胃酸水平能起到缓解疼痛和保护胃黏膜的作用。为了对病人进行生物反馈训练,需要同时使用两种技术。一种是通过鼻腔插入一个鼻胃管,让病人吞咽至胃吸出胃液,记录胃液的量并分析其酸度,另一种是让病人吞咽一个小的pH计至胃内,测定pH,并将数值报给病人,作为反馈信息,以训练病人增加pH。韦尔根(J. Welgan,1974,1977)报告了对十二指肠溃疡病人用生物反馈训练降低胃酸度的研究,结果证明,通过生物反馈训练不仅可降低胃酸度,还可使其效果持续到训练停止后的一段时间,当增加反馈训练次数时,还能增加病人控制胃酸和胃液量的能力。

第二节　支气管哮喘

一、气管哮喘概述

哮喘或支气管哮喘是一种常见的发作性肺呼吸道过敏性疾病,主要临床表现为肺呼吸道黏膜肿胀、痉挛变窄而引起的呼吸困难,如气憋、胸闷、喘息、咳嗽等。在不发作时,多数病人呼吸正常。发作时通常比较急,先是感到胸部发憋,随后即出现咳嗽和喘息。持续时间短可几分钟,长则可达到数天,症状可轻可重。严重时,病人可表现为呼吸困难,以致需要急诊治疗。支气管哮喘的成因十分复杂,一般可有两种类型。一种是外源性的,可以找到某些使人过敏(即引起变态反应)的物质,称之为过敏源,如花粉、灰尘、动物气味、食物的化学成分等,这些物质可诱发哮喘发作。另一种是内源性的,一部分可由于呼吸系统感染,如感冒或支气管炎造成,一部分则可能是由于情绪因素所致。

二、支气管哮喘的发病因素

1. 生物合理化因素

(1)各种特异性和非特异性的变异源的吸入,如花粉、灰尘、动物毛屑或是吸入大气污染中的有害气体和与油漆、化工原料有关的刺激性气体都会诱发哮喘。

(2)生活环境中过于干燥或潮湿以及过冷的空气也会诱发哮喘。

(3)细菌、病毒等导致反复呼吸道感染,产生特异性抗体 IgE,导致气管高反应状态。

(4)遗传因素:此病属多基因遗传病,甚遗传度约 70%～80%,而且病情的轻重程度与亲缘关系远近成正比。

2. 心理社会因素

曾有人报道过一个实验,一位由玫瑰花粉引起哮喘发作的病人,后来只要靠近与玫瑰花一样颜色的人造玫瑰花就可诱发哮喘发作,这说明引发哮喘发作的因素是心理作用,因为病人并没有吸入花粉。事实上,强烈的情绪波动或其他心理刺激都能诱发哮喘发作。显然心理社会因素对于哮喘病的发病和症状的加剧都有重要的作用,据资料报道,有半数以上的病人可以找到引起哮喘发作的心理社会因素,事实上临床观察已表明许多心理矛盾冲突和紧张刺激,如欲求不满、工作挫折、家庭纠纷、意外事故、人际关系紧张以及焦虑、愤怒、失望等情绪,都常常与哮喘发作有关。由于长期反复发作引起病人的焦虑、沮丧、压抑、对疾病过分的自我关注和家长、家属的过分烦恼与焦虑的心情还可以交互影响,形成恶性循环,从而促使哮喘发作更加频繁。精神分析派学者曾把哮喘发作解释为被压抑在无意识中的心理矛盾冲突的一种器官转换语言,是欲求得到援助的哭喊。行为主义派学者则认为哮喘发作是一种习得行为或条件反射作用,是不良的情绪刺激和肺呼吸道的憋气体验的偶然结合所形成的反射性行为反应。

　　由于支气管哮喘病往往发病于儿童时期,是儿童较常见的一种心身疾病,有人估计5%～10%的儿童在儿童时期的某一阶段,曾发生过哮喘病,因此,有人认为支气管哮喘的发病可能与家庭关系,特别是母子关系有关,可能是由于孩子母亲对其特别关注和溺爱或过于约束和严厉,造成了孩子的过分依赖的性格特征,并可能由于操作条件反射作用使孩子对于某种过敏源产生变态反应,从而导致哮喘病或者支气管哮喘发作,并得到母亲更多的关怀和爱护,相当于一次奖励性暗示,于是哮喘作为一种内脏习得性行为受到强化。国外有报告哮喘患儿的母亲因患儿的疾病增加了她的负担而感到恼怒,因此,有时其母会十分明显地刺激或触怒患儿,于是导致患儿心理压抑、自卑或过敏从而影响其人际交往和社会适应,增强了心理社会因素刺激的敏感性,致使病性恶化或迁延不愈。在引起儿童哮喘发作的不良心理因素中,常见的有亲子关系冲突、亲人亡故、弟妹出生、家庭争吵、心爱玩具被破坏,入托儿所或入学时突然地环境改变等,即引起负性情绪的产生,都会导致儿童哮喘发生或发作加剧。有人观察发现,患儿离开家,脱离了母亲,哮喘病症状反而会有所好转。当然这也可能与脱离了家庭里所存在的过敏源或其他刺激因素有关。但无论如何,心理社会因素在其中所起的重要作用是可以肯定的。

　　关于哮喘病与人格特征的关系,有人研究认为哮喘病人的人格一般表现为情绪发育不够成熟,具有较大的依赖性,总是希望得到别人的关照,具有较强的暗示性,很容易产生焦虑、抑郁、悲观失望等情绪,且过于敏感和关注自己,进一步妨碍了哮喘病人的人际交往和社会适应,增加了产生心理应激的机会。但也有人研究认为并没有发现哮喘病人有什么特殊的人格特性,因为不同的人格和家庭背景的人都可能患哮喘病,这个问题还有待进一步探讨。

　　心理社会因素与哮喘发作的相应机理虽然还不十分清楚,但是一般认为心理社会因素可以影响人的中枢神经系统和植物性神经系统的功能,使交感—副交感神经活动调节紊乱,并可导致机体的内分泌系统、免疫系统机能失调,加上患者肺呼吸道本身所具有的素质上的弱点而引发了哮喘病的发生。

三、支气管哮喘的治疗

1. 药物治疗

对哮喘病的药物治疗,在哮喘发作期间可用肾上腺素或其他药物进行治疗,以便改善其呼吸功能和预防发作。在平时则要避免与过敏源接触,防止呼吸道感染。此外,可用精神药物进行辅助治疗,例如,对于植物神经功能紊乱的病人,可给予谷维素口服;有睡眠障碍者可服安定。近来也有人推荐可适当应用多虑平以减少哮喘发作,同时对烦躁、焦虑情绪和睡眠障碍也有所裨益。

2. 心理治疗

对于支气管哮喘病人,由于心理社会因素特别是不良情绪刺激对哮喘发作有较明显的作用,因此,对哮喘病人进行心理治疗是会有一定效果的。

催眠治疗可以有效地改善情绪状态,调整支气管功能,最终防止、减轻或缓解哮喘发作。一般是在催眠状态下,应用年龄回退探寻和揭示幼年期的心理冲突、哮喘症结合患者的自我评价,然后改善情绪,并针对性格上的缺陷,提高人际交往及社会适应能力,最后在催眠状态下用相关的暗示进行哮喘症状的消除。经 3～5 次催眠治疗,哮喘可明显减轻。可教会患者自我催眠方法,坚持一定时间以后,哮喘发作将会逐渐得到有效的控制甚至消除。

行为治疗较多采用心理治疗。其中系统脱敏疗法,可以有助于针对患者诱发哮喘发作的因素进行系统脱敏,最终消除引发哮喘发作的相关因素。也有人采用放松训练疗法,由于病人往往对哮喘发作感到担心、焦虑和紧张,这种不良情绪会促使哮喘的发作,因此,放松训练治疗是让病人想象诱发哮喘发作的因素,应用放松功能对抗焦虑紧张情绪,从而减轻触发哮喘发作的诱发因素。同时教病人在平时学会做出松弛而平稳的反应,结果也可以减轻发作或减少用药。还有人用生物反馈训练治疗也取得一定效果。对哮喘病人如何进行行为治疗,还有一些不同的看法。有人认为,既然哮喘是以高度焦虑为起因的,治疗的重点应是消除焦虑情绪。因此,放松训练有可能减少哮喘发作的频率。即使发作也可以减低发作的严重程度,使病情缓解。另一些人则认为,焦虑情绪是哮喘发作的结果,因此,病人应学会控制那些呼吸调节机制障碍带来的不良后果,即进行呼吸功能参数的反馈训练,使其恢复至正常范围,哮喘缓解了,焦虑也自然消除了。肯恩和斯塔克(S. Khan & D. Staerk,1973)是最早试图使用呼吸能参数的反馈训练治疗哮喘的学者,并且取得了一定的疗效。他们采用前额肌电反馈放松训练,对 40 名 8～15 岁的患儿进行生物反馈,结果表明,接受生物反馈训练的病人在训练后与前 1/4 段时间相比,无论是发作的频率、持续的时间和发作的严重程度都大约减少一半,对照组则无明显改善。训练结束以后,反馈组与对照相比,疗效都十分显著,而且可维持 6 个月。

8

糖尿病与肥胖症的心身问题

第一节　糖尿病的心身问题

一、概述

　　糖尿病是一组以长期慢性血糖增高为特征的内分泌—代谢性疾病群,其病因和发病机制复杂多样,尚未最后明了。目前认为糖尿病不仅有遗传、免疫系统缺陷等生物学因素,同时,心理社会因素如:心理应激、不良生活行为方式等也与该病的发生、发展及转归有密切的关系。世界卫生组织(WHO)将其归为与生活方式相关的非传染性的慢性心身疾病。

　　糖尿病的基本病理生理改变是胰岛素分泌缺陷和(或)胰岛素作用降低导致的体内糖、蛋白质、脂肪、水及电解质等代谢紊乱,使全身组织器官能量供给出现障碍,久之引起多系统、多器官损害,尤其易累及心脏、脑血管、肾、眼底等重要器官,使之发生功能障碍甚至衰竭。

　　流行病学研究资料表明:糖尿病的发病率与地域环境、种族、人口老化、家族遗传、职业、年龄、肥胖、不健康的饮食习惯、少动的生活方式等均有关系。世界范围内糖尿病患病率有很大差异,Ⅰ型糖尿病较少见,占总发病人数的 5％左右,发病高峰年龄为 10~13 岁,北欧国家患病率最高,东南亚国家偏低,我国最低。调查显示,我国 1988—1995 年期间Ⅰ型糖尿病发病率为:0.19~1.26/(10 万人口·年$^{-1}$),明显低于其他国家同期报道水平。Ⅱ型糖尿病最多见,占总发病人数的 90％左右,发病高峰年龄在 60 岁以上。世界各国患病率亦有很大差异,欧美国家高发,据统计患病率可达 20％以上(意大利除外)。其中,美国印第安人患病率高达 50％以上,黑人患病率是白人的 2 倍。南亚、非洲患病率较低,在 3％左右。中国属于患病率偏低的国家,但由于人口基数大,因此为糖尿病大国,目前糖尿病总人数已高达 4000 万。数次全国性糖尿病患病率调查显示:患病率为 1980 年 0.67％,1994 年 2.51％,1996 年 3.21％,2002 年 4.70％,呈逐年上升的趋势,而且呈现患者年轻化的趋势。2003 年全球糖尿病患者有 1.94 亿,世界卫生组织预测照此发展速度,至 2030 年全球患病人数可达 3.66 亿。由于糖尿病是能量代谢紊乱性疾病,影响全身多系统多器官,尤其是心、脑、肾等重要器官受损害,是严重致残、致死性疾病。例如,糖尿病患者罹患冠心病或脑血管病的概率是正常人群的 2～4 倍,糖尿病人中 70％死于心梗或脑中风;因肾衰需要血液透析的病人中,糖尿病肾病占 50％左右;许多糖尿病患者因合并视网膜病变或白内障而失明。我国因糖尿病所致的医疗经费支出逐年增多,每年达 188 亿以上,占全民医疗总经费支出的 4％左右。糖尿病已经成为威胁人类健康的慢性杀手和导致死亡的元凶之一。

在临床上,糖尿病因人体重要能量物质代谢紊乱而影响全身各个系统及器官的营养供给,久而久之出现器官病变及功能损害,以症状多样化和并发症多为其特征。早期潜伏期因症状不明显而容易被患者忽视,发展到症状期可以出现口渴多饮、多食善饥、多尿、消瘦乏力等。较典型的被称之为"三多一少"(多饮、多食、多尿、体重减少),往往多见于Ⅰ型糖尿病患者血糖明显增高阶段。Ⅱ型糖尿病多为中老年人,症状往往不典型,甚或许多患者偏于肥胖而无体重减轻的变化。病程进入慢性发展阶段,除了上述症状外,还可能伴有皮肤干燥瘙痒、易细菌感染或伤口拖延不愈、反复泌尿系统感染、肢体末梢感觉迟钝麻木或肢体疼痛、月经不调、性功能减退等。当血糖水平在短时间内起伏变化过大时易出现急性并发症,如:低血糖、酮症酸中毒或高渗性非酮性昏迷等,病情严重时易危及生命,须及时救治。当病程发展到中晚期,往往诱发和出现多种慢性并发症,如:冠心病、脑血管病、糖尿病肾病、视网膜病变、白内障、末梢神经炎、肢体静脉炎、肢端坏疽、皮肤慢性溃疡等。

二、生物学因素及心理社会因素在糖尿病发病中的作用

糖尿病是一种多因性疾病,其发病原因相当复杂,既有非常明显的生物学原因,同时又有十分突出的心理、社会原因,它们互相交织,共同影响着糖尿病的发生、发展与转归。所以须从生物遗传学、心理及社会环境等多个角度来探讨其发病机制:

(一) 生物学因素

针对患糖尿病家庭及孪生儿的调查研究显示:糖尿病有明显的遗传倾向。弗洛斯(Froesch,1971 年)发现,同卵双生子成年后发病的一致性达 70％以上;在 40 岁以下发病的糖尿病双亲,其子女的发病率可达 50％;在有阳性糖尿病家族史的老年人群中其患病率高,而且,在同卵双生子的老年糖尿病患者调查中发现,即使只有一方发病,另一方也易出现葡萄糖诱导的胰岛素释放减少或周围组织细胞胰岛素抵抗现象。近年来在遗传分子生物学研究中发现,老年男性糖尿病患者的胰岛 β 细胞上的葡萄糖激酶基因位点的等位基因异常。这可以解释老年人葡萄糖诱导的胰岛素释放减少。另外,还发现一些Ⅱ型糖尿病患者骨骼肌的胰岛素受体数目正常,但胰岛素受体激酶有缺陷。虽然这些研究显示糖尿病是多基因遗传性疾病,但至今仍未查清导致发病的特异性基因的数目及确切的位点。

除遗传因素外,自身免疫系统缺陷也是不容忽视的原因之一。有研究证明Ⅰ型糖尿病患者的发病是在遗传易感基础上与自身免疫缺陷有重大关系,病毒或其他毒素入侵机体启动自身免疫系统反应,产生自身抗体,而误将自身细胞杀伤,导致胰岛 β 细胞自身免疫性损伤而使分泌功能丧失。在Ⅰ型糖尿病患者血液中可检验出胰岛素抗体、谷氨酸脱羧酶抗体以及酪氨酸磷酸酶抗体等多种自身抗体。另外,其他生物学因素诸如肥胖、种族、严重感染或创伤、胰腺组织病变或其他内分泌疾病、妊娠、衰老等,都可能导致血糖的异常变化。

(二) 心理社会因素

心理社会因素与糖尿病的发生发展与转归有密切关系。早在 20 世纪 70 年代就有调查显示心理应激、情绪紧张、心理冲突、挫折情境等能促使有糖尿病易感素质的人发病,使轻型糖尿病患者病情加重,体内血糖增高甚或出现酮体,但这些因素是否会致使正常人患糖尿病还不得而知。有研究表明在Ⅱ型糖尿病的发病机制中,心理社会因素起重要作用,其发病除遗传易感体质因素外通常与不健康的生活行为方式有关,如饮食习惯、缺少运动、肥胖、遭遇负性生活事件、人际关系紧张、环境巨变等,在引发心理应激反应的同时导致心身变化,而伴随而来的负性情绪又可加剧这一变化。

1. 心理应激与糖尿病

糖尿病的致病因素中除了生物遗传等原因外,心理和社会因素不容忽视,尤其是各种负性生活事件(如:工作压力、人际关系紧张、家庭变故、亲人亡故、意外事件等)所引发的心理应激反应对糖尿病的发生有重要影响。

在心理应激状态下能使正常人出现和糖尿病人相类似的某些表现,如多尿、血糖升高、尿糖;出现类似糖尿病样的葡萄糖耐量曲线,甚至能使血液和尿液中的酮体增加。但与糖尿病患者不同的是,正常人在消除心理应激以后,上述改变很快消失而恢复正常,而糖尿病人却很难做到。有研究表明,应激状态过后,正常人群中有少量人不能完全恢复到正常水平或恢复很慢,跟踪观察后证实他们都属于糖尿病早期,这些人往往具备糖尿病易感因素,心理应激只起到诱发作用,使症状显现出来。从生理角度分析,在心理应激和情境激动状态下,出现的高血糖是有目的的代谢警戒反应,是要对大脑和神经系统提供充分的能量供应以满足机体在紧张状态下的生理需求,属于机体生理代偿性保护机制。但在这种情况下,具有糖尿病易感素质的人或处于早期无症状阶段的糖尿病患者都易诱发糖尿病。

负性生活事件易导致负性情绪的产生,如焦虑、紧张、恐惧、抑郁、无助、悲愤等,久而久之可出现认知能力低下,注意力、记忆力减退,自控力差、行为异常等心理变化,甚至出现人格障碍。

在临床上,医师们常常会观察到一些病人在控制饮食和治疗药物不变的情况下,由于负性生活事件的刺激而使病情骤然加重。西蒙德(Simmonds et al, 1981)对治疗效果良好和效果不良的两组糖尿病患者进行对照分析,发现心理应激状态与血糖控制不良呈正相关。亦有大量的实验研究均可验证心理应激与糖尿病的密切关系,比如:高特希(Goetsch et al, 1990)采用"快速心算"的实验刺激法发现,在实验中患者血糖明显升高,且与应激强度呈正相关。国内许多类似的人工应激实验亦有相同的结果。另外,凯默尔(Kemmer,1988)发现在急性应激状态下,正常人和糖尿病人均可唤起心率、血压、肾上腺素、皮质醇增加,但短期内不会引起血糖、酮体和游离脂肪醇变化,只有当心理应激状态持续存在呈慢性过程时,具有糖尿病遗传特质或免疫缺陷的人才会出现糖代谢紊乱,而且当应激状态消退后,糖尿病人不能像正常人那样很快恢复。

2. 社会支持对糖尿病的影响

糖尿病患者是一个庞大的社会群体,据统计,中国患病总人数已达 4000 万左右。糖尿病一旦被确诊,就需要终身治疗,对病人及其家庭带来的精神压力和经济负担是可想而知的。由良好的社会生存环境,医疗条件及家庭的积极关注共同构成的支持网,对糖尿病患者的治疗和康复有极重要的影响。特别是在漫长的治疗过程中给予病患心理上的支持与帮助,疏导不良情绪的困扰是控制疾病向好的方向转化的重要辅助手段。对糖尿病患者现状调查发现,糖尿病患者的社会支持普遍较少,他们或多或少遭遇各种负性生活事件打击,处于心理应激状态中,同时,因疾病或自身人格改变等原因,导致社会接触量锐减,这样更加重了对患者的不利影响。当对负性生活事件采用消极的应对方式以及缺少有力的社会支持来缓冲压力时,往往促进糖尿病的发生或导致病情加重。

美国医学心理学专家合编的糖尿病家庭行为量表可以更科学规范地研究家庭支持与糖尿病患者血糖控制的关系,该量表适用于成年人及儿童。麦克凯尔维(McKelvey,1993)应用该量表进行调查对比研究显示:将家庭支持度高以及与亲生父母生活在一起的患儿与家庭支持不良或与继、养父母生活在一起的患儿对比,前者血糖控制好、病情恢复快。沙弗(Schafer et al, 1986)对成年人糖尿病患者调查分析结果也显示家庭支持行为不良与糖化血红蛋白水平升高显著相关。

3. 糖尿病人格特征及其影响

关于人格因素问题,经过回顾性调查,发现糖尿病患者往往具有心理发育不成熟,缺乏自信心和安全感,被动依赖性强和优柔寡断等人格特征,少数还具有"受虐狂"的某些倾向,曾有学者把上述这一群心理特征称之为"糖尿病人格"。但后来的一些研究结果认为上述这些人格特征并非糖尿病患者所独有,也常见于其他慢性病人,因此难以定论,所以"糖尿病人格"这一名词未被广泛采用。但有许多学者在研究糖尿病人群个性特征时,发现该群体仍具有一些共同之处,如曼特(Menter)等对 500 名相同年龄、性别和文化背景的糖尿病人与正常人对照组进行比较研究,发现糖尿病人行为较退缩,缺乏自主性,性格较内倾,爱抱怨,躯体不适主诉多。徐秀峰等(1995)采用明尼苏达多项人格测查(MMPI)对 82 例 II 型糖尿病患者进行调查也显示出上述个性特征,具备此特征的人通常采用否认或压抑等方式处理外来压力。近些年来,在研究儿童及青少年 I 型糖尿病心理特征方面发现儿童及青少年的自我发展对糖尿病自身代谢控制有很大影响。自我发展的成熟度(冲动控制、道德发展、人际关系等)越高,对治愈疾病的自信心就越高,能主动配合治疗和自我管理,血糖控制也越好。

三、糖尿病患者常见的心理问题

糖尿病作为一种应激源,有许多不同于其他疾病的特点,这些特点使它成为一种特别难以应付的应激源,对患者造成极大的身心伤害,这种应激源的特点如下:

(1)糖尿病是慢性且难以彻底治愈的疾病,到目前为止,对糖尿病尚缺乏有效的根治方法。一旦患病,病人就不得不坚持长期治疗,与疾病抗争,这往往易形成巨大的心理压力,成为许多心理冲突的根源。

(2)糖尿病的治疗必须医患紧密配合,尤其病人应有很好的遵医行为,严格遵守治疗用药规则;还必须要改变自己多年形成的生活方式和饮食习惯,尤其是必须采用糖尿病饮食疗法。严格的限食限量对许多患者都是难以适应的考验。

(3)糖尿病的发展进程中,易受一些因素影响(如:负性生活事件刺激引起的情绪波动、感染、意外伤害等)引起血糖剧烈变化,出现急性并发症,如低血糖,酮症酸中毒,高渗性非酮性昏迷等,一旦发生即较严重,甚至危及生命。对患者心理刺激极大,加重对疾病后果的恐惧和对未来的忧虑,因此,每一次波动都是对病人的严峻考验,成为病人难以应对的挑战。

(4)糖尿病属代谢紊乱性疾病,由于长期能量代谢障碍,渐渐引起全身多系统多器官病变,产生慢性并发症,如合并冠心病、脑血管病、糖尿病肾病、眼底病变引起视力障碍、皮肤溃烂、肢体疽坏等,更加重患者的身心痛苦,严重影响生活质量。

(5)糖尿病对儿童青少年的不良心理影响尤其严重。由于这个年龄段的病人病情波动较大,所以在治疗和饮食控制上要求严格,不得不过着与健康孩子完全不同的生活,各方面的限制使他们的成长空间变小,和同龄人的距离拉大。

遭受到上述这样特殊的应激源刺激,患者可以出现多种多样的心理行为反应,最常见的临床心理表现特征有:早期无症状阶段被查出血糖异常后因缺乏相关保健知识而表现不在乎、无所谓、不遵医嘱执行治疗,不能坚持糖尿病饮食,任病情发展,往往会延误治疗;当病情进展到症状期或出现各种急慢性并发症时,在疾病带来躯体不适感时,产生紧张、恐惧、焦虑不安、急躁易怒等负性情绪反应,甚至悲观失望,出现抑郁症状。一些临床研究显示糖尿病人抑郁症发生率高达61%(宁布,1996)。香港中文大学学者对医院糖尿病中心的300名患者问卷调查显示,约1/3的患者有长期的心理障碍,约70%的患者感到有压力并难以控制情绪,甚至有自杀倾向;长期患病往往使患者出现性格上的变化,尤其是儿童及青少年表现出性格孤僻不合群,幼稚性,依赖性强,优柔寡断,具有不安全感,好抱怨,疑病,主诉躯体症状多,情绪不稳定。另外,临床研究发现,糖尿病与精神病的关系也较密切,有统计数据显示,精神疾病伴发糖尿病的比例是15.1%,是普通人群发生率的6倍,其中以精神分裂症及反应性精神病较多见,且血糖高低与精神异常程度呈正相关,其原因尚不明了,可能与抗精神病药物影响糖代谢的机理有关。

四、糖尿病患者的心理评估与干预治疗

1. 心理评估

常用心理会谈及心理量表测查这两类方法收集患者的心理信息,综合分析评判其心理状态及性格特征,以此得出临床心理评估结论,用以指导临床心理干预与治疗。

糖尿病患者尤其是病程进展到中晚期,伴有多种严重的情绪障碍合并症,常见的有焦虑、抑郁等。所以,临床常采用焦虑自评量表(SAS)和抑郁自评量表(SDS),通过测量结果分析,来了解患者的心理情绪状态及其严重程度。

另外,还可采用社会支持量表,应对方式问卷,生活事件量表等来了解患者的生存环境,社会支持度及其常采用的习惯性应对方式。

2. 心理干预治疗

由于糖尿病的发病原因十分复杂,病情变化多端,病程漫长,多数人潜伏发病,一经发现则持续终生,早期易被患者忽视,而发展到中晚期,出现各种并发症又会带来巨大的心理压力和各种消极情绪。由此可见,心理社会因素不仅与糖尿病的发生发展相关,而且对其病情转归和预后都有明显影响,所以,临床心理干预治疗是非常重要的辅助手段。有效的心理治疗不仅能帮助患者减轻或消除负性情绪对身体的不良影响,还能转变患者对疾病的消极观念和态度,促使患者积极配合医生的治疗,得以有效控制疾病,对延缓病程进展,改善预后起到积极的作用。心理干预治疗通常采用综合方式进行,并可因人而异制订不同的方案,比如:可采用心理咨询与健康咨询方式,或发放宣传资料,一对一咨询或小组、团体咨询辅导等方式。

(1)健康教育与宣传

应包括对糖尿病的发病机理简要的说明,针对临床常见的类型及其表现可以选择和采用哪些有效的治疗方法,糖尿病的饮食调配和能量控制、运动锻炼的方法等。

对糖尿病的教育与知识宣传适用于每一个糖尿病患者,能使他们对自身所患疾病有较透彻的了解,纠正错误观念或知识盲区。对早期忽视治疗或过于紧张悲观等心态进行调适。患者在接受健康教育宣传后,增进了对糖尿病基本知识的深入了解,有助于建立起与医生密切配合和遵从医嘱的良好行为,提高自我管理的能力。

(2)认知与行为疗法

糖尿病人由于病程长期迁延,病情反复波动,时刻担心有可能出现比糖尿病本身还要严重的其他并发症,使患者十分焦虑、恐惧、沮丧、抑郁和痛苦,忍受着沉重的心理压力。疾病使患者经常陷入难以自拔的消极情绪状态中,而反过来,消极情绪又往往成为病情反复和持续恶化的根源,形成恶性循环,患者进而产生严重的挫败感,自我怀疑,无望无助等负性态度,甚至自我放弃。

可采用认知疗法及理性情绪治疗,来打破这一恶性循环,重新梳理患者的认知和情绪,去除不合理的成分,重建合理的自我认知框架并学会调控情绪,增强其战胜疾病的信心,在治疗中确立"打持久战"的心态。在改变认知的基础上,建立起良好的行为模式,做到自觉配合治疗,严格遵医嘱用药,学会注射胰岛素和血糖尿糖自测,控制好饮食和运动量等,对患者的遵医行为和良好表现要及时给予表扬鼓励,必要时用代币制行为疗法,以强化其正性行为。

近些年,一种由斯诺克(Snook)等人创建的集体认知行为疗法在糖尿病患者的群体心理治疗中显现出良好的临床效果。其原理是通过认知重建、自我情绪管理以及患者相互示范的影响来促使患者心理转变,对所患疾病树立起正确的认知和态度,摒弃错误的观念和梳理非理性的情绪,提高自我管理的能力和自觉性。其操作方法与过程大致是:预先制作训练手册及详细说明书,并发放给每一位参加者,让其对活动有充分的了解。然后,按小组划分,以5～8人/组为宜,每周小组活动1次,每次活动时间2小时,每次围绕1个主题展开讨论;连续四周,共四个主题,分别为:

第一周:讨论认知是如何影响情绪和行为的,即:非理性观念的产生根源。

第二周:讨论应激与糖尿病的关系,并指导患者用理性态度和正确的方式来应对各种应激事件,以预防减轻应激反应所产生的心身伤害。

第三周:讨论糖尿病可能产生的各种并发症及预后转归,使之能理性面对疾病,采取积极的应对方法,同时可减少盲目的恐惧和焦虑情绪。

第四周:围绕"糖尿病与社会因素"展开讨论,学习如何从自己所处环境中寻求帮助和支持,如何处理来自他人的正性的或负性的反应等。

另外,糖尿病合并某些严重心理症状如:焦虑、抑郁等,在心理干预治疗的同时应在精神科或临床心理科医师指导下,选用适当的抗焦虑、抗抑郁类药物口服治疗,以尽快消除或减轻这些症状所带给患者的不适。

第二节　肥胖症的心身问题

一、肥胖症概述

肥胖症是指摄食热量多于人体消耗量而以脂肪的形式贮存于体内,使体重超过标准体重的20%或体重指数大于25的情况。标准体重的计算方法是身高减105,得数转换成公斤(kg),例如,一个身高1.6米(即160厘米)的人,就是160－105＝55,他(她)的标准体重为55公斤,如果超过55公斤的20%以上,即66公斤以上就属于肥胖,超过越多,肥胖就越严重。体重指数的计算方法是体重(公斤)/身高(米)^2(即 kg/m^2)。再如一个体重55公斤,身高1.6米的人,他的体重指数是55/1.6^2＝21.5。该数值在25以下,属正常体重,如果所得数值大于25以上,即体重要超过64公斤,就属于肥胖。

一般认为数值在 20～24.9 为正常体重,相当于 64 公斤以下,如果数值在 25～29.9 为轻度肥胖(相当于 64～76.5 公斤,定为一级);如果数值在 30～39.9 为中度肥胖(相当于 76.8～102.1 公斤,为二级);如果数值在 40 以上(相当于 102.4 公斤以上,定为三级属严重肥胖)。

肥胖是当今世界一种较普遍的身心问题,而且肥胖率有逐年升高的趋势。全世界肥胖率最高的是突尼斯、美国、沙特阿拉伯和加拿大等国。最低的地方是中国、马里、日本、瑞典和巴西等国。一般,女性肥胖率高于男性。据估计,美国至少有 24％的男性和 27％的女性是轻度肥胖以上(Kuezmaski, 1992)。近年来,在我国人群中的肥胖率也在不断升高,特别是儿童,据估计在城市地区儿童肥胖率超过 10％。

肥胖是内分泌系统中的一种常见的心身障碍。它不仅是一个心身问题(即医学问题),因为它与高血压、心脑血管病、糖尿病、关节损伤和死亡等相关联,可危及个体的健康与寿命;同时它也是一个心理问题,由于现代社会文明往往过度推崇苗条身材,使成人和小孩都对肥胖厌恶。这样使肥胖者会产生没有苗条体型不被人喜欢的感受,从而降低了自尊感,并经常体验到沮丧和抑郁的情绪。

二、与肥胖症有关的成因

肥胖症的成因是相当复杂的,既有生物遗传因素,也有与心理、社会、文化相关的因素,肥胖是这两方面因素相互作用的结果。

1. 生物学因素

(1) 遗传因素

有调查研究结果表明,若父母一方肥胖,其子女肥胖的概率约为 40％,若父母皆肥胖,其子女的肥胖率可达 80％,相比之下,如果父母偏瘦,其子女的肥胖概率只有 7％ (Gamet, 1981)。在对双胞胎的研究中,为了避免相同生活环境的影响而把同卵双生子(基因相同)分开抚养。有人考察了 93 对分开抚养的同卵双生子,结果有 66％～ 70％的同患率(Stunkards et al, 1990)。这表明遗传是决定肥胖的重要因素。还有人用领养子女来考察遗传对肥胖的影响,他们将领养子女的体重与养父母及生父母的体重加以对照,斯迪卡德等人去丹麦搜集了约 540 名养子女和他们的生父母、养父母的资料。结果表明,养子女的体重级别和他们生父母的体重级别高相关,而和养父母的体重级别无关。此研究表明,遗传因素在预测肥胖中起着重要作用。但是,遗传倾向是如何表达的尚待深入研究。有人认为与遗传有关的因素还有人体新陈代谢率,而脂肪细胞数量也与肥胖的遗传因素有关。

机体在锻炼和活动时需要消耗能量,为了进行维持基本生理机能的生化过程(如呼吸、心跳、血压等)机体也要消耗能量,这种能量的使用率称为"静息代谢率",也是具有高度遗传性的(Boucharh et al, 1990)。低代谢率可能与肥胖有关,其原因在于安静状态时代谢率低的人燃烧的热量少。美国的一项研究以 126 名印第安皮马人(Pima Indian)作为研究对象,因为他们的肥胖率出奇的高(约 80%～85%),是引起人们特别关注的一个族群。通过 40 分钟内的呼吸,评估他们的代谢率。研究中要求他们静止不动,然后测定其消耗的氧气量和呼出的二氧化碳量,随后研究人员进行了为期四年的体重变化和代谢率的跟踪监测,发现那些体重大量增长的人(严重肥胖的人),就是研究初期代谢率最低的人。

肥胖的遗传倾向还可以用脂肪细胞的数量来解释。标准体重的人拥有约 250～350 亿个脂肪细胞。这些细胞的作用是在能量盈余时储存脂肪,能量不足时消耗脂肪,严重肥胖的人脂肪细胞可达 1000～1250 亿个(Sjostrom,1980)。细胞数量主要是由遗传决定的。

(2) 其他生物学因素

大脑受损的因素可表现在下丘脑病变或损伤,如肿瘤、炎症或创伤的时候,对摄食活动的正常生理调节会受到破坏。如果下丘脑腹内侧(饱食中枢)被侵蚀则外侧的摄食中枢(饥饿中枢)相对兴奋,造成贪食无厌,一段时间后就会导致肥胖症。

内分泌因素见于柯兴氏病,甲状腺或性腺功能低下,糖尿病,胰岛 β 细胞瘤和胰岛素分泌过多等原因可引起继发性肥胖症。

此外,年龄和性别也是一个有关的因素,从童年到 50 岁之间肥胖症呈直线上升趋势,20—50 岁组肥胖症增加 3 倍;但到 60 岁以后肥胖症患者的比例明显下降,这可能是由于老年组的肥胖者死于心血管病的人数增多之故。从性别因素看,肥胖症患者女性高于男性,到 50 岁以后更为明显,其原因可能是绝经期后雌激素分泌减少,从而促进了脂肪的合成。

2. 心理、社会、文化因素

主要是指那些对摄食行为进行调节以保持正常体重,或者说是指那些能促使人多食与活动减少从而导致肥胖的与心理、社会、文化相关的影响因素。

(1) 社会发展带来的影响

都市化和工业快速发展使人口集中,交通发达,不仅大大减轻了人们的劳动强度,也缩小了人们体力活动的范畴和消耗。特别是通讯事业的发达,使人们坐在家里就可得知天下大事,可以观看各种比赛,欣赏音乐和戏剧,而不必为往返于体育场馆与剧院等而奔波,消耗体力。这些社会因素都是人们体力活动和消耗减少而导致发胖的原因之一。也就是说,这些社会因素造成了导致人们肥胖增加的社会环境。

(2) 社会经济地位和文化评价的影响

西方已有大量研究资料表明,经济收入少或处于社会底层的人群,肥胖症的患病率明显高于社会经济地位高的人群。如美国,有色人种或少数民族,尤其是黑人肥胖症患病率明显高于白人的。据报道,在成年女性中相差五六倍之多;男性也有类似倾向。至于社会文化评价的影响,尽管在今天,肥胖已被许多人看作是对人类健康的威胁,但在某些民族中,肥胖却被当作财富与美的象征。例如,肥胖的中年男性就被认为是在事业尤其是商业上有成就的人,是无所忧虑、无所畏惧且快活的人。这种社会文化评价可以强化人们的过食行为,故肥胖症可以成为社会条件性作用的结果。

(3) 人格、情绪状态和摄食形式的影响

从表面现象来看,大多数肥胖症患者,之所以肥胖,主要是由于他们吃得过多。但为什么吃得多,则有更深刻的心理根源,例如,有人认为,吃得多的人很可能是因为有着要通过进食来解除自身难以接受的人格中的问题(如自卑性格)和情绪中的问题(如焦虑情绪);或者说通过摄食来满足自身对安全和自尊的需要。因而出现了过食行为的肥胖的现象。

此外,有人认为,在摄食形式上,肥胖症患者和正常体重者可能有着重要的差别,曾有人做过这方面的实验。科赫(A. Koch,1964)让肥胖者与正常体重者都不吃早餐,于上午9时到实验室。在4小时的实验过程中记录他们的胃收缩,并每隔15分钟问他们是否感到饥饿,而后比较他们的胃收缩记录和饥饿的自我报告。结果表明,对于正常体重者来说,胃收缩与饥饿报告恰好一致,而肥胖者的饥饿感与他们胃收缩则很少有关系。斯切赫特等(1968)进一步设计了一个实验,以了解上述实验结果是否也可用于摄食行为。他们先给一些被试三明治吃,另一些则不给,而后请所有被试参加饼干品味测验。结果发现,正常体重者中已经吃过三明治的人比没有吃过者吃饼干的数量要少得多;而在肥胖者中,两种情况下吃饼干的数量却一样的多。这说明科赫的上述研究结果也适用于摄食行为。与正常体重者不同,肥胖者的饥饿感和摄食量与胃的状况无关,正常体重者似乎主要以内部线索如胃肌的收缩和胃的胀满情况来报告其饥饿感和调节饮食量;而肥胖者则可能主要是根据外部线索,如吃饭时间和食物色、香、味等。斯切赫特还做了一个很有趣的实验,让正常体重者和肥胖者都单独在房里呆半小时,房里放一台可造假的时钟,下午5:05开始试验,到该吃饭的时候,有一半被试,时钟运行速度比正常快1倍,半小时实验结束,时针指向6:05;另一半被试,钟运行速度只有正常的一半,半小时实验结束,时针指向5:20;半小时实验后,被试吃甜饼。结果发现,时间的假象刺激了肥胖者进食,而对正常体重者则无影响。肥胖者似乎推测:"如果是6:05,我准饿了!"于是摄取大量食物,而不依赖于饥饿的内部线索。

这些实验表明,正常体重者和肥胖者在摄食型式上确有差别。肥胖者主要是依外部线索而不是身体的自然需要或内部线索来调节自己的摄食活动。虽然摄食型式这一因素在肥胖症病因中的作用还有待证实,但至少可以认为与肥胖症患者体重的维持和增加有一定关系。

(4) 心理应激的影响

心理应激与肥胖症有密切的联系,这表明现在心理应激既可作为肥胖症发生和加剧的一个原因,又可成为肥胖症的结果之一。前面曾提到,许多吃得过多的原因之一可能是由于他们有着通过摄食才能解除的人格问题。其中主要的问题实际上就是心理应激在肥胖症中的作用,往往是以心理应激和消极情绪为中介的,而消极情绪又是心理应激状态下所伴随的一种心理反应。

　　心理应激与消极情绪之所以导致某些人多食和变胖，是由于这些人需要通过摄食活动来缓解或减少其消极情绪，如焦虑，恐慌等。沃尔夫（Wolff，1932）等人认为在心理应激条件下食欲的增强趋势是来自潜意识的情绪因素，进食活动使其得以满足，这种满足又补偿了情绪上的挫折。如果进一步问及，摄食为何能对抗焦虑并缓解痛苦情绪？据认为是因为这些人不能区分饥饿和其他的心理生理激发状态，也就是说，他们可将害怕、焦虑、厌恶或内疚等情绪紊乱和饥饿感相混同，一概地以摄食来寻求解脱。有人认为，区分饥饿和其他心理生理唤起状态的能力，是一种必须从婴儿期就学会的认知能力。有经验的母亲能依据婴儿哭叫来区别其饥、渴、疼痛、不适、害怕和抚慰的不同要求，并以最适当的方式来对待。但没有经验的母亲则可能将孩子的任何哭闹都当作饥饿，都以喂奶来反应。因而，布鲁茨（P. Bruch，1961）认为，正是这种频繁、过度的喂养活动引起肥胖症；同时，由于这些人从未学会辨别饥饿、愤怒、恐惧或焦虑等情绪状态的差异，这可能构成了成年期肥胖症的童年期根源。

　　肥胖症不仅可以成为许多器官疾病的体质基础，而且可以成为心理应激和紧张情绪反应的刺激。由于社会文化因素的影响，在一些国家里，肥胖常会受到人们消极的评价，这在儿童和少女尤为明显。例如有人以幼童为对象，收集了他们对胖男人和胖女人的评语。这些孩子所用的描述词语几乎全部都是消极的，其中有"懒惰"、"脏"、"肥猪似的"等。虽然成年人不会仅仅依据人的外表来做出肯定或否定的评价，但据社会心理学研究认为，在人际交往中"第一印象"是很重要的。这样，肥胖的人在一些场合就可能处于不利的地位。

　　同时，肥胖者本人对自己的身体形象也往往会有消极的评价，在相应的社会文化因素的影响下，他们可能经常体验到心理应激的作用。研究资料表明，在女性中，尤其是青少年女性中，其焦虑水平与他们所知觉的肥胖或超重程度之间有直接的联系，即越是认为自己肥胖的人，就越是感到紧张、恐惧和不安。虽然肥胖者并不全部都消极评价自己的身体形象，但确有不少人对自己的肥胖怀有自卑感。肥胖者所造成的心理应激反应，主要表现在情绪紊乱上，他们贬低自己的身体形象，感到自己的体形令人讨厌，是难以接受的，甚至用轻蔑或敌意的眼光看待自己肥胖的身体，从而导致情绪低落、忧郁、失望甚至绝望；同时值得注意的是，近年来有些本来并不算肥胖的青少年，特别是女孩子竟也认为自己过于肥胖而盲目的节食，甚至导致严重的厌食症。

　　此外，肥胖症所造成的心理应激还会进一步地限制某些人的身体活动，例如有的人可能会由于感到自己在人前显得"相形见绌"而不愿外出与人接触，这种退缩行为和身体活动减少反过来会增加肥胖者的体重。

　　总之，肥胖症是由综合性因素造成的，它的成因相当复杂，尚待进一步进行系统的研究。

三、肥胖症的治疗

(一) 心理行为的治疗

肥胖症患者的心理治疗主要是纠正其对肥胖的不正确认识和态度,调整和改善其情绪状态,增强对心理应激的应付能力;控制自己的饮食量并增加体力活动量。传统的心理治疗和认知行为矫正疗法联合应用常可收到较好的效果,常可达到减肥的目的。近年来,行为治疗技术得到了相当广泛的运用,其中重点是要让肥胖患者对自己的摄食行为和活动实行自我监测和自我控制。这些方法都可在一定程度上使病人的体重减轻,但长期效果还不够理想,还需要进一步的探讨。

1. 传统的心理行为疗法

传统的心理行为疗法假设肥胖是过食和运动不足的产物,因此,治疗的重点是使肥胖者形成正常的饮食摄入模式,就意味着患者要一直节食。斯图尔特等人(Stuart,1967;Stuat & Davis,1972)设计了一种治疗肥胖的行为疗法,主要是监控食物摄入,改变不正确的饮食线索,奖励合理饮食行为,这一方法在医院和临床上被广泛应用,旨在鼓励患者依据生理反应,即体内线索进行饮食,避免受到外部线索环境或厌烦、抑郁心境等的影响。但遗憾的是"通过传统心理行为疗法减轻的体重往往不能得到很好的保持"(Brownell & Wadden,1993)。

2. 多维度疗法

多维度疗法强调跟踪治疗,并从多维度视角来审视肥胖治疗。由于传统的心理行为疗法,往往失败多,成功少,因此坚持长时治疗的多维度行为疗法逐渐盛行起来。近期的综合性的多维认知行为疗法旨在拓宽肥胖的治疗思路,将传统的自我控制法与信息、锻炼、认知重建、态度改变和复发预防等整合起来(Brownell, 1990),布罗内尔和瓦登(Brownell & Wadden)不仅强调采用多维取向的必要性,还强调因人而异地选择治疗方法的必要性以及强调筛选部分病人参与治疗的重要性。这种疗法的效果分析表明,治疗过程中,患者的体重每周平均减少 0.5 kg,在第一年,他们体重减少可维持在大约 60%～70%,但以后再过 3～5 年,体重又回升到基线水平,因此,威尔逊在一项关于肥胖治疗的文献综述中指出,尽管自 20 世纪 70 年代以来,肥胖治疗效果已有所提高,但成功率仍然较低。

3. 节食疗法

节食疗法在肥胖症治疗中的作用,主要是要求肥胖症患者通过减少食量来重新调整他们的能量平衡,认为如要减轻体重,必须对饮食行为进行认知调整,即肥胖症患者应拒绝食物的诱惑,应设置认知限制,压制饱食的生理界限等。虽然在所有的肥胖症治疗方案中均推荐某种形式的节食方法,但节制饮食的方法又会带来某些不良后果。瓦登等人(1986)报告说,节食会加重肥胖症患者的抑郁症状,执行节食治疗或肥胖患者产生焦虑、抑郁和挫折感等负面情绪以后常出现阶段性的暴饮暴食现象,这对于减肥是有害无益的。

（二）肥胖症的药物治疗

有的国家（如英国）法律规定，只有肥胖症患者体重指数达到 30 或 30 以上才允许实施药物治疗。有些抗肥胖药物如冯氟拉明和右芬氟拉明在治疗肥胖症方面虽有显著疗效，但由于它们可能与心脏病发病有关而被禁止销售使用。目前，有两组抗肥胖药物较常使用，第一组药物是作用于胃肠系统的，对于减少脂肪吸收有明显效果，其中一种药物是奥利司他（Orlistat），它可以帮助患者成功减肥（James et al,1997；Rossner et al,2000），但这种药物也会有副作用，如腹泻和大便失禁。第二组药物主要作用于中枢神经系统，用来抑制食欲。常用的有芬特明（pnentermine）和西布曲明（sibatramine）。前者作用于儿茶酚胺通路，后者作用于去甲肾上腺素和 5-羟色胺通路，此前已有恶心、口干和便秘等副作用的报道，但证据表明它们对于治疗肥胖症是有效的（Lean,1997）。有研究者认为药物治疗肥胖症只有在其他方法失败的情况下才建议使用，而且每次服用不应超过三个月，当服用后体重无法减轻 10％时则应停用（Kopolman, 1999）。

（三）肥胖症的手术治疗

肥胖症的手术治疗方案有 20 多种（Kral, 1983,1995），但最常使用的两种是胃旁路术和垂直带状胃成形术（Mason,1987）。黑尔默等人（1980）发现手术后减肥明显且易保持，同时可伴随饱足感，产生身体意象和饮食行为的变化。斯顿卡德（1984）甚至认为"对于严重肥胖者来说，最有效的治疗是手术治疗"。但和节食治疗一样，实施手术的肥胖症患者体重可能会再度反弹，恢复以前的体重。此外，患者还会面临手术和麻醉的风险（Mason,1987）。因此，肥胖症的手术治疗仍需审慎。

四、结论

由于肥胖症与诸多健康问题有关，已经引起人们特别是医学界人士的普遍关注，对于肥胖形成的原因，除了遗传因素比较明确以外，其他因素仍然众说纷纭，甚至互相矛盾，这些都表明这一领域的研究尚不充分和完善。关于肥胖症的治疗，行为治疗、药物治疗和手术治疗都是有效的，但都有一定的副作用，目前，一般认为适当的调控饮食和适当的增强体育锻炼仍然是维持适当体重和减肥比较安全、有效和可靠的措施。

9

精神因素与恶性肿瘤

第一节　恶性肿瘤致病因素概述

恶性肿瘤(癌症)是严重危害人类生命及健康的重大疾病,其死亡率位居人类疾病死亡人数的第二位,每年全世界新产生癌症病人约 900 万,每年癌症死亡人数达 700 万。世界上死亡人数中有十分之一的人死于癌症,其中 60％死于肺癌、胃癌、大肠癌、肝癌、乳腺癌、口腔癌、子宫癌等 7 种癌症。癌症是我国居民死亡的主要原因之一,2000 年我国居民每死亡 5 人中,即有 1 人死于癌症。2008 年最新的癌症统计数据为中国每年癌症新发病例为 220 万人,因癌症死亡人数为 160 万人。自 20 世纪 70 年代以来,我国癌症死亡率一直呈持续增长趋势。近 20 年来,癌症在中国成为最大杀手。

目前普遍认为恶性肿瘤发病机理是遗传因素与环境因素共同作用的结果,癌症的致病因素包括内源性因素和外源性因素。内源性因素指机体内部结构和功能的改变,如遗传、免疫、代谢、神经体液调节等。外源性因素主要指人们赖以生存的自然界中的各种致癌因素,如物理、化学、生物等。但不管是内源性因素还是外源性因素,精神(心理)因素在癌症发生中所起的作用越来越受到人们的重视。现代医学对癌症防治研究已经转向生物—心理—社会医学模式,国内外的学者对于心理因素与癌症的关系进行了一系列的研究,认为心理社会因素可能是人类恶性肿瘤发病因素的重要组成部分,在此基础上建立的心理社会肿瘤学(psycho-oncology)专门研究肿瘤领域中的心理社会与心理生物问题,研究心理社会因素在肿瘤的发生、发展、康复及生存中的作用。

一、内源性因素

1. 遗传因素

肿瘤的发生与个体遗传易感性密切相关,某些含有害基因的遗传缺陷型病人中 80％～90％将发生癌症。一些肿瘤是按照孟德尔方式遗传的,如家族性结肠息肉、I 型神经纤维瘤以及 Wilms 瘤、视网膜母细胞瘤和神经母细胞瘤。异常基因有明显的家族倾向,在父母都因癌症而去世的子女中,子女携带异常基因的概率是正常人的 50～100

倍。异常基因的出现是细胞癌变的基础,各种致癌因子是启动异常基因突变的诱因,异常基因变成癌基因与免疫功能失调有关。某些肿瘤的发病率在不同种族中有显著差异。

2. 免疫状态

人体的免疫状态与肿瘤的发生发展、复发和转移有着密切的关系。免疫功能降低,则恶性肿瘤的发生率较高,转移复发率也升高。机体抗肿瘤免疫效应中以细胞免疫为主,体液免疫起重要作用,如先天性免疫缺陷,各种因素导致免疫力下降,如因长期应用免疫制剂,其肿瘤发病率高于正常人多倍。

3. 内分泌失调

研究表明内源性雌激素水平与某些妇科肿瘤发生有因果联系。性激素平衡紊乱,逾量激素的长期应用,如雌激素、垂体促性腺激素、甲状腺激素可诱发卵巢癌、睾丸癌、子宫癌、甲状腺癌。

4. 年龄因素

肺癌、肝癌、食管癌多见于 40 岁以上,淋巴瘤、母细胞瘤多见于青少年。

5. 胚胎残存组织

有畸胎瘤,皮样囊肿等。

二、外源性因素

1. 环境因素

阳光中紫外线辐射对人有致癌作用。在美国,每年有 50 万人患皮肤癌,为所有癌症发病率的 1/2。流行病调查结果表明,其中主要为接触阳光较多的人。宇宙射线、土壤或建筑材料等中的电离辐射也会致癌。芳香胺类广泛应用于橡胶、制药、染料、塑料等行业,可诱发尿路癌症。烷化剂类如芥子气、环磷酰胺、灭菌剂、杀虫剂等,会引起白血病、肺癌、乳腺癌等。氨基偶氮类常被用作纺织品染料或食品添加剂,可诱发肝癌。

2. 生物因素

世界卫生组织、美国癌症协会和美国国立卫生研究院对近年来美国和世界各国的癌症情况的统计和研究,首次明确提出微生物(包括病毒和细菌)感染是导致癌症发生的重要原因之一。全球癌症约有 17% 是由微生物感染引起的,但是在发达国家和发展中国家所占的比例不尽相同。在发达国家,如美国,微生物感染导致的癌症只占约 7%,而在发展中国家微生物感染所致的癌症可达 17%。感染所致的癌症现在可以明确的是肝癌、宫颈癌和胃癌等。乙型和丙型肝炎病毒都可以引发肝癌,人乳头瘤病毒导致宫颈癌,EB 病毒在鼻咽癌的发生发展过程中起着重要作用。长期慢性炎症、创伤及异物刺激也会引起癌症。

3. 其他因素

卫生部印发的《中国癌症预防与控制规划纲要》(2004年—2010年)中表明,我国癌症发生的主要危险因素依次为吸烟、乙肝病毒感染、膳食不合理及职业危害等。全球所有肺癌死亡病例中有80%～90%是由吸烟引起的。在发展中国家,吸烟导致的癌症死亡病例占所有癌症死亡病例的30%,除导致肺癌外,吸烟还会导致口腔癌、喉癌、食管癌和胃癌。不合理的饮食习惯,如怕浪费而吃霉变或变质的食物等也会致癌,广泛存在于霉变的花生、小麦、玉米、大米和豆类食品中的霉菌毒素可诱发肝癌、胃癌、食管癌、亚硝胺类在变质的蔬菜及腌制的肉食品中含量高,可引起食管癌、肝癌等。城市和富裕农村中居民超重和肥胖已成为结、直肠癌与乳腺癌发病率上升的主要原因,而在贫困地区,一些营养素的缺乏与某些癌症的高发密切相关,如微量元素硒的缺乏与食管癌相关。

第二节　精神因素与恶性肿瘤的关系

一、精神因素在癌症形成中的作用

1. 情绪生活与癌症的发生

不正常的情绪生活可能是癌症发生的"活化剂",精神常处于压抑状态可能增加患肿瘤的危险性。美国抗癌协会指出精神因素对于患者赖以抵抗癌症侵袭的免疫力是有重要影响的。中国医学认为乳腺癌与"忧思郁结"有关,食道癌是"累忧之病",因此提倡心态平静与积极向上的人生态度。但到目前为止,对于悲伤等负性情感是否会增加一个人患癌症和死亡的概率,尤其是死于癌症的概率,仍没有发现具有说服力的证据。悲伤等负性情感的确会引起个体免疫系统暂时性的变化,但不能直接导致癌症。

高兹勒斯等研究发现,负性情绪的压抑和不表达是肿瘤发展的另一个重要变量,即低水平的焦虑和高水平的防卫。这一变量在肿瘤发展中的作用是明显的,但在肿瘤发生中的作用尚无一致意见。心理社会肿瘤学创始人吉米·霍兰在她的《癌症人性的一面》一书中指出:"到目前为止,无论是悲伤或抑郁都不会增加患癌症的危险性或是使疾病恶化。"

2. 人格特征和癌症的关系

希波克拉底曾说:"了解什么样的人得病远比了解一个人得了什么病更加重要。"早在1926年伊文斯(W. Evans)出版了《癌症的心理学研究》一书,她通过对癌症患者的心理分析指出,某些体验悲伤的人惯于将其心理能量指向自己内部,指向自身的防御机制,因此触发了癌症的形成。

有的学者提出癌症易感性行为特征——C型人格的概念。具有C型人格(Type C,取英文"cancer"头一个字母的人)易患癌症,其表现是合作的、不自信的、顺从的、忍耐的,易于接受或忍受外界权威的;而且往往过度地压抑负性情绪(尤其是压抑愤怒、怨恨等情绪)和体验较多的抑郁与绝望的情绪倾向。美国哈佛大学医学院专家们经大量的研究将喜欢抑制烦恼、绝望或悲痛情绪的个性;害怕竞争,逃避现实,企图以姑息的办法来达到虚假和谐的个性;表面上处处牺牲自己来为别人打算,但是心中其实又有所不甘的个性;遇到困难,当时并不出击,到最后却作困兽犹斗等悲观的个性列为较易患癌症的人格特质。他们把这些特征称为"癌症性格"。

近年来,国内学者归纳出了 C 型人格共有的基本心理特征:不善于宣泄和表达,严重的焦虑、抑郁,过分压抑自己的不良情绪,尤其是竭力压抑原本应该发泄的愤怒情绪。而与此相应的是一系列退缩的表现,如屈从于权势,过分自我克制,回避矛盾,姑息迁就,忍耐,谦让,宽容,依顺,为取悦他人或怕得罪人而放弃自己的需要,容易满足等。这种人格的中心表现为"息事宁人"。

吉米·霍兰认为,个人如何处理日常生活中的问题与如何对待癌症是有关的,如果一个人的个性特征能够促使其在发现症状时及时去看医生,就有可能早发现癌症,早治疗,这样治愈的可能性也将更大。如果延误就医,就可能使癌症发展为晚期,从而失去治愈的机会。而坚强的个性有助于坚持完成治疗。

3. 社会生活事件遭遇与癌症的发生

生活事件遭遇作为负面刺激,可以引起人内在心理状态的失衡,尤其是情绪的波动,从而扰乱人体内部的生理功能(特别是体内的免疫系统功能),削弱人体的抗病能力,因此可能增加患癌症的风险或导致癌症的发生。

国外已有不少研究证明,大多数癌症患者,在癌症发生之前都存在生活、工作或学习上的过度紧张,工作和家庭中的人际关系不协调或不幸遭遇等问题。国内外研究发现,癌症患者发病前的生活事件(life events)发生率较高,其中以家庭不幸等方面的事件为多,例如丧偶、近亲死亡、疾病、离婚、失业、经济状态的改变、暴力事件等。葛春芳等对 1088 例已经确诊的恶性肿瘤患者的病前精神生活进行调查,发现病前 2 年内有精神创伤者有 782 例,占 71.9%。

生活事件对人的影响与人的应对能力即心理承受能力有关系。当生活事件发生时,不同的人可有不同的反应。有的人可以沉着冷静地面对,而有的人则自欺欺人的回避;有的人坚毅刚强地解决问题,而有的人则悲观失望地屈服;有的人积极乐观,而有的人怨天尤人,自寻烦恼。这些截然不同的反应,实际上对机体产生着完全不同的影响。当得知癌症诊断后,有的患者能泰然处之,积极治疗,有的患者方寸大乱,寝食难安。近年来国内外侧重研究应对方式在癌症治疗中的作用,我们如何处理日常生活中的问题与我们如何对待癌症是有关的。

二、精神因素作用机制的一些探讨

精神因素对恶性肿瘤的发生、发展和预后都有明显的影响,这已受到人们普遍重视,并为越来越多的人所承认。当然,我们也不能过分夸大精神因素的作用。关于精神因素是怎样起作用的?是通过什么样的机制起作用?还是尚待深入探讨,而且是非常值得研究的问题。

一般说来,精神因素本身并不能直接致癌,癌症的发生主要还是致癌物质的作用,变性细胞(即癌细胞)的发展造成的。当然,这里有许多因素在起作用,其中精神因素可以起到加速、延缓或阻抑的作用。我们并不是说所有癌症患者都是情绪压抑、生活遭遇不幸的人,而性格开朗、情绪表达活跃、生活道路平稳的人就永远不得癌症。但是有临床经验的医务工作者发现,癌症患者较多属于性格内向、情绪压抑或有不幸生活遭遇的人,而且得癌后,预后也差;而性格开朗、情绪表达活跃、生活道路平稳的人虽然也会得癌,但预后相对较好,存活期相对地延长。国外有一项 5 年的随访研究显示积极乐观的病人组中 75% 都活过了 5 年,而悲观绝望的一组病人却只有 25% 活过了 5 年。这说明癌症患者的情绪状态对躯体生理状态影响极大。

精神因素可以作为直接诱因,长期的应激状态会导致异常的生理变化,削弱机体的免疫机能,造成机体抵抗或回避致癌物质作用能力的下降,从而增加致癌的可能性;作为间接诱因,由于某种人格特质,使个体容易形成多种导致癌症的行为习惯,如吸烟、饮酒等,从而使患者更易暴露在致癌因素的直接作用之下,同样增加了致癌的可能性。关于精神因素的作用机制,各国都已有不少学者在进行研究,主要从以下途径进行:

1. 精神因素能影响激素和免疫系统的功能

精神因素能影响激素的正常分泌活动。紧张刺激能造成激素分泌混乱,从而导致癌症的发生,例如,催乳素分泌过剩会导致乳腺癌。有人用动物(白鼠)进行实验,制造一个强迫繁殖的社群环境,即公母白鼠同在一个笼子里,每当母鼠下仔后即把小鼠拿走,结果在同样的致癌物质影响下,这一笼子的母白鼠无一例外,都患乳腺癌,而对照组却只有 30% 得乳腺癌。

早在 1964 年,索尔曼和默斯即提出一门新兴交叉边缘学科——心理神经免疫学(psychoneuroimmunology,PNI)。近些年来,这一领域已得到迅速发展,它融合了心理学、生物化学、免疫学、行为学、解剖学、分子生物学和临床医学等多种学科,主要研究神经系统如何将心理因素转换为可以影响健康的生理状态的机制,特别是脑和行为如何影响免疫系统,又如何受到免疫系统的影响的问题。这些研究为认识精神活动在健康和疾病中的作用打开了科学之窗,它由三部分组成:精神、神经、免疫,这个领域所研究的正是人的心理状态、中枢神经系统和免疫系统之间的联系。目前较为一致的意见是:心理因素→内分泌和脑神经介质改变→机体免疫功能下降→癌症发生。

PNI 的基本理论是脑可以调节免疫功能,免疫系统的功能可以因神经和生理的压力而发生变化。神经系统可以释放多种物质,如神经介质、神经激素和神经肽。这些介质可以和淋巴细胞上的受体直接发生作用,可以改变或影响免疫细胞,进而影响肿瘤的形成。

有研究发现,情绪障碍患者患循环、呼吸、遗传性过敏症以及糖尿病的概率高于普通人群。性格特征也能影响健康状态和免疫功能。性格开朗的个体感染上呼吸道疾病的概率明显比其他人低。夏威夷州立大学芭芭拉·安德森的研究显示,手术后心理痛苦水平较高的乳腺癌妇女,免疫功能变化较大。这表明外科手术可以使免疫系统出现小的波动,但是患者的心理痛苦引起的免疫系统波动比手术引起的波动还要明显得多。这个研究结果说明情绪是可以影响激素和免疫功能的。纽约洛克菲勒大学的布鲁斯于1998年提出了一种理论,认为慢性应激引起人体"损耗",与应激有关的生理变化经过一段时间后,才可能引起"异构负荷",这种损耗使我们更容易患上心脏病、非胰岛素依赖型糖尿病、高血压及感染、感冒。

2. 精神因素在癌症形成中作用的模式

精神因素在恶性肿瘤形成中的作用是个非常复杂的过程,但这个过程我们可以用一个简单的模式来表示(见图9-1)。大量的实验和临床观察表明,癌细胞的生长速度与心理因素有一定的关系。在影响生长速度的诸多因素中,主要是免疫反应和激素在起作用,而精神因素则影响内分泌和免疫因素。因而在癌症发展过程中,任何精神因素的影响均可通过心理和生理作用,使植物神经失调,阻抑或削弱自身免疫力而发挥作用。

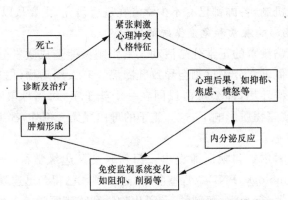

图9-1　精神因素在恶性肿瘤形成中的作用模式图

第三节　恶性肿瘤对患者的心理影响

癌症本身对患者来说又可作为一种恶性刺激,对患者产生严重的心理影响,并有可能出现严重的心理反应状态,公众普遍认为癌症是"不治之症"的看法使人们"谈癌变色",这种不良的情绪反应,对癌症的预后造成了十分有害的影响。有人根据自己的临床经验指出癌症患者的死亡原因多数并不是癌症本身,而往往是与癌症有关的其他并发症,完全是由于癌症本身的自然发展把患者的生命能量消耗殆尽而致死者仅占少数。

因此,了解癌症发生后对患者的心理影响,对于患者的治疗、康复和延长癌症患者的存活期都是十分必要的。癌症患者的心理变化按照病程的不同阶段可有不同的表现。

一、诊断早期的心理反应

诊断早期的心理反应指癌症尚未确诊的时期,即患者得知自己可能患上癌症之时产生的一系列心理反应。应该说这是一种正常的反应,主要是否认、猜疑和恐惧。否认是癌症患者常用的一种心理防御方式,表现为不承认癌症的诊断,拒绝接受残酷的现实,照常地工作和学习,以此来维持自己的心理平衡。但一般说来,完全否认诊断的患者只占少数。猜疑,主要表现为怀疑医生的诊断是否正确,家属是否不跟自己讲真话等。恐惧,主要是对疾病和死亡的恐惧以及对治疗性毁损(如直肠切除、乳腺全切除等)的恐惧,这是在群众中普遍存在着"癌症就是不治之症"的恐癌心理造成的。如果患者以前曾与癌症患者有过接触,恐惧感就会被加强。总之,焦虑、恐惧伴随着希望,构成了早期诊断阶段中医生对患者做病情检查期间患者的心理和情绪特点。这时,医生应该既转达情况的严重性的信息,又要表示需要继续做病情检查,而不应该通过过早的推测下断言而加强患者的恐惧感。这一时期患者在震惊、疑虑、沮丧等复杂的情绪状态下,常会出现饮食、睡眠和日常活动模式的暂时性失调。悲伤反应随着对这一令人痛苦的事实的适应,情绪开始复原。

二、确诊阶段的心理反应

当患者从诊断早期进入确诊阶段以后,大多数患者产生自怜和怨恨的情绪。即怜悯自己的不幸,怨恨为什么偏偏自己得了癌症,特别是那些平时体质较好,较年轻的患者,这种情绪更为强烈。有的患者在确诊自己患了"绝症"之后,所有的心思都集中在诊断和相关的事情当中,认为疾病是一种处罚,有负罪感、情绪陷入低沉、悲伤不已、焦虑不安,甚至悲观绝望。处在这种焦虑抑郁状态下的患者,睡眠和饮食开始不规律,加之癌症带来的恐惧,可能会产生轻生的念头。虽然癌症患者的自杀率很低,但医务人员仍不应疏忽,特别是对于有严重抑郁反应,有过自杀企图或与人谈过自杀问题,以及缺乏充分社会支持的人应加以注意,谨防自杀。也有相当一部分患者,认识到自己既然患了癌症,就应积极配合医生的治疗措施,想方设法尽力延长自己的生命。此外,癌症患者由于悲观、自怜、怨恨和绝望等常常会在短时间内产生情绪活动和人格上的较大改变。例如,原先比较开朗、健谈的人可能会变得沉默寡言;原先比较温和、讲理的人可能会变得脾气暴躁、蛮不讲理,甚至怀有敌意,让医务人员和家属充当"替罪羊",无休止地发泄怨恨和牢骚、伤害他人的感情。

三、晚期阶段的心理变化

晚期癌症患者由于濒临死亡的威胁,其心理问题主要表现为否认、愤怒、恐惧、孤独、内疚、退缩孤立、绝望和自杀倾向。1969 年美国精神病学家库伯勒·罗斯博士发表了《论死亡与濒死》一书，阐述了临终患者从知悉病情至濒临死亡心理反应的五阶段理论：

（1）震惊否认期（shock/denial）：多数患者得知自己治疗无效时，最初的反应多数都是一样的，觉得不可能，认为不是真的，有的患者认为或许医生搞错了，感到惊慌、恐惧、焦虑、茫然。这些反应都是由于患者尚未适应自己病情的严重性，需要更多时间去面对现实而产生的。这个阶段持续时间一般不长，多数患者很快停止否认，但也有患者始终否认死亡的存在。如果否认持续时间过长甚至影响正常的治疗，就需要应用心理干预帮助患者面对现实。

（2）愤怒期（anger）：当患者知道自己的病情和预后是不可否认的事实时，他们很容易会愤怒、怨天尤人。他们会愤怒工作和生活中的不足之处，认为是造成他们患病的原因；或者责怪诊断和治疗过程中的不足之处，认为就是这些误诊或漏诊加重了自己的病情；或将愤怒情绪迁移到医护人员、家属身上，以发泄其苦闷和无奈。

（3）讨价还价期（bargaining）：当患者觉得死亡不可避免，但又觉得不甘心时，常常有讨价还价的心态，这是一种延长生命的渴望，如"若能痊愈，或多活几年，我愿意花钱"或"只要我不死，我就尽力为社会做点事"等，希望借此提高复原的机会或推迟厄运的来临。

（4）抑郁期（depression）：当患者意识到病情已是不能改变，必须接受许多痛苦的治疗、身体状况越来越差、经济负担越来越重，尤其是癌症晚期所伴有的剧烈疼痛使患者极为痛苦，会使患者感到自己的每一个求生的希望都可能被死亡的情景所毁灭，这时难过、沮丧及消沉的情绪便会出现，患者变得淡漠、沉默，感到无用、无望和无助，对周围事物不感兴趣，一切事情变得毫无意义，并伴随失眠、食欲下降、疲倦等现象，有的患者出现自杀的想法。

（5）接受期（acceptance）：如果患者得到很好的照顾，患者会逐渐适应现实，情绪逐渐恢复正常，能以平和的心态去承受死亡这个事实。这是人类生命历程中的死亡本能，这种对死亡的接纳和"无能为力"、"无可奈何"的无助心理是有本质区别的。

以上阶段并不一定顺次出现，也并非每个患者都要经过所有阶段，尤其是并非每个患者都有接收期，整个病程中患者的情绪波动是常见的。1972 年威斯曼提出的临终心理发展四阶段理论，1977 年帕蒂森提出的临终心理发展三阶段理论等，也是目前影响较大的临终心理反应理论。

关于晚期癌症患者的恐惧感，帕蒂森曾提出晚期患者面临的 8 种主要恐惧：

（1）对未知的恐惧：主要指对自我毁灭的不可知的恐惧，并非对一般死亡的不可知的恐惧。

（2）对孤独的恐惧：随着患者与别人的相互疏远的产生，是一种与抑郁相似的情感剥夺的感受。

（3）对失去家庭和朋友的恐惧：这种损失对患者来说就好像家庭和朋友正在消亡，被称为"期望的悲伤"。

（4）对身体缺损的恐惧。

（5）对失去自我控制的恐惧：这是使患者虚弱的疾病发展的必然结果。

（6）对疼痛的恐惧：疼痛是癌症的一种取决于多种因素的现象。不仅与身体知觉有关，也包括情绪态度。

（7）对丧失身份认同的恐惧：随着癌症的出现，身体、社会和亲密关系及整体意识的瓦解（解体）而来。

（8）对退行的恐惧：与癌症一起产生由自我进入到失去自我的全面退行。

第四节　对恶性肿瘤患者护理的心理学问题

直到目前为止，治疗癌症仍是世界性的难题。人们一听到癌症就毛骨悚然，患者知其得了癌症犹如被判了死刑，患者亲属更是悲痛万分，仿佛癌症就是死亡的代名词。因此，每一个得知自己得了癌症的人都会在思想上引起某种波动和苦恼，恐怕没有一个人会对此无动于衷。对于每个人来说，降生到大地上，求生的欲望已成为一种本能。面对癌症这个死神的威胁，内心会产生一系列复杂的心理变化，这是很自然的事情。因此，对待癌症患者如何采取正确的方式，按照患者的心理需要对其进行关怀和护理，特别是做好心理护理的工作，这是一件很重要的事情。下面只介绍与癌症患者护理有关的心理学问题。

一、如何宣布坏消息

每个人，当他得知可能身患癌症之时，都是痛苦的，都要经历一个复杂的、深刻的心理变化。那么，要不要将病情及时地告诉患者？应不应该向患者隐瞒病情？告诉好还是隐瞒好？这是一个很值得探讨的问题。这里有两种截然不同的看法：一种认为，不应该把真实病情告诉患者，以免增加其思想负担，不利于治疗和康复；另一种认为，诊断一旦确定，就应该毫不拖延地连同治疗方案的概要一并告诉患者，并帮助患者对痛苦的疾病作出正确的反应。很多国家法律规定必须如实告知成年患者病情，而要将病情告诉其家属时必须取得患者本人的同意。因为中西方文化的差异，我国目前仍然采取保守的做法，医生先告诉家属，家属一般都采取隐瞒病情的方式，并希望医生一起隐瞒，直到瞒不下去，才告诉患者。

我们认为向患者隐瞒真实病情是一种害多益少的简单做法，是忽视人的主观能动作用的一种做法，因为如果我们把真实病情告诉患者，尽管患者可能引起一时的震惊、焦虑、恐惧等情绪反应，但这些只是暂时的。当医务人员把得癌症的结果告诉患者时，要注意患者的情绪状态和应对能力，适时给予情感支持，及时转诊到肿瘤心理科进行心理治疗,帮助患者适应癌症的发生,更好地应对癌症。在面对家属要求隐瞒病情时,医生要充分了解家属隐瞒的真正理由和顾虑,要让家属明白隐瞒可能带来的后果。患者可能糊里糊涂地死亡,带着未尽的心愿和遗憾离开人世,而家属会因此自责,充满内疚,出现严重的悲伤,一般持续六周,有的人悲伤持续的时间会超过一年,最终有的人也无法接受亲人去世的事实。

当然,把得癌症的事情告诉患者,还要注意自己的态度和语气,采取应用广泛且有效的方法。亲切的态度、和蔼的语气、温暖的语言、认真的倾听患者是一个好医生必备的品质。对于宣布癌症等坏消息,美国得克萨斯大学的拜利博士推荐使用 S—P—I—K—E—S 步骤:

(1) 会面准备(setting up the interview):回顾病例,认真准备要告知患者的内容,然后选择安静的环境,患者可以在家属的陪同下,要平视患者;

(2) 弄清情况(serception):查明患者对病情和化验结果的理解程度,弄清患者想知道什么信息;

(3) 谨慎试探(invitation):要避免将大量信息和盘托出,有些患者和家属可能不愿意听到详细的情况,所以要谨慎试探患者,确定患者愿意听到癌症的各种消息;

(4) 讲解知识(knowledge):最好先让患者有心理准备,比如先说"我有一个不好的消息要告诉你",然后用通俗易懂的话让患者明白病情,尽量做到诚恳、富于同情心;

(5) 关注情绪(emotions):患者得知坏消息后,会出现一系列的情绪反应,如惊愕、哭泣、愤怒等,医生要耐心和理解,表示对患者的关心,不要将一大堆实情告诉患者后就弃患者而去;

(6) 策略和总结(strategy and Summary):为患者制定对抗疾病的策略,减轻焦虑和紧张,向患者及家属讲清楚治疗计划,永远不要说"我们无能为力了",要给予支持,但不要盲目地给予承诺和不切实际的希望。

让患者了解自己的病情,对于医生和家属来说都是一件很有压力的事情。医生可以通过适当的交流方式,运用合理的沟通技巧给予患者和家属情感上的支持,增强患者对医生的信任感,让患者感到希望和被尊重。

二、癌症患者的心理痛苦及评估方法

心理痛苦(distress)定义为令人不愉快的情绪体验,本质上是心理、社会和精神上的变化,是一个从完全正常的情绪反应到严重情绪反应的连续体。心理痛苦可以理解为从脆弱、悲伤、害怕等这些正常情绪到引起功能丧失的严重表现,比如抑郁、焦虑、极度恐惧、孤独感和意识到生存危机。每个癌症患者都会产生心理痛苦,但是由于社会环境、文化的不同造成了人们在识别心理痛苦和对其治疗的认识上存在很大差异。在我国,患者的心理痛苦得不到重视,通常是家人、朋友、教会人员或国内的传统行医者给予一些帮助,而专业的资源非常少。

2001 年约翰霍普金斯医院的泽伯拉等人的研究显示,他们依据简明症状量表(BSI)对近 5000 名初诊患者进行了筛查,结果发现有 35％的患者出现明显的心理痛苦,这些患者需要进一步的心理评估,必要的情况下应该接受治疗。对不同部位癌症的研究结果显示:43％的肺癌和脑瘤患者出现了心理痛苦,发病率最高,其次是胰腺癌、头颈部肿瘤和肝癌,而这些癌症都是病情较重且预后较差的类型。

心理痛苦水平可能受到三个重要因素的影响。首先,心理痛苦水平受医学因素的影响,如肿瘤的位置、疾病的分期和病程、预后因素、疼痛和症状本身、治疗方式及其副作用,尤其是预后因素,预后差,心理痛苦水平就高。第二类因素与患者的人格、过去的经历、自身的应对方式以及诊断癌症期间患者的生活事件有关,年龄小的患者调节适应能力较差。第三类因素为社会环境、态度和信仰,还有可用的支持手段,如伴侣、家庭、社会资源等。如果患者的心理资源、个人资源和社会资源太少或不足,心理痛苦水平会很高。

在癌症的不同时期,心理痛苦水平可能大不相同。患者的心理痛苦水平随着病程的延长而增加。在患者得知诊断、开始治疗、完成治疗、疾病复发、姑息治疗和疾病进展阶段以及临近疾病晚期的时候,焦虑和烦躁不安等心理痛苦都是很常见的。

一种简单快捷的工具——心理痛苦温度计,可以用来评估癌症患者的心理痛苦程度。先让患者回答如下问题,"过去的一周,包括今天,你自我感觉的心理痛苦程度有多大?"根据自己的情况在 1 到 10 的标尺上做出相应的标记。在 1 到 10 之间得分为 5 或者 5 以上应该建议患者进行心理咨询或治疗。询问患者引起痛苦的各种原因,包括实际生活中的问题、家庭问题、情感问题、精神问题及身体方面的问题等。这往往是一些患者可能忘记跟肿瘤科医生提到或者没有时间提的问题。如果是实际生活中的问题或者家庭问题,可能需要社会工作者帮助,情感方面的问题需要进行心理健康治疗,宗教信仰上的问题需要牧师的协助,躯体症状则要由肿瘤科医生来治疗。重要的是通过这类筛查能明确患者应该得到哪些方面的帮助,还能告诉护士和肿瘤科医生患者存在的心理痛苦。

三、对晚期癌症患者的心理护理

对于晚期癌症患者,心理护理非常重要,通过心理护理舒缓因癌症与濒死带来的恐惧等不良情绪,缓解患者的社会心理压力,增强患者的适应与应对能力,使患者达到心理的安宁和平静。医护人员可以采用一般的心理支持方法,当疗效不佳或患者有严重心理障碍,应及时转介给肿瘤心理科医生采用特殊心理治疗技术处理。这里简单介绍一些适用于晚期患者的心理支持技术:

(1)陪伴:人对死亡有本能的恐惧,死亡是人类的孤独之路,这时候患者最需要得到的帮助是心灵的陪伴,是一种人与人之间真诚的信任关系,能伴随和支撑患者走过生命最后的旅程。

（2）倾听：对于晚期患者，听比说重要，可以用开放式询问让患者开始诉说，认真地倾听患者的诉说，鼓励患者表达情感，使患者情感得到宣泄，还要适时地表达对患者感受的认同，让患者感到被关心、理解和支持。

（3）肯定：有些患者认为癌症是对自己的一种惩罚，自卑自责，感到内疚，医护人员和家人应该多肯定患者积极的一面，让患者感到存在的价值，减轻患者自觉像"包袱"或"等死"的负面意识，使患者能顺其自然地去生活。

（4）信息提供技术：目的是提供给患者需要的信息，包括检查、诊治、疗效与副作用、预后、医疗费用等方面的信息，解释疾病可能引起的各种负性情绪反应，应该如何应对和寻求社会支持等，澄清患者的错误认识，提高患者对癌症及治疗的适应能力，提高依从性。

（5）身体语言：面对患者时，要注意自己的身体姿态、目光接触、面部表情等非语言交流，交谈时用恰当的声调说话，语速适当，保持善意的目光接触，面带微笑，使患者感到被接纳、被关心。

四、如何回答预后问题

当患者得知癌症诊断后，经常会问医生这样的问题，如"我还能活多长时间"，"我只能活三个月吗"。面对这样的询问，医生既不能给予不切实际的期望，也不能打击患者的治疗信心。可以用时间段来回答，如"一般是 3 个月到 6 个月"，让患者明白存活期很难预测，受很多因素的影响，报纸杂志或网上的数字只是一个平均数，具体到每个患者不一定相符。更重要的是弄清楚患者会这么问的原因，有的患者是因为对死亡的恐惧和对疾病的担忧，有的患者是担心家人和孩子，希望能有时间去安排好家人的生活，有的患者希望能计划好时间完成最后的心愿。此时需要与患者进行认真的沟通，减轻患者的焦虑和担忧。如果患者过度关注疾病，就会陷入对未来和死亡的恐惧中，难以自拔，要把患者的注意力转移到"过好每一天"。如果患者过度关注治疗情况，可能就会把精力花在研究各个医生的治疗方案或几家医院建议的不同之处上，而忽视自己的生活质量，在医院奔波，占用了锻炼身体的时间。这时建议患者制订合理的生活计划，建立可实现的目标，然后分阶段分步骤的完成，从而使患者内心始终充满希望。

五、对癌症患者家庭的指导

从许多角度来看，癌症对整个家庭单位都是一种严重的威胁，是影响整个家庭的生活危机，不能仅仅将癌症看成是个体所面临的危机，相反，必须看到癌症是对整个家庭单位的冲击。就如一位老年癌症患者的年迈妻子所描述的："癌症好像是家里的另一个成员，它闯入家庭，接管家庭，把我驱逐出去。"

面对人力、物力、财力、精力上出现的困难与矛盾，需要全体家庭成员共同付出与努力。这就需要帮助癌症患者的家庭做出适当的调整，帮助所有家庭成员适应发生在他们中间的这一新的现实。应该设法帮助患者家庭在维持正常生活和对疾病、治疗做出适当让步之间取得平衡（这些让步可能是经济上的、职业上的、性方面的、社会交往和人际关系的，等等）。因此，对家庭的指导和治疗是对癌症患者进行指导和心理治疗的一个重要的焦点。对于一个儿童癌症患者的家庭，一个有几个未成年孩子的癌症患者的家庭，一个老年癌症患者的家庭，它们所存在的问题是很不相同的。但家庭指导的共同问题应是指向那些影响家庭的经济状况、社会交往和人际关系的现象。

家庭指导与治疗的一个共同问题是要尽力避免家庭成员将自己的恐惧投射到患者身上的倾向（家庭投射过程），即在家庭投射过程中，家庭成员通过把自己的脆弱或痛苦置于患者身上的方法来保护自己的情感。

与家庭指导与治疗有关的问题之一即家庭角色调换的问题。由于角色调换，可能会使父母变成儿童，儿童反成了大人，同医生（肿瘤专家、血液学专家）密切联合和协作。在家庭一方躯体形象改变的情况下，如乳房切除手术后，另一方可能会有强烈的缺失感，这就需要共同为这种缺失感到哀痛，有效地克服婚姻家庭上所经历到的困难。

家庭指导与治疗主要有四个方面：

（1）教育家庭成员如何在同患者交往的基础上进行工作是很重要的。这一过程包括教给家庭关于患者的需要，患者的防御机制的运用，并为家庭成员与患者的谈话提供角色模仿。

（2）管理问题，重要的是对牢固的亲密关系的注意和情绪界限的保持。癌症几乎总是强烈地改变原先保持的家庭成员需要的界限和情感距离。这适用于有一位生病的父母的青年，生活空间中所需要的心理分离或情绪界限可能被癌症所破坏。家庭指导者的参与指导有助于情绪界限恢复到癌症之前的正常状态。

（3）必须注意癌症对于家庭的依赖性—独立性方面及婚姻关系的影响。临床上，癌症总是导致患者对家庭的依赖性增强。既可表现在身体上，也可表现在情绪上，成为家庭和患者之间的一个复杂的相互作用的问题。这就促使人们感受到一种对家庭的重大责任。

（4）应密切注意对由疾病造成的家庭负担、限制等家庭挫折的处理。如果不给予指导，这种挫折经常会导致向医生、护士或其他家庭成员的移植作用。因为家庭也常弄不清楚患者所受的真正挫折和感到的愤怒是什么。

六、癌症患者的生活质量

到目前为止，癌症对人类来说还是一种十分凶恶的病魔。每年在全世界夺走数百万人的生命，还有更多的中晚期恶性肿瘤患者尚不能得到彻底治愈，因此提高恶性肿瘤患者的生活质量（quality of life，QOL）已成为治疗癌症的主要目的之一。改善和保障癌症患者生活质量的康复和姑息治疗专业知识，已经成为临床肿瘤医师的必修技能。1989 年，美国将 QOL 测定作为肿瘤临床试验和慢性病治疗效果的评价方法。QOL 主要包括躯体方面、心理方面、社会人际关系和精神方面的健康和满意度。国内外许多研究发现与肿瘤相关的心理障碍严重影响患者的生活质量。目前对癌症患者的心理治疗更多的是针对提高生活质量的研究、心理治疗对肿瘤相关治疗及生存时间影响的研究。许多研究已证实心理治疗可提高 QOL。长于 12 周的心理干预能更有效地改善成年癌症患者的 QOL，帮助癌症患者表达和应对与疾病相关的情绪，增加社会支持，改进症状控制；6 或 8 周的支持教育小组能增强乳腺癌患者的总体应对技能、社会功能和心理健康水平。

第五节 恶性肿瘤患者的心理治疗

一、心理治疗的意义和作用

心理社会肿瘤学创始人吉米·霍兰指出："不是所有的药都装在瓶子里，'心病要用心药医'，只是'心药'并不是放在瓶子里，而是要找到心理医生，开出存在于患者自己心中的药方。"

1. 有助于患者恢复心理平衡，增强信心和抗病能力

由于癌症的形成过程中，心理社会因素起着十分显著的作用，而发生癌症以后患者又经历着非常复杂的心理变化，心理痛苦水平很高，情绪处于不稳定状态，恐怖、焦虑、抑郁、怨恨、惋惜、悲观和绝望等情绪可能占据着患者整个的情绪生活。而对于癌症患者如何更好地去配合医生治疗疾病，与凶恶的癌症病魔进行斗争都是非常不利的。因此，通过必要的、有效的心理治疗帮助患者稳定其情绪状态，减少或消除各种负性情绪的不良作用，接触其内心的矛盾冲突，使患者由于受癌症的冲击而失去平衡的心理状态得到调整而重新恢复平衡。使患者的态度由悲观、消极、被动变为积极、主动、乐观；这对癌症患者来说是极为重要的。

部分免疫学专家认为心理和行为干预可提高免疫力，改善患者的生活质量，减轻痛苦和延长生命。王建平等对 160 名正在进行放射治疗的住院癌症患者进行的心理干预比较研究表明，干预组患者的总体情绪和总体生活质量状况相较于对照组患者有明显的改善。刘艳等通过探讨心理行为干预对乳腺癌患者情绪反应和免疫功能的影响发现，心理行为干预有利于提高患者 NK 细胞活性，并有助于维持放疗期间患者的白细胞水平。

2. 有助于病人缓解和应付治疗中的副作用

癌症的各种对症治疗措施，如各种物理、化学治疗、特别是放射治疗，常常给患者的生理和心理带来强烈的影响，需要患者的高度协作和配合才能取得应用的效果。其中包括让患者对治疗本身有正确的理解和赋予希望并清楚地知道为达到抗癌效果而必须忍受的各种副作用。如果让患者预先有所准备并明了副作用的反应，常常可使患者在

副作用发生时易于接受。尤其是对于那些治疗过程中可能出现的、带有严重心理后果的令人痛苦的症状,如恶性、呕吐、厌食、中枢神经系统的影响、脱发、疲劳和虚弱,以及对生活、学习和工作所产生的阻碍等。不仅要在副作用产生之前预告患者,而且要在每当副作用出现之时就设法及时消除患者的思想负担和实际的副作用反应的痛苦。特别要注意很好的控制和解除患者的焦虑情绪,以使其能坚持治疗。

二、目前癌症患者心理治疗存在的问题

对癌症患者心理治疗的开展还存在很多问题和阻碍,总的来说,主要来自两个方面。一方面来自患者,很多癌症患者和家属的注意力都放在疾病本身上,而忽视癌症引起的心理障碍,认识不到心理疾病的危害,有些患者和家属担心背上精神疾病的污名,不愿转诊肿瘤心理科。另一方面来自医生,很多非心理学专业的医生认为在患癌症这样的打击下,心情沉重、情绪不稳、悲伤甚至抑郁都是正常反应,忽视心理障碍对患者和抗癌治疗的影响。另外,社会上普遍存在的"心理治疗就是聊天"的认识误区,对心理治疗的科学性和专业性存疑,因此对疗效的信心不足。当然,这也和目前医院的导向有关,目前医疗多以疾病为中心,向以患者为中心的医疗服务模式转变还需要一个长期的过程。所以临床肿瘤医生多以抗癌治疗为主,对患者的生活质量和心理状态无暇顾及。

目前癌症患者心理治疗的发展仍然面临 4 大障碍:

(1) 缺少客观衡量心理社会变量的指标;

(2) 有关肿瘤临床和心理社会两方面训练的医生及研究人员相当少;

(3) 相应的基础研究和治疗机制研究较少;

(4) 相应的社会和医疗的重视程度不够,对心理社会肿瘤学的研究投入不足,阻碍了该学科的发展。

所以,癌症患者是否需要心理治疗、哪些患者应接受心理治疗、需要哪种形式的心理治疗也成为心理治疗发展的问题,即缺乏将心理治疗进行个体化的方法。对癌症患者的心理治疗已经进行了许多研究,包括特殊病种的心理干预、集体心理治疗、认知行为治疗、家庭治疗、催眠疗法、意象疗法、放松训练、教育以及自助小组等。

三、具体的心理治疗措施

1. 个体心理治疗

针对癌症患者的特殊的心理与情绪状态以及各种治疗措施所产生的副作用反应状态,通过言语交流对患者进行支持性的说理、疏导、安慰和鼓励的心理治疗是十分必要的。有人认为有以下几种情况的患者是最需要心理治疗的:内心特别悲观;有婚姻方面的问题;来自多矛盾的家庭;对过去有强烈的后悔感;心理适应问题严重。吉米·霍兰认为下列几种情况需要专业心理医生的帮助:曾有过情绪问题;治疗引发了焦虑;最近失去了亲人;曾有亲人死于癌症;创伤后应激障碍;药物副作用导致情绪问题;生理症状

导致的心理症状。焦虑抑郁会增加患者的心理痛苦水平,降低患者的生活质量和治疗依从性,支持性心理治疗可以给患者提供解决问题的情感支持,树立战胜疾病的信心。

对癌症患者进行心理学治疗,要有良好的沟通技巧。沟通技巧不是天生的,一些自认为善于谈话的医生在与患者沟通方面并非反应很好。所以我们必须通过学习,才能掌握正确的沟通技巧。美国有学者提出沟通技巧的 5 个要点:① 建立良好的信任关系;② 澄清:弄清患者对病情的理解和期望,有些患者对自己的疾病有错误的认识或过高的期望,需要我们澄清事实;③ 提供信息:大多数患者希望对自己的疾病有更多的了解,对癌症的恐惧会导致患者焦虑,理解能力下降,为患者提供他所需要的信息可以减轻焦虑水平;④ 处理负性情感:正确处理患者的悲伤、愤怒等负性情感,可以减轻患者的紧张状态,获得更多的支持,可以用澄清、肯定、共情的技术;⑤ 取得配合:取得患者的配合,让患者积极参与治疗,可以减少丧失控制的恐惧,取得家属的配合,可以为患者提供情感支持和鼓励,从而与患者的家庭建立起一种联盟,可以起到在诊室之外延伸治疗的效果。

每个癌症患者都要应对癌症带来的一系列恐惧感和丧失感,为了提高应对能力,Houts 提出了一种聚焦于癌症的 COPE 模式,首字母缩写词"COPE"代表了问题解决技术的四个重要元素:

(1)创造性(creativity):对患者及其家属而言,创造性对克服困难以及管理由慢性疾病带来的情绪和人际问题都相当重要。它也能启发家属从新的角度看待问题和解决问题。

(2)乐观(optimism):癌症患者家庭需要乐观的态度,在家庭解决问题过程中,保持乐观的态度和期望非常重要。虽然他们总能意识到问题的严重性,但是他们需要知道还可能存在新的解决办法。

(3)计划(planning):家庭提出计划来实施药物治疗,并且计划解决由癌症治疗带来的情绪问题。

(4)专业信息(expert Information):获得来自专业康复机构的指导,这样可以知道如何处理由癌症带来的身体和情绪问题,相关的治疗方法能使患者获得一种控制感,从而更有信心战胜疾病。

2. 团体心理治疗(或集体心理治疗)

国外,团体心理治疗是发展最完备的针对癌症患者的心理辅导方法。团体心理治疗的类型多种多样。1989 年,心理学家大卫·斯皮尔格公布了一项历时 10 年的研究的结果,采用标准治疗的转移性乳腺癌患者,参加团体治疗后平均生存期延长了 18 个月。此后,团体治疗开始兴起,癌症患者开始更积极地寻求团体治疗。随后斯皮尔格等人重复了他们的研究,进一步证实了团体治疗确实既可以改善患者的生活质量,也可以延长患者的生存时间。

团体治疗可以让有共同问题的患者有机会认识,在一起讨论共同关心的话题。团体成员相互知道各自的治病求医经历,在团体内,每个人都是平等的,不会因为癌症的"烙印"而被人排斥,他们可以放心地说出真实的感受,会得到团体成员强大的支持力量,获得更多的信心和勇气,也可以宣泄深藏在内心的愤怒,讨论更多关于癌症治疗的信息。

团体治疗的优势很明显,但也有些常见的问题。团体治疗初始阶段会出现治疗目标不一致的情况,成员无法领悟团体目标(团体的整体性、信任的气氛及人际互动)与个人目标(痛苦的解除)的一致性;成员随意出入是影响团体发展的最大障碍,任意出入团体将造成支离破碎的团体形象,带来消极影响;团体治疗不像个体治疗可以提供立即的满足,有些患者会因为没有足够的"表达时间"而产生挫败感。小团体及团体外的交往是注重人际学习的团体治疗的致命弱点,而对于癌症患者的支持团体,癌症患者的团体外接触是治疗过程的一个重要部分。

3. 认知行为治疗

Bonnie A 等研究发现,接受认知行为治疗的乳腺癌妇女相较于对照组对病情有更好的认识。3 个月后,实验组的病人血浆淋巴细胞数高于对照组,证实给予早期乳腺癌妇女认知行为疗法可以改善患者的细胞免疫功能。行为干预技术,如放松训练、引导性想象加放松练习等,能够减轻化疗引起的胃肠道反应,预防恶心的发生或减轻其程度,提高患者接受治疗的依从性,放松训练还能够明显提高 NK 细胞的活性。

认知行为治疗是用来缓解患者特殊的情绪、行为和社会问题,以获得减轻焦虑、抑郁和痛苦的心理行为技巧。由癌症诊断引发的恐惧会给患者带来一种慢性的不确定感。认知行为治疗的目标就是增强患者在疾病状态下的自我控制感和自我效能感,提高生活质量。认知技巧可以用于思维、表象和态度。例如,意象引导就是一个认知过程。应对焦虑、抑郁、疼痛和痛苦的认知技巧使患者放松,降低紧张和面对压力情境的痛苦。相似的技巧也被成功地用以应对疼痛、恶心和呕吐。

下面是一些认知应对技巧:

(1) 转移注意力:可以想象自己在沙滩上进行日光浴,或做心算、记忆一首古诗,或通过行为任务如读书、写字、做自己感兴趣的事情等,或进行音乐治疗,接受催眠。

(2) 聚焦:为了减轻焦虑和痛苦(痛苦、疲劳、恶心),要求患者想象疼痛的感觉,如炉子的热辐射;或想象调节温度的旋钮,慢慢调低温度,然后关上炉子;或想象自己是受伤的足球运动员,尽管不舒服还是坚持比赛(最好和患者的经历相关——如以前是芭蕾舞演员,游泳运动员等);或想象疼痛的身体部位不属于他们的身体,因此可以"分离"疼痛的身体部位。

上述方法会让患者改变注意的焦点,当患者改变了关注的焦点问题时,患者的认知、信念和思维习惯也随之改变。关注患者的认知过程,明确患者如何产生错误的认知,帮助患者认知重建,让患者认识到自己的消极认知,并学会如何识别、验证,逐步建立新的认知思维方式。例如患者认为哭是一种脆弱的表现,那么可以要患者明白哭对于恢复精力和放松的好处。让患者明白疼痛并不代表癌细胞扩散,患者可能就不会因为疼痛而担忧自己是不是变得更糟糕了,让患者了解经过治疗,疼痛并不会立即减轻,患者就不会过度关注疼痛是不是立竿见影的消失,也就不会对治疗失去信心。

4. 家庭治疗

以整个家庭为对象开展心理治疗,焦点集中在家庭各成员的人际关系上。癌症是一种家庭事件,影响着整个家庭,尤其配偶常处于极度痛苦之中。对夫妇伴侣的心理治疗有助于增强彼此的沟通交流,减少无助感,接受更多外部支持。例如妇女诊断为乳腺癌并加以治疗的创伤极大影响她们的性心理和亲密关系,心理治疗可帮助此类患者应对体象和性功能的复杂改变,此时家庭治疗更为实用。

5. 其他心理治疗

(1)放松疗法:属于行为治疗,可以采取被动放松或渐进式放松。被动放松是在口头指导和愉快想象下,将注意力集中于身体不同部位的温暖感和放松感。渐进式肌肉放松是主动收缩和放松肌肉群,并将注意力集中于紧张和放松的感觉上。找一个舒适的姿势,然后收缩和放松肌肉群,先从手、手臂、脚和腿开始,然后是头部,直至全身。

(2)冥想:通过有指导的自我精神体验,保持一定的被动姿势,控制和浓缩自我心态,排除一切无关意识的干扰,同时使躯体达到完全的放松。冥想可以减轻身体上的疼痛,也可以化解心理上的压力。如果经常做冥想,会让人体会到一种前所未有的平和的感觉。冥想要求人把全部精力集中在自己身上,同时要注意呼吸,聚精会神地想某些语句,或想一个可以让自己放松的情境。有一种颇受某些癌症患者喜欢的情境就是想象自己身体的免疫系统细胞在逐个歼灭癌症细胞,虽然研究并没有证明在想象细胞"杀敌"时,免疫功能就会增强,但是这种想象让机体放松了,就是很有价值的。

(3)艺术疗法:使用艺术的形式如绘画来帮助癌症患者表达内心的愤怒、虚弱、恐惧和抑郁情绪,增加患者的自信和自我控制感。艺术疗法可以把无法通过语言表达的深藏在心底的痛苦和恐惧释放出来,缓解紧张情绪。艺术疗法并不只针对有艺术才能的人,可以用于所有感到孤独或是无法用语言交流的人,尤其对术后丧失语言功能的人非常有价值。艺术疗法对年龄没有任何要求,对患癌症的儿童是一个非常成功的方法。

(4)催眠治疗:对控制焦虑和解除轻度疼痛是非常有效的。催眠治疗可以帮助癌症患者更有效地应付疼痛和与疼痛有关的心理问题,因为催眠治疗可以促进体内镇痛物质的释放。催眠还可以作为减轻焦虑情绪以及与焦虑相联系的痉挛—疼痛—痉挛周期的一种手段来帮助患者。此外,催眠可以用来减轻或消除已形成条件反射的与化疗有关的各种副作用,如预期性恶心、呕吐等。

(5)日记:有些人不擅长通过对话来表达自己的恐惧,可以尝试非言语的治疗。日记可以作为一种情绪的载体,表达自己对疾病的看法。美国得克萨斯大学的詹姆士·皮纳贝博士在他的书《放开心灵——情感宣泄带来的治疗力量》中所述:"对于自己烦心事的谈论和书写,可以改变我们对创伤事件的看法,同时也会改变我们对自己的看法。"

皮纳贝等人发现,通过日记来记录内心对创伤性事件的感受的学生,比那些只写事情表面的学生有着更积极的人生态度,情绪也更好,甚至身体也更健康。

(6)气功治疗:利用气功治疗恶性肿瘤有一定效果,已有许多报道,而且也为越来越多的人接受,大多数人认为气功治疗过程具有心理治疗的成分。气功治疗癌症的机理尚待研究,据认为气功可以提高机体的免疫功能,可以提高血液的 IgG 和 T 淋巴细胞水平和促进淋巴细胞的转化。

此外,还有人本主义的中心疗法、森田疗法、生物反馈疗法、危机干预、芳香疗法、瑜伽疗法、音乐疗法、娱乐疗法等。

心理治疗一般适用于轻度的心理问题,对于心理治疗无效或中重度的焦虑、抑郁等需要精神药物治疗。对于中重度抑郁状态的患者需要使用抗抑郁剂,如帕罗西汀、西酞普兰等5-羟色胺再摄取抑制剂,对于焦虑状态的患者需要使用抗焦虑剂,如劳拉西泮、氯硝西泮等。

10

外科与妇产科领域中的心理学问题

第一节 外科的心理学问题

一、外科疾病与心理社会因素

外科是重要的临床医学领域之一。心理社会因素在外科疾病的临床诊治过程中会产生一定的作用,同样,外科疾病及其诊治反过来对病人的心理状态与功能康复又会产生一定的影响。

外科疾病与内科疾病有时是很容易区别的,如骨折、损伤、烧伤等显然属于外科疾病。但是,有时内科疾病和外科疾病又很难区分,有许多疾病既可以用内科治疗,也可以用外科治疗;许多内科疾病进一步发展达到需要外科手术治疗时,如消化性溃疡和恶性肿瘤等,也就成为外科疾病了。

(一)损伤及其心理社会因素

损伤(包括骨折、内脏破裂、烧伤等)是外科的常见病,其直接发生原因是外力的作用或有害的理化因素。但外力或理化因素之所以作用于某个人并进而造成伤害,与心理社会因素有关。以骨折为例,不良的生产和交通条件,违反操作程序或交通规则,酒后开车或上岗,处于心理应激或其他不良的心理状态,判断能力下降,反应过于迟钝,忽视安全或企图自杀等,都可以成为骨折的心理社会因素。这些不良心理社会因素虽不会直接造成骨折,但却与骨折的发生有一定的关系。有人用"生活事件调查表"所做的调查显示,骨折与生活事件有很高的相关。也有人采用 A 型行为问卷对外伤患者进行调查,结果表明在外伤患者中多数人属于 A 型行为类型,也就是说,A 型行为类型的人更容易造成外伤。

(二)感染性疾病及其心理社会因素

感染性疾病,虽然是内外科的共同对象,但以最简单的外科感染病——疖为例,虽然其直接的致病原因是细菌,然而心理社会因素也能起促发作用。如长期心理应激的人就可能会因为降低了抵抗力而引起疖;又如肮脏的生活和工作环境;营养不良既可增加人体对细菌的暴露机会,又会降低人体抵抗力而诱发疖的发生。

(三) 外科疾病及其心理社会因素

外科疾病本身,特别是严重的需要手术治疗的疾病,往往使病人产生强烈的心理应激反应,从而影响病人的心理社会功能。例如急性创伤,由于伤员事先毫无心理准备,突发性事件对伤员的身体和心理都会造成猛烈的冲击,如在躯体上可引起创伤、骨折、出血和剧烈疼痛。在心理上对严重的威胁性事件缺乏生活经历而无可用的应对方法与经验,因而不可避免地产生强烈的心理反应。例如,伤员可能立即进入"类休克状态",感到头晕,不知所措,表情呆板,麻木等;还会表现出面色苍白,心跳加快或减慢,血压升高或下降等,或许伤员还可产生强烈的焦虑与恐惧。这时,伤员的认知和决策能力会严重受损,以致不能采取适当措施以制止事故的进一步发展。这些心理反应可持续到伤员获救之时。因此,及时的医疗措施和情感支持,可帮助伤员恢复心理平衡,但当伤员得到救护以后,又可能产生与手术有关的心理负担。

(四) 治疗中的心理社会因素及其影响

某些外科病人的治疗措施还会造成对医务人员和医疗设备的过分依赖。例如慢性肾功能衰竭病人的血液透析治疗。在这种治疗中,病人会产生一些特殊的心理问题。对这类病人的长期观察发现,在透析治疗前,多数晚期肾衰病人对自身状况和预后感到悲观,忧虑,甚至绝望,并企图自杀。经过透析治疗后,病人身体状况明显改善,生理上恢复平衡,心境也随之变好,感到自己获得了新生,从而对透析产生依赖心理。但此后,病人由于逐渐认识到自己将终生不能脱离对机器的依赖和辞别病人角色而感到沮丧,心理冲突随之加剧。再经过心理疏导,病人在某种程度上接受了所面临的现实,认识到只有服从治疗安排,才能避免不良的后果,从而使其心理平静地接受治疗,并达到心理上的顺应。

二、外科手术病人术前心理反应及其影响

(一) 术前病人的心理反应

外科手术作为一种治疗手段,无论它对治病多么重要,也无论手术大小,对病人都是一种强烈的紧张刺激,常被看做是人生中的一次重大挫折和不幸,因而会产生强烈的心理反应,对病人的情绪和行为会有很大的影响。有的病人临上手术台时,可出现四肢发凉,发抖,胸闷,恐惧和意识狭窄等反应,严重的甚至出现心理异常症状。这种消极心理反应反过来又会干扰病人手术过程中的身心适应,并影响术后的康复过程。

得知做手术的消息以后,最常见的病人心理反应是焦虑和恐惧。他们一是害怕手术引起难受的剧烈疼痛和痛苦;二是害怕手术会留下后遗症或造成残废,使自己丧失生活和工作能力,成为家庭与社会的负担;三是害怕手术或麻醉会发生意外而丧生。病人普遍反映,在入院时盼早日手术,一旦安排了手术就惶惶不安,吃不下饭,睡不好觉。有一位女病人,由于心理上过度紧张,刚被推进手术室就四肢发凉,大汗淋漓、心动过速、

血压上升过高而不得不改期手术。因而,病人往往期望能由有丰富经验又关心自己的医生为自己手术,以尽量减少手术中及术后的痛苦和手术创伤,并保持自己器官的完整性。此外,病人还期望能了解手术和麻醉方面的信息以及可能会发生的危险及其应对措施,以增加自己的安全感。

病人除了对手术本身的焦虑和恐惧以外,还常常对自己和家庭的未来感到忧虑,甚至产生悲观、绝望情绪。有的病人则可能表现为对手术寄予过高的期望值,对手术将会带来的危险与痛苦毫无思想准备。此外,在许多情况下,手术须经病人自己同意后方可进行。当病人想到手术能为自己解除多年的痛苦,能给自己提供新的希望时,就倾向于同意手术;但随着手术日期的逼近,病人又可能日益预感到手术的痛苦和危险而恐惧不安,从而便会撤回自己同意手术的决定。由以上分析来看,手术病人的术前心理反应是相当复杂的。

(二)术前病人的心理反应对术后恢复的影响

手术这种重大的治疗手段,会引起病人一定的焦虑和恐惧等心理反应是很自然的。但术前病人的这些心理反应,只要不是过于强烈,一般应看作是正常现象。适当的紧张情绪对于病人适应手术,主动配合手术是有积极意义的,因为这能使病人较好地忍受手术所引起的疼痛和痛苦,也有助于手术的顺利进行。如果病人术前心理反应过于强烈,就可能对手术产生不良的影响,使病人不能很好地适应手术,还会引起大量失血。尤其是局部性麻醉的手术,对这种过度紧张的病人往往不得不改用全身麻醉。即使手术做下来,对术后恢复也会有不利的影响。术前心理反应对术后恢复的影响可表现为创口愈合慢,心理适应性差,卧床时间长,甚至出现术后并发症等。

根据詹尼斯(D. Janis, 1958)所做的一项比较不同焦虑水平病人的术后恢复情况的研究,他认为术前病人焦虑程度对术后效果及其预后恢复快慢都会有很大的影响。按照病人术前的焦虑水平,分为高、中、低三组。资料表明,中度焦虑组病人的身心适应性最好,因为此组病人对手术可能带来的影响如疼痛、不适感等都会有较为实际的想法和心理准备,故能较好地适应及进行情绪的自我调节,并能主动配合治疗,身体复原得快,并发症极少出现。高焦虑组病人对即将到来的手术极为恐慌,处于高度的紧张状态,故手术效果不好,预后不良。低焦虑组病人,由于术前过分运用否认机制,对手术所引起的痛苦和不适感缺乏心理准备,或对医生过分依赖,过分放心,故在术后体验到痛苦时就感到沮丧和怨怒,结果预后更为不佳。

三、外科手术病人术前的心理准备

国内外已有大量研究证明,根据病人的特点,在术前帮助病人进行恰当的心理准备,对于术后的恢复是会有很大的益处的。心理准备的临床意义是可以调整病人对手术和麻醉的认识,态度和情绪反应,把消极因素变为积极因素,变被动接受为主动配合,以便使手术得以顺利进行,并促进术后的恢复。关于术前病人心理准备的作用,曾有人进行过研究,让麻醉师在手术前夜向腹部手术病人说明术后疼痛的性质和程度,告诉病人疼痛是由刀口下的肌肉痉挛引起的,只要放松腹肌,就能解除大部分疼痛;然后又教会病人通过深而缓慢的腹式呼吸来有意识地放松腹壁,以及如何利用手臂和腿来翻身。在手术后,麻醉师每天探视病人 1～2 次,并重复上述的指导。结果发现,与不做心理准备的对照组相比,心理准备组平均早出院 2～7 天。同时,与此研究无关的独立观察者相比,心理准备组病人术后痛苦表现较少,比较安详。还有人以上腹部手术病人为研究对象,在术前对病人进行集体咨询和放松训练,发现这一简单的方法也能减轻病人术中不适感和有助于术后的恢复。

根据每个病人的个性特点和心理反应状况,心理准备应有针对性地进行。心理准备的具体内容如下:

(一) 端正认识与提供信息

通过与病人的接触、观察和交谈,了解病人对手术的期望和忧虑。同时通过提供信息以端正病人对手术的不正确认识,帮助病人解除不必要的顾虑和恐惧,确立恰当的预期和应对方式。所提供的信息有:主观感觉信息,即病人在术中和术后可能体验到的感觉(如疼痛和不适);客观程序信息,即病人的手术部位和身体的恢复过程的情况等。这些信息可以帮助病人了解手术的意义、程序和可能引起的后果等。信息的提供要依据病人的个性特点、应对方式、需要程度和接受能力、用恰当的非技术性语言使病人理解和明了。如果准备在局麻下做腹部手术,就应告诉病人术中牵拉脏器时会感到的不适和牵拉痛,使病人有心理准备,到时可经由深呼吸,自我努力放松,以减轻疼痛等;如术后需用鼻饲管、引流管、导尿管等,术前也应向病人说明,使病人清醒后不致惧怕;又如需做气管插管或术后仍需用鼻饲管者,因会影响说话,也应事先告诉病人到时如何表示自己的需要;对于危险性大、手术复杂、心理负担重的病人,还要介绍有关专家和医生是怎样反复会诊,研究其病情并确定手术方案的;同时要强调病人本身在手术中的有利条件等,使病人深感医护人员对其病情十分了解,对手术是极端负责的,从而感到安慰和放心,并增强对手术的不适与痛苦的适应能力。此外,有时对病人提供完全真实的感觉信息并不能使病人真正获益,向病人交代千分之一的危险性也是不必要的。但在手术的安全方面,特别是那些危险较大的手术,则应向病人表示将竭尽全力,为病人负责并作出肯定的保证。

(二) 示范与脱敏

在手术前请一些做过同类手术的病友做现身说法的介绍,观看做类似手术的病人如何经历手术的录像,都会有较好的心理准备效果。示范作用的选择可有三种模式:一是驾驭模式,即没有恐惧和痛苦地就通过手术;二是真实焦虑模式,即病人于术中和术后表现了中度的和真实的痛苦;三是应对模式,即病人最初表现恐惧,但后来由于采用了一些应对措施而控制了恐惧,并成功地度过了手术。一般认为应对模式比驾驭模式优越。但究竟选择何种示范模式为病人做心理准备应当根据病人术前心理反应特点、具体条件及手术性质而灵活地取舍。所谓脱敏是让病人反复观看手术录像,从而逐渐消除病人对手术的恐惧心理。这种方法对于那些公开流露对手术恐惧,希望对手术有更多了解的病人有减轻焦虑与恐惧的良好作用。但对于那些压抑或否认恐惧感的病人则效果不明显,甚至会出现增强焦虑的不良作用。

(三) 行为松弛训练

这是教会病人配合手术,减轻痛苦和不适而进行自我调整的方法。其中包括各种肌肉松弛训练方法,腹式呼吸法,气功放松法,瑜伽功法和自我催眠暗示法等。这些方法的适当运用都能收到较好的效果。

四、病人手术后的心理活动及其干预

经过手术的病人,尤其是做过大手术的病人,从麻醉中醒来以后,得知手术获得成功,多数病人术后可出现一段积极的心理反应期。但这时病人仍然渴望知道自己手术的实际情况和手术效果,因此,医护人员应以亲切和蔼的语言进行安慰和鼓励,及时告诉其手术进行得很顺利,目的已经达到了;还可让病人观看手术中取出的病变组织,以安定病人的情绪和增强渡过阶段的信心。此时有的病人也可能会产生新的疑虑,不仅怕疼痛,更怕伤口裂口、发生意外。医护人员应该经常查看病人,回答他们提出的各种问题,尽可能减轻他们的疑虑和痛苦;还可在此时教给病人在手术前心理准备中曾让病人学习过的那些行为应对方法。

术后短时间内的疼痛和痛苦是每个病人在术后难以避免的体验。术后疼痛不仅与手术部位、切口方式和镇痛剂应用得恰当与否有关,而且也与每个个体的疼痛阈值,耐受能力及对疼痛的经验有关。病人如果注意力过度集中,情绪过分紧张,也会加剧疼痛;意志力薄弱、烦躁和疲倦等也会加剧疼痛;一些环境因素,如噪声、强光和暖色同样会加剧疼痛。因此,医生护士都应体察和理解病人的心情,从每个具体环节来帮助病人减轻疼痛。比如,要在术后6小时内给予药物镇痛,可以大大减轻术后全过程的疼痛,而不必等到疼痛难忍时再给药,因为那样反而会加剧术后的疼痛;此外还可用言语暗示或播放患者喜欢听的音乐来减轻疼痛。

在术后短时期内,身体的恢复是主要的,但随着伤口的愈合和身体的逐渐恢复,心理和行为问题便日益变得重要。术前的心理准备是必要的,因为它使病人对手术的消极方面有心理准备,从而对手术的消极影响起到缓冲和弱化作用。但手术毕竟是人生中的重大事件,心理准备不能取消或代替术后的实际疼痛与痛苦。因此,许多病人在度过了手术关,脱离了生命危险以后,虽然心情平静下来,却可能进入沮丧、失望、失助、忧虑和悲观的心理反应阶段。此时病人开始考虑手术对自己健康、工作、学习和家庭的不利影响,对于不时出现的疼痛和不适感到心烦意乱;同时还会出现抑郁情绪,病人的主要表现是不愿多说话,不愿多活动,食欲和睡眠都可能欠佳。病人的这种心理状态如不及时排解,势必影响到病人及时下床活动,进而影响病人心肺及消化功能,容易造成营养不良,静脉血栓或继发感染等。这时,医护人员和家属的情感支持就成为至关重要的干预手段,对某些生活不便的病人要细致照顾,如喂饭等。要多给予安慰,解释和疏导,这样可帮助病人消除不必要的顾虑和心理负担,使他们意识到既然已顺利度过了手术关,就要争取早日康复,以便随着身体的不断复原而进入较积极和乐观的心理反应阶段。

由于手术的不同类型对于术后的心理反应会有一定的影响,例如器官的切除手术,器官的移植手术或整形手术,各自都可能引起一些特殊的心理反应。器官切除以后会引起病人的"缺失感"或"不完整感",病人可能将自己看做是"残废人",从而产生焦虑、忧郁、悲观、乃至绝望的情绪体验。器官移植后,即接受了他人器官的病人,有可能出现心理上的"排斥反应",把移植到自己身上的器官视为异物,在心理上难以接受。有的病人还可能产生内疚感或罪恶感,认为自己将幸福建立在别人的痛苦之上并为此而深感不安。整形手术前,病人可能会对手术抱有过高的期望,但术后并不如自己预先想象的那样满意,因而感到失望、抱怨,甚至愤恨。

至于那些可能会引起病人外观上发生变化的手术,病人往往会有强烈的心理反应,有可能成为一个"心理伤残者",因而悲观失望,情绪消沉,对人生和未来充满忧虑和恐惧,对生活失去乐趣。这种病人需要广泛的社会支持,需要进行积极的心理干预,不仅对个人,而且还应在家庭和社区的不同水平上进行干预。有些做了性器官或乳房手术的病人还会由于失去性功能或性特征而感到痛苦,病人担心这样会影响家庭生活。涉及经济利益、赔偿和司法纠葛的损伤病人,有可能会由于原发性或继发性获益而产生某些特殊的心理问题,这些心理问题都需要采用相应的有针对性的心理方法和社会措施加以干预和解决。

第二节 妇产科的心身障碍问题

一、女性内分泌及生殖系统的生理特征

女性生殖系统的发育成熟及功能变化在其成长的各个阶段主要受神经—内分泌—性腺轴的影响调节而呈现不同的变化,以充分保障女性正常生理代谢和生殖遗传功能。女性的生长发育、生殖和衰老的生命历程大致可分为几个阶段,即:新生儿期—儿童期—青春期—性成熟期(或生育期)—绝经期(更年期)—老年期。对于女性来讲,"青春期"、"生育期"和"更年期"这三个时期是女性内分泌生殖系统剧烈变化,容易出现各种心理生理问题的敏感时期,也是需要格外关注的几个阶段。以下简介女性生长发育各个阶段的生理特征及体内内分泌激素变化规律:

(一)新生儿期

此期是指出生以后 4 周以内的婴儿。刚出生时性器官(如:子宫、卵巢等)均已形成

并初步发育,少数女婴受母体雌性激素影响,可能会出现乳房略隆起或少许泌乳,或阴道少许流血,此现象是暂时的,一般数天后随着女婴体内雌激素的减退而使症状自行消失。

(二) 儿童期

此期从婴儿—幼儿—少儿大约 10 年左右,在这期间身体发育迅速而性器官相对发育缓慢,处于静止状态,性意识也处于蒙胧和浅表状态,体内性激素的含量,如促卵泡激素(FSH)和黄体生成激素(LH)均很低,神经内分泌系统以负反馈调节为主。

(三) 青春期

WHO 规定,青春期的年龄段为 10—19 岁,进入此期后,神经内分泌性腺轴分泌活动旺盛,以正反馈调节机制为主,性激素(LH、FSH)及生长激素等昼夜呈脉冲式分泌,促使女性第一性征和第二性征的快速发育和显现,如:乳房发育、阴毛增多、体型呈曲线状。进入青春期的重要标志之一是月经来潮。在初潮后的头 1~2 年内,由于卵巢内卵泡发育尚不完善,月经周期常有无排卵性出血,而表现为不太规则,但随着年龄增长,内分泌系统功能逐渐稳定而月经变得规律。

(四) 性成熟期(生育期)

到青春期末,女性生理和心理发育各方面均已成熟,内分泌系统功能稳定,月经周期十分规律,生殖条件已经具备。

月经周期是神经—内分泌—性腺轴相互作用下,靶器官(子宫)对所分泌的性激素产生反应的结果。月经周期的计算是从月经来潮第一天后到下次来潮前为止,间隔一般为 28~30 天,正常范围可在 20~40 天不等,大致可分为三期:第一期:卵泡期。是月经周期前 14 天的阶段,初期由于体内雌、孕素降低,垂体反馈性分泌 FSH 及 LH 增加,作用于卵泡,促使卵泡发育成熟,同时子宫内膜开始增厚。第二期:排卵期。此期约为周期 14 天后的 1~2 天,卵巢中某个发育成熟的卵泡被排出,经输卵管移动到子宫,此期为易受精期,一旦与精子相遇,形成受精卵,新的生命即告诞生。第三期:黄体期。排卵后,卵巢中的白体细胞转化为黄体细胞,并开始分泌黄体酮(孕酮),与雌激素共同作用于子宫内膜,使其进一步增厚,为受精卵着床创造条件。此时雌激素已达一定高度,启动负反馈,使 FSH 下降,但黄体仍在继续分泌黄体酮,以促使受精卵着床并逐渐形成胚胎。受孕后,子宫内膜的绒毛细胞同时也分泌绒毛膜促性腺激素(HCG),使卵巢黄体进一步转化为妊娠黄体,分泌大量孕酮以维持妊娠。但在绝大多数情况下,卵子未遇精子而自行衰败,此时卵巢黄体也自行萎缩,使体内雌、孕激素均降低,子宫内膜停止生长,增厚的内膜失去滋养后开始自行脱落,月经即来潮。

女性在生育期内卵巢周而复始,生成和释放成熟的卵子,一生可释放卵子总计约360~400 个左右,月经周期约持续 30~40 年(包括无排卵周期)。

(五) 围绝经期

即更年期前后数年期间,卵巢功能逐渐衰弱,排卵减少,无排卵的月经周期渐增多,雌激素的分泌量渐减少或波动不定,使月经周期长短不一,或出现不规则阴道出血。当绝经后,体内雌性激素极少,对垂体负反馈抑制作用消失,可出现单向丘脑促性腺激素释放激素(GnRH)、垂体促卵泡激素(FSH)、黄体生成激素(LH)等偏高现象。

(六)老年期

女性 60 岁以上即进入老年阶段。此期已绝经多年,性腺及生殖器组织均退化萎缩,卵巢已无分泌雌性激素功能,体内少量雌激素主要靠外周血中雄烯二酮转化生成。由于体内缺少雌性激素,可影响钙在体内的吸收与利用而加速骨质疏松变化,另外也加速全身组织器官的衰老退行性变化,如:心脑动脉硬化、皮肤干燥褶皱等,故此期应重视和积极防治各种老年疾病的发生。

二、妇产科的心身关系问题

(一)心理社会因素对女性内分泌功能的影响

人类的生殖系统是身体各器官系统中对生理—心理—社会各种因素反应最敏感的系统之一。女性生殖系统的生理变化和内分泌功能均受大脑皮层控制下的丘脑—垂体—卵巢轴系统的制约,同时又受体内外各种因素的影响。心理社会紧张刺激可以通过情绪的中介作用而导致性激素动态平衡的失调,进而影响生殖器官的功能,以致出现症状和疾病。童年时期的性游戏、性骚扰或性虐待;青少年时期的性失误、性欺骗或性侮辱;成年时期的性罪错、性上当受骗或失身等,除了给身体上带来伤害以外,更重要的是在心理上留下创伤,成为某些奇特心理疾病的根源。许多患者就是在新的创伤性刺激的困扰下,联系到童年或青少年时期所体验的性侮辱或性侵袭而万分痛苦,并成为当前疾病的直接根源。心理社会紧张刺激可造成月经周期紊乱,使婚后夫妻性生活不协调,使孕妇恶心呕吐反应加重,甚至造成流产、早产、难产、产后大出血、产褥期精神病等,也可使更年期的症状加重或时间延长。总之,内分泌功能在女性身上是没有一个时期能够脱离开心理社会因素影响的。

(二)女性生殖系统变化时的心理反应

女孩子进入青春发育期,生殖器官的发育过程本来是正常现象,但许多人由于适应不良而受到情绪的困扰,出现心理失调,甚至发生精神障碍,例如:月经本是女性所特有的自然生理现象,有的人却在来月经时,伴发某种程度的心理反应。轻者心境不佳,情绪波动,烦躁不安;重者出现经前紧张综合征、痛经,因而疼痛难忍,甚至发生周期性精神异常。妊娠和分娩本来也是女性特有的生理功能,却有不少人会出现妊娠恶心和呕吐以及分娩时的紧张和疼痛症候群,甚至发生产褥期精神障碍。此外,还有些生殖期妇女会在实施计划生育措施后,产生各种感觉障碍、运动障碍、性欲改变和脑衰弱症状等异常心理行为反应。总之,以上所述的女性在不同时期和不同状况下所产生的心理反应,如果过于严重就会发生病理性变化,甚至造成心身疾病。

反映在女性身上的上述两个方面的变化,即生理的、内分泌的变化和心理反应的变化是互为因果、互相影响和相互转化的过程。这就增加了妇产科临床的复杂性。医护人员不仅要重视妇女的生殖系统和内分泌功能的特殊作用，而且也要同样重视心理社会因素在妇产科临床实践中的重要作用。

三、妇科的心身障碍问题

（一）月经异常

月经是女性的正常生理现象，女孩子如能正确认识和对待月经初潮，一般是不会有问题的。但许多少女由于错误观念的影响，对来月经产生羞怯、恐惧和厌恶心理，这种不良情绪状态作用于丘脑下部和垂体前叶，进而影响卵巢的功能，可能造成排卵异常而出现月经失调现象。有的人可能连续几个月不来月经。如果持续三个月以上不来月经就称为"闭经"。闭经有原发性和继发性以及真性和假性之分。这里需要讨论的是继发性闭经。造成继发性闭经的原因很多，除了各种生物学因素外，还有情绪因素，如恐惧、紧张、焦虑、抑郁、愤怒和敌意等。因此，对继发性闭经问题，要从身体与心理两个方面进行考察，找出造成闭经的确切原因，然后有针对性地给予解决。

痛经是在行经期间下腹部阵发性隐痛伴腰部及会阴部坠胀感，主要是由于经期子宫强烈收缩或痉挛性收缩所引起，多发生于自然初潮的少女，一般在婚后或分娩后可自然消失。痛经有器质性和功能性之分，但大多数痛经患者并不能找到器质性病变。据研究，功能性痛经与子宫肌肉痉挛或不协调收缩、子宫前倾排血受阻、前列腺素分泌增加及其他身体因素有关。此外，还跟许多心理社会因素有关，如精神紧张、焦虑、恐惧、忧伤以及"来经要痛"等错误观念的影响，也会导致或加重痛经。对痛经的治疗，首先要帮助患者找出原因并加以消除；同时加强月经的卫生常识教育，讲究月经期的生理卫生和心理卫生；消除有害的情绪影响，进行放松训练；也可配合用镇静解痉止痛药、理疗或针灸等。

（二）功能性子宫出血

这是一种由内分泌失调引起的子宫内膜异常出血的病症。造成内分泌功能失调的原因有全身性疾病中的营养不良，其他内分泌腺体疾病以及各种心理社会因素，尤其突出的是情绪障碍和性生活失调者可占 70％，而且多发生在青春期和更年期。因为这两个时期是内分泌功能最不稳定的时期，对此病进行心理治疗十分必要。治疗原则首先是去除心理因素，消除顾虑，缓解紧张情绪；其次是让病人认识到此病同心理因素的关系，以及自己个性中的弱点，从而提高自身的适应能力。例如，一位年轻妇女，在她丈夫被捕入狱以后，出现了严重的功能性子宫出血，虽经各种治疗，包括人工周期治疗等均无显效。后来经过两次心理治疗，症状很快就基本得以控制。

（三）经前期紧张综合征

据研究认为此病的患病率很高。但大多数人症状轻微，故向医生求助很少。病人的心理表现主要是莫名其妙地紧张和焦虑，无故悲伤、哭泣和易激惹等。究其原因，除性激素异常外,还有心理社会因素,主要是由于心理紧张刺激通过皮层—丘脑—垂体轴而影响性功能的平衡。那些性格急躁、情绪不稳、敏感多疑,受暗示性强、适应能力差而又过分关注自己健康的人,症状表现尤其明显。而那些症状较严重以致影响生活、学习和工作的人,由于难以忍受并感到十分痛苦才去就医。对病人的心理治疗,首先是对患者讲明病因,消除顾虑,给予心理支持;其次是帮助患者认识自己的个性缺陷,扬长避短,努力加以调整或矫正,避免过度劳累,并保持良好的情绪状态。

(四) 更年期综合征

女性更年期约在 45—55 岁之间,但也有提前或错后的。更年期是一个人从具有生殖能力到失去生殖能力的过度时期,意味着月经周期的终止。这是每个女性所必经的一个特定时期。有一部分人除闭经之外,还会出现一系列神经精神症状和躯体症状。这些症状发生的基础,一是卵巢功能由逐渐衰退到最后消失,体内雌激素水平降低,导致内分泌功能失调;二是由于其他器官系统的同步老化,如脑动脉硬化等;三是心理社会因素的影响。那些性格上多疑敏感、沉默寡言、谨小慎微、顾虑重重的人往往把平时不起作用的心理社会因素变为紧张刺激因素,从而使自己身心平衡遭到破坏,以致更年期提前到来或错后,并使自身的不适感大大加重。在临床上常会见到有些女性在更年期来临之前因丧偶或突然发生重大不幸事件,闭经明显提前。相反的,那些受刺激和压力较少、情绪稳定、心理健康的妇女,更年期反应较轻,持续时间也较短,无需求医即可平稳地度过这段“多事之秋”。

对更年期综合征的治疗,原则上是对症施药,配合心理治疗,避免紧张刺激;同时调动患者家庭和社会支持系统的力量给予理解、支持和帮助。

(五) 外阴瘙痒症

外阴瘙痒常发生于阴蒂、小阴唇、大阴唇、阴道口和会阴部,甚至可波及肛门周围部位,表现红肿、奇痒,夜间明显,故可影响睡眠和休息。究其原因除了外阴及肛门部位的疾病、霉菌和滴虫等的刺激所引起的瘙痒症状以外,局部的慢性刺激、糖尿病、血液病、痛风等全身性疾病及皮肤科的全身瘙痒等都可导致外阴瘙痒。此外,还有人认为外阴瘙痒与心理社会因素也有一定关系,如心理应激反应、过敏体质、不良饮食行为、性生活幻想或性欲亢进等也会成为外阴瘙痒的因素之一。因此,在治疗方面应考虑采用综合治疗措施,即采用局部施药、理疗、少量安定剂并结合心理治疗等。

(六) 不孕症

一般是将夫妻同居未避孕而二年后仍不孕者确定为不孕症。不孕症的妇女常常为之苦恼,以致影响身心健康。妇女不孕的原因很多,如先天性发育异常,全身性疾病,营养缺乏,环境污染,长期吸烟或服用镇静剂等。此外,心理社会因素也不可忽视。凡是能使人产生焦虑、悲伤、压抑、恐惧、紧张等情绪的心理社会因素都能导致内分泌功能失调,影响卵巢的正常功能而造成不孕。此外,性冷淡、性交恐怖症、疼痛性阴道痉挛等也可抑制排卵,使输卵管痉挛收缩而导致不孕。因此,不孕症的原因是比较复杂的。确定不孕症本身比较容易，但要确定不孕症的原因就比较困难。在排除所有器质性因素以后才能考虑是否与心理社会因素有关。如果是因为心理社会因素所致的功能性不孕症，就可采用心理治疗措施。据研究，许多不孕症的妇女在人格特征上主要表现为好焦虑、易紧张、神经质以及癔症性格等。有的人盼子心切，由于过度的期望与焦虑，结果是越盼越难受孕，甚至出现"假孕"现象；有不少怀孕妇女在抱养了一个孩子以后不久就怀孕了，这说明过度的期望与焦虑情绪一旦解除，不孕症也就消失了。

四、产科的心身障碍问题

（一）妊娠的心身障碍问题

对于大多数妇女来说怀孕是一件高兴的事情，但也有的妇女由于妊娠可能给自己的生活带来新的问题或麻烦而感到紧张和焦虑。尤其是随着社会的进步和发展，人们对孩子的质量要求提高，孕妇的担心也随之而加重，这样，与妊娠有关的身心问题自然也会有所增加。妊娠对母体来说，是同种异基因的移植物（受精卵）在子宫内发育成长为胎儿的过程，胚胎与母体间的免疫排斥与免疫耐受、母体日益加重的身体变化和复杂心理是构成产科心身障碍的基础。妊娠期是从受精卵形成致胎儿成熟娩出的一个特殊阶段。孕妇的心身变化，大致可分为三个阶段：第一阶段为非耐受期，是指早孕阶段。容易出现冲动性神经症的一些症状，如：焦虑、不安、心情烦躁等，出现妊娠反应（恶心、呕吐、异嗜好等）。第二阶段为适应期，即妊娠中期。此时情绪转稳定，身心状态俱佳，智力活动稍减退。第三阶段为过负荷期，即晚期妊娠。随着预产期的临近，可出现恐惧、焦虑等不安情绪。

妊娠呕吐是孕妇最常见的妊娠反应，几乎半数以上的孕妇在停经 6～7 周后，即出现腹部不适、食欲不佳、恶心或晨吐等反应。一般人到怀孕 3～4 个月后自行消失，不会影响生活、工作和营养状况，无须诊治。据统计，严重呕吐的发生率不足 1%。妊娠呕吐的原因，除了内分泌因素和绒毛异物变态反应之外，心理社会因素也起一定作用。如工作任务过重，工作过于紧张繁忙，害怕怀孕，夫妻感情不和，多疑敏感，适应能力差，情绪易波动等。妊娠虽然是自然的生理现象，但也是人体内部生理上和心理上的巨大变化。这种变化通过大脑皮层、丘脑下部呕吐中枢以及植物神经系统等影响到消化系统，从而产生恶心、呕吐；子宫体增大，子宫内感受器受到刺激后，可通过神经系统反射性的引起恶心、呕吐；另外，妊娠情况下，全身内分泌激素都会发生变化，也可引起恶心、呕吐。有的孕妇在自家里呕吐到不能进食，但到了邻居家中或与较多的人一起进食，心情愉快时即可不吐；此外，未婚先育者却很少出现剧烈妊娠反应。这些现象表明，心理社会因素在妊娠呕吐中确实有一定作用。

流产或早产也是孕妇妊娠期间的心身问题之一。流产和早产的原因很多，也很复杂。在胎儿方面的原因可能是胎盘异常、胎位异常或胎儿畸形等；在孕妇方面的原因可能有年龄过小、子宫畸形、全身性疾病、吸烟嗜好、长期旅行、气候和环境的突然变化以及身体的过度劳累等。凡是能引起精神剧烈波动的因素,也都能通过神经内分泌的改变而诱发流产和早产。对于习惯性流产的妇女,尤其应从心理社会因素方面寻找原因,并采取相应的心理干预措施,讲究心理卫生,解除紧张、焦虑等不良情绪状态,以便更有效地预防流产或早产。

(二)分娩紧张疼痛综合征

十月怀胎,一朝分娩,虽然是一个自然过程,但由于产程一般需要数小时,多则逾日,对产妇来说就会加剧紧张心理。尤其是尚无经验的初产妇,或个人在素质上较为胆小怕事、敏感多疑、适应力较差,对分娩有较重的恐惧感,如怕疼、怕难产、怕危及生命、怕小孩畸形等,因而在临产和产程中,心情处在高度紧张状态,这时往往使心率加快、呼吸急促、宫缩乏力;另外,紧张导致肌肉痉挛、血管收缩、自主呼吸失调,使痛阈降低,对疼痛的敏感性增加,从而使产程延长并感到不适难受,甚至疼痛难忍。这是因为在从妊娠到分娩这个长期的过程中,对某些人来说,可形成慢性心理、生理应激,通过皮层引起神经内分泌和神经递质的变化,从而导致分娩时的紧张、疼痛症候群。因此,对孕妇进行无痛分娩的宣传教育,临产前吃好、睡好,解除思想顾虑,分娩时进行言语暗示解除恐惧心理,在宫缩间歇期间学会放松或配以少量的镇痛剂等,对于缓解分娩紧张疼痛症候群都是会有明显效果的。目前,一些医院采取水箱分娩,产妇在温水中分娩可起到肌肉放松和减轻疼痛的效果。

(三)难产

因产道异常、胎儿问题或者产力异常造成的产程进展迟缓或停滞,就称为难产。由于对分娩后果的恐惧,临产前的长途旅行或过度劳累,生活中的突发性紧张事件,缺乏正常分娩的指示或道听途说的不科学信息的影响等心理社会因素而导致宫缩异常、心因性宫缩无力或产力异常最为多见。由此造成的难产,属于心因性难产。为了避免难产,应在产前进行胎儿和产道检查,特别是需要进行正常分娩知识的宣传教育,消除不必要的顾虑;在分娩过程中要与医生配合。此外,产房要保持安静,医护人员还要利用心理学知识使产妇做到心情平静、轻松、愉快,以减少宫缩异常造成的不良后果,从而避免难产。

(四)乳汁分泌障碍

母乳喂养对婴儿的生长发育有至关重要的作用,母乳有利于婴儿吸收消化,并含有多种抗体,可提高婴儿的免疫力,哺乳的过程也是很好的母婴交流过程,故应大力提倡母乳喂养。乳汁分泌功能受皮层—丘脑—垂体轴控制下的激素(泌乳素)的调节,因而很容易受到精神因素的影响。任何紧张刺激,只要引起母亲的紧张情绪,如焦虑、抑郁、恐惧、愤怒等,都可使乳汁分泌减少。此外,生活节奏较快,工作较繁忙紧张等都会成为乳汁分泌障碍的因素之一。例如在职工作的母亲往往比非在职的母亲更容易出现乳汁缺乏;乳儿饥饿的哭声还会使母亲更加焦急,从而又会进一步抑制乳汁的分泌。因此,应把乳汁分泌问题作为孕妇产前教育的重要内容之一。

（五）产褥期的心身问题

分娩后产妇最为关心的莫过于新生婴儿，因而在婴儿出生后，让其依偎在母亲身旁，这样可消除或减少产妇的焦虑，而且会有助于母婴正常关系的建立。如遇有死婴或畸胎，应在适当时期告诉产妇，而且不要让该产妇与其他产妇住在一个房间，以免由于见到别人的孩子而引起情绪上的悲伤和抑郁。

在产后，胎儿转变为新生儿，这对母婴都是巨大的变化。一方面产妇分娩本身可使体内的内分泌出现新动向，从而引发植物神经系统功能的紊乱。例如产后前列腺素水平下降，可导致产妇普遍情绪的波动，这对于那些对上述变化适应困难的妇女其症状反应就特别明显；另一方面，分娩时的流血，有可能助长上述的变化，并由此引起情绪的剧烈不稳。

在产褥期(约产后 1～6 周内)产妇较容易出现精神障碍，其表现多种多样。较多的是产后抑郁症候群以及癔症反应；其次是精神分裂样的精神障碍。产褥期精神障碍的原因较复杂，这与产褥期雌激素和孕酮的急剧下降或两者的不平衡，以及可的松水平的低下有关；更与心理社会紧张刺激因素密切相关，如婆媳不和，夫妻关系不好，对婴儿性别不称心等；同时也与产妇的遗传素质、人格特点有密切关系，如要求完美、谨小慎微、过于拘谨、犹豫不决、过分自我关注等强迫性人格特征，以及情绪不稳、精力不足、较容易疲劳、敏感多疑、常为小事伤感等衰弱性人格特征的人就比较容易发生精神障碍。

对产褥期精神障碍的治疗，在临床上，轻者用心理治疗配合小剂量药物即可缓解；较严重者则需要先用抗精神病药物控制症状后，才能施以心理治疗。一般来说，产褥期精神障碍病程较短，疗效较好，且不会留下后遗症。但不管怎样还是应以预防为主，在讲究产褥期生理卫生的同时，还要讲究心理卫生，培养良好的性格，减少性格上的弱点，尽量避免不良心理刺激，增强对心理压力的耐受能力。

五、计划生育中的心身障碍问题

计划生育的目的是为了控制人口增长的速度，提高人口素质和降低人口数量，从而提高人们的物质生活水平，使国家繁荣昌盛，所以，计划生育是一项利国利民的，具有长远战略性的政策。但由于我国长期以来存在的封建思想残余的影响，在人们的生育观念中，那种多子多孙多幸福，子孙满堂，传宗接代，养儿防老等旧传统观念还在作怪，尤其是在农村更为明显。这是因为文化水平低，科学知识少，不懂得人类的繁衍也要进行有计划的自我控制，而只顾满足自己的生育欲望；缺乏对计划生育的正确理解，以及对计划生育措施的种种误解，因而在计划生育实施过程中发生了不少心身问题。其中以心身并发症占大多数，各种神经症的发生率尤其突出，如输卵管结扎术后的神经症发生率最高；放避孕环和人工流产引起不良心身反应也十分常见。其症状有失眠或多梦、头晕、乏力、腰酸痛、心悸和食欲不振等，严重者还会引发精神病。

在计划生育手术中，尤其是输卵管结扎手术，由于受传统生育观的影响，对计划生育手术的种种顾虑,如担心手术后会留下后遗症,会影响性功能,甚至担心影响生活和工作;也由于动员计划生育手术时的方式方法简单粗暴;以及某些手术施行者水平低,手术前没有做好手术者的必要的心理准备工作,等等,结果造成输卵管结扎手术后的心身反应比较突出和复杂。由此而诱发的常见心身障碍有各种疑病症、抑郁症和焦虑反应;有各种癔症分离性反应,如情感暴发,假昏迷等;还有各种转换性癔症反应,如各种感觉障碍、失明、失听、失语、全身不定位的麻木或浑身疼痛等,又如各种运动障碍中可有单瘫、截瘫、交叉性瘫痪、抽搐等。还有的人表现为神经性厌食症或神经性呕吐。

11

病人角色、医护关系与心理护理

第一节 病人角色

随着社会的发展和医学模式的转变,我们学会了不仅仅从医学和生物学的角度来看待病人,还要从社会学、心理学等多种角度来看待病人。医务工作者和患者本身对病人角色以及角色行为的深刻认识和理解,对于医生更好地诊治疾病,医患之间更好的配合,以及获得有效的社会支持以推进医疗有重要的意义。

一、病人角色的含义

"角色"是一个社会学概念,指的是处于一定社会地位的个体或群体,在与其地位权利义务相联系的过程中表现出的符合社会期望的模式化行为。角色是对一个人在特定社会系统中,特定位置的行为期望和要求。表明了一个人在社会结构和社会制度中的特定位置、相应权利和应承担的责任。

角色具有的基本特征:一是角色之间是互相依存的,不同角色在社会中不是孤立存在的,是与其他角色相互依存的。比如要完成医生的角色,必须有病人角色的存在;二是角色行为由个体完成,社会对每一个角色均有角色期待,这种角色期待形成体系,经由社会化过程,融入每个人的认知系统中,使个体行为符合要求。现代社会的基本问题之一,就是每个社会成员是否具有足够的动力、愿意努力地塑造自己所扮演的社会角色。

社会成员的健康水平是发挥功能的必须条件,而患病却是社会中无法避免的一个现象。因此,患病也属于一种社会角色,即病人角色(sick role)。当一个人被认定患了某种疾病时,他便成为病人角色。人一旦进入病人角色,他原来的角色责任与权力都发生了转变。

然而,什么是病人,什么是病人角色,到目前为止其确切含义仍存在不同的理解。

有人从医学和生物学的角度去认识病人角色,认为"生病的人就是病人"。这种理解只看到了"病"的生物学、医学属性,而忽视了人的社会属性。有些患有疾病的人可能没有求医行为,照常工作、生活和学习,不认为自己是个病人,社会上也没有将他们列入"病人"行列;有的人没有躯体疾病,只是觉得不舒服,有"病感",到医院寻求医生的帮助;还有些人既无疾病,又无病感,只是为了要求医生的诊断书或处方或假条到医院看病,也被列为"病人"。此外,有时到医院进行常规检查的怀孕妇女,结婚、参军、考驾照或者其他原因需要体检的健康人,也被纳入"病人"之列。

另有人从社会学的角度去认识病人角色。随着医学模式的转变和近年的发展,人们对病人角色的社会层面的意义越来越关注,有学者把病人角色定义为"有求医行为或正处在医疗护理中的人"。这个定义的特点是病人角色必须以医生承认为前提。病人并不一定都要患病,只要医生认定需要医疗服务,就可以称为医学上的"病人"。即使患病,但没有受到医疗服务,也不能算病人。显然,这种界定强调了求医行为这一社会现象,然而却忽略了患病这一客观事实,最终也很难对病人角色的概念自圆其说。它既不能区分出那些有求医行为的"病人"中哪些是"诈病者",也很可能会漏掉一批因种种原因没有求医的患病者。

从生物—心理—社会医学模式出发,我们认为,"病人"是指社会人群中那些与医疗系统发生关系的,正在寻求医疗帮助的人群。"病人角色"则是指从常态社会人群中分离出来,处于患病状态中并有求医要求和医疗行为的社会角色。

远古社会(包括当今的落后部落社会)的病人只是中止自身的正常活动,而不能宣布自己为病人,也不能自作主张去寻找疗病者(即今天的医生)。能做出决定并有权去找疗病者的是家庭,而只有疗病者才能询问病情,发现疾病,并宣布病人有病。一旦被宣布有病,成为病人,一般也就免去了某些社会责任,并处于一种新的人际关系之中。现代社会的病人角色实际上也是从古代社会病人角色演变而来的。不过,今天的病人角色,除了无独立生活能力的儿童外,一般成人无需经过家庭,自己可以主动求医,从医生那里取得有病证明以后,就可以宣布自己为病人。而一旦成为病人,就可享受病人的权利,并按要求履行病人的职责或义务。下面简要列举一下有关病人角色的一些权利和义务。

(一) 病人的权利

1. 受到社会保护,并免除或部分免除正常的社会责任

病人在患病期间仍可得到保护并享受一切社会权益。由于进入了病人角色,则可全部或部分免除其在健康时所承担的社会责任,如照顾父母及子女等。此外,按照病情的轻重,病人原先担负的社会角色的不同,以及疾病对劳动能力的不同影响,干部可不上班或不出席会议,工人可以不出勤或可变换工种,教师可免去上课任务,学生可以请假或休学,等等。

2. 享受医疗服务

当人们自己感到有病需要利用医疗服务设施,到了医疗部门挂号就诊,就取得了医务人员为其诊断和治疗的权利。在就诊和治疗过程中,病人有权向医务人员了解自身的病情、诊断结果、治疗措施、疗程和预后等情况。对于不尊重病人权利或不负责任的医疗行为，病人有权提出批评或拒绝。如发生医疗事故而蒙受损害，病人可提出控告。

3. 有得到别人理解、尊重、关怀和照料的权利

一个人患病后，由于疾病的痛苦和折磨，在心理上常会出现忧虑、恐慌、苦恼、烦躁等情绪反应及求助与求愈心理。因此，病人需要得到医务人员的尊重和理解，而不应被当作只是一个"床号"或"病例"；同时也需要得到亲人的同情和照料。

4. 保守个人的秘密

病人在患病后，为了配合医生、护士更快、更好地治愈自己的疾病，愿意把自己的病症，内心活动感受，甚至从没告诉过任何人的隐私，都告诉医护人员。病人在披露这些隐私时，有权要求医护人员尊重其人格，理解其心情，并为其保密。

(二) 病人的职责或义务

1. 主动及时就医，努力使自己早日康复

每个人都是社会群体中的一员，个人身体健康与否，是否生病，不仅与自己有关，也与社会有关。因此，增进健康水平，发展社会生产，是全社会的问题，也是每个人应承担的社会义务。作为病人，虽然一般来说对自己的疾病是没有责任的，但却有责任主动及时就医，以争取早日康复。一些关系到他人健康的传染性或遗传性疾病更需要病人主动地甚至被强制性地接受医护人员的诊治，这也体现了病人对社会、对健康人群所承担的义务。

2. 寻求有效的医疗帮助，认真遵从医嘱

病人在患病后应认真寻求正规的和有效的医疗机构的诊治，而不应有病乱投医，甚至找巫医看病。同时，病人应认真遵从医嘱，按要求服药、注射、进行体检、化验、特殊检查以及休息、控制饮食等。

3. 遵守医疗规章制度

医院以及各种医疗门诊部门，都有各种规章制度，这是稳定医院等医疗机构的秩序，提高医疗和护理质量的重要保证。患者进入病人角色，接受医疗服务以后就应努力适应医院新环境的要求。遵守医院的各项制度。如门诊就诊制度、病房管理制度、病房作息、陪护、亲友探视制度以及出院制度等。

4. 负担相应的医药费用

我国有优越的社会主义制度，为了人民群众的健康和防病、治病的需要，每年有大笔款项用于医疗保健事业，如公费医疗费。但我国还处于社会主义初级阶段，国家还不可能负担每个公民的全部医疗费用。因此，为了保证医疗卫生事业的顺利发展，病人还需按不同的付费标准与规定，负担自己应支付的医疗费用。

病人角色所具有的权利和义务，实际上不过是一个问题的两面。世界卫生组织(WHO)1978 年提出了一个"2000 年人人享有卫生保健"的口号，就表明维护身体健康和防治疾病是每个人应享有的权利；但对社会发展来说，增进人类身心健康，促进社会

生产发展,又是人人应尽的社会义务。因此权利和义务都是相对的。保持健康,防治疾病对个人来说是权力,对社会来说又是义务。即作为病人角色,社会赋予他有免除原来社会角色职责并享有医疗保健的权利,同时社会也要求病人履行义务及时求医、争取早日康复,恢复原有社会角色和职责的义务,这是不可分割的两个方面。

二、病人角色的失调和调适

占据了一个社会地位,扮演一种社会角色,就意味着要遵守一套社会期望的行为模式。成为病人角色,并不是大多数人希望的。由于个人和环境等差异,当一个人由健康状态向病人角色转变,或相反的角色转变过程,都可能出现角色发生障碍,即出现病人角色失调。需要具体分析导致这些角色适应不良的原因,采取相应的措施进行调适。病人角色转换障碍导致的角色失调主要有如下情况:

(一)角色行为缺如

病人角色缺如,是指已经患病的个体未进入患者角色的情况。其主要表现是被证实有病的个体,拒绝承认自己患病、尚未意识到患病或对疾病持有否认态度。其结果是个体不能按照患者的角色行事,不享受患者的权利,也不履行患者角色。与此同时,个体也可以采取一些消极的方式抵制医生的建议和要求。不愿为达到治疗目的而暂时约束自己,不愿为治疗或检查自己的目的而放弃自己固有的生活习惯。例如,不承认自己有病,或虽然承认自己有病,但没有意识到自己病情的严重性,不顾体弱而从事不应承担的活动,不合作治疗。角色缺如的不良后果可能是拒医,贻误治疗的时机,使病情进一步恶化。

出现角色行为缺如的原因是多方面的,主要有:

(1)医疗常识缺乏,个体不能认识到自己的疾病,特别是在自我感觉尚属良好的情况下。例如一些肾病早期患者,虽然肌苷等指标已经提示肾脏功能的损害,但有的个体并不在意,直至出现肾衰。

(2)在特定的社会背景下,承认自己患病就意味着自己的社会价值被贬低,意味着入学、职业、婚姻等会受到影响。例如患精神疾病、癫痫、性病、肝炎及其他传染性疾病、性功能障碍等。

为此,需要大力开展社会健康教育,发展医疗保健事业,注重对病人群体的关怀,使患病个体顺利进入患者角色。

(二)角色行为强化

病人角色强化的主要表现是安于病人角色,或自觉病情严重程度超过实际情况,对自己所患疾病过度关心;过度依赖医院环境;不愿从病人角色转为常态角色。他们往往不承认病情好转或痊愈,诉说一些不易证实的主观症状,不愿出院,不愿离开医护人员,不愿摆脱帮助,不愿重返原来的工作、学习和生活环境。常见于疾病治疗的后期、有家庭关系不和、人际关系紧张等问题的病人。

在求医动机方面,在病人角色行为强化的部分病人中,有一部分人并不是因身体或心理上的不适求医,而是因为某些社会性原因引起的。如为了取得工休证明,或工伤待遇,或为了变换较轻的劳动工种,躲避同事的议论或某种政治冲击,或为了借病人角色免除自己不愿意承担的某种社会职责,甚至一些人因家庭矛盾而扮演一个病人角色以躲避其他家庭成员。此外,角色行为强化的原因还包括病后体力和能力下降,自信心减弱,依赖性加强,对承担原来的社会角色存在恐惧和不安;或因患病因祸得福,期待继续享有病人角色所获得的利益等。

遇到这种情况,就需要医务人员增强病人恢复健康、回归正常社会角色的信心,同时,社会关系的和谐有利于避免病人角色强化行为。

(三) 角色行为减退

病人角色消退与角色强化的情形相反,它表现为个体在进入患者角色后,其疾病还未痊愈,病人却从病人角色过早地转入常态角色。这种情形多发生在疾病的中期,是角色冲突的再现。它对疾病的进一步治疗和康复不利。

在战场上"轻伤不下火线",在疾病过程中,由于经济、突发事件或由于对治疗绝望等原因所出现的不再遵从医嘱,对治疗和护理不再合作等。比如,家属突发更严重的疾病或出现意外,这时病人会放弃休息或治疗去照顾家属。

出现这种现象后,由于个体完全没有、或没有完全将自己作为患者对待,因此,对医院的管理和医护人员的建议或劝告相当反感,甚至会出现对立情绪。这时就需要医务人员通过耐心、细致的工作避免病人角色行为减退,配合诊疗和护理,促使病人早日康复。

(四) 角色行为冲突

即病人的求医行为与他/她所担负的其他角色行为不能协调一致,病人对某种需要的迫切要求或强烈程度超过了求医治病的动机,不愿放弃原有的角色行为,就产生了角色行为冲突。如一男性农民,因急性肠梗阻住院,外科医生决定要手术治疗。病人听后产生了严重的焦虑不安,因为手术不仅医疗费用高,而且他作为一家之主,为不能去担负家庭联产承包后的家庭重担感到十分内疚和不安。再如,一位公司的董事长因病住院,为了不影响工作,将病房改建为"办公室"。

其实社会上每个人都担负着不同的社会角色,但是次要角色要从属于主要角色。比如,在单位可能是教师或医生,在家中可能是父母或子女。一个人在长期的社会生活中已经形成与所扮演角色相适应的思维方式、行为模式及情感追求等。当患病时,需要从原有的角色转化为病人角色,就可能使病人产生某种失落感而焦虑不安。

角色冲突是病人角色的一个普遍现象,它与病人的个性特征、社会文化观念的影响、个体的经历等多种因素有关。在实际工作中要对角色冲突进行具体分析,正确处理。

(五) 角色行为异常

角色行为异常指患者的行为超出了患者角色所界定的范围。比如,患者以治疗疾病为目的住院，却在住院期间专门挑医院和医护人员的毛病，处处与医护人员为难，或挑拨其他患者与医护人员的关系，制造矛盾，唯恐天下不乱，甚至对为自己进行医疗护理的医务人员产生攻击性行为；当医护人员引起别的患者不满的时候，往往幸灾乐祸；或在门诊以及住院过程中出现违纪违法行为；或者病态固执，甚至拒绝有效的治疗方案，发生角色应激，严重者可因抑郁、悲观、厌世而导致自杀等。

出现角色异常的原因很多，与患者的处境、受教育的程度、年龄、性别、个性特征等因素有关。需要具体分析，分别采取相应措施。

(六) 角色行为适应

经过角色行为冲突后，病人逐渐进入病人角色，从而较为平静、客观地对待现实，改变角色行为。有些病人正常社会角色和病人角色之间的冲突可能很激烈，以致迟迟不能进入病人角色。一般情况下，许多病人开始时不安心扮演这样的角色，往往急于求成，不切实际地以为很快就能根除疾病，迅速恢复健康。要在病情的演变和治疗过程中，病人才能慢慢适应，从而规范自己的角色行为，如关注自己的疾病，遵行医嘱采取必要措施减轻自身疾病或症状等。

如果说，一个人有躯体、心理和社会三个不同维度的话。那么，病人角色中出现的种种适应不良现象，实质上就是对躯体疾病或某种不适在心理和社会心理维度上的认同问题。而对病人角色转化过程的心理维护也就是要使病人对三个维度上的认识与行为协调一致，减小冲突、矛盾，以保证病人与诊疗过程良好配合。

三、病人角色一般的心理需要和心理反应

(一) 病人的心理需要

人的需要复杂多样，归纳起来有生理性需要、心理性需要和社会性需要三大方面。和人的生命本能相联系的需要，如对水和食物、安全、睡眠和感官刺激等的需要，属于低层次的需要；和人的高级精神生活相联系的需要，如对感情、理智、荣誉和人际关系等的需要，属于高层次需要。病人作为一个特殊的社会群体，同正常人群体一样，也有各种需要。但一般来说，一个人在患病以后进入病人角色，其需要层次也会发生某些变化。这时，高层次的需要会受到某些压抑，而低层次需要如安全感、归属感和生理需要等则变得相对突出和迫切。因此，医护人员就往往比较注意和重视病人的低层次需要，特别是生理需要，而容易忽略病人的心理性和社会性需要，尤其是某些特殊的心理需要。实际上，这些特殊心理需要如果能得到满足，对于病人的诊断、治疗、病情的转归和康复都有重要的作用。尽管病人有不同的个性特征，所患疾病和症状也各有不同，心理需要也有差别，但对大多数病人来说，还是可以把他们特殊的心理需要归纳为以下几点的。

1. 被认识和受到尊重

每个病人都希望自己得到医护人员的理解和尊重，得到较好的医疗待遇。因而就有可能有意无意地显露或表现自己的社会身份，好让别人知道自己的重要性，特别是那

些有一定社会地位的病人更是如此。有的病人则会主动地与医护人员接触并进行感情交流,以期得到更好的关照和尊重。

2. 被接纳和归属的需要

医院是一个人员流动较大的环境。住院病人在不断的变换,每个加入这个小团体的新病人,都有一个适应新环境的过程,每个人都希望自己尽快成为受欢迎的人,在感情上为大家所接纳。因此,多数病人都会努力协调好病房内的人际关系,并积极改进同医护人员的关系,以便在新的集体中获得较充分的归属感。

3. 接受信息的需要

病人离开家庭和工作单位,也离开了平时熟悉的环境,进入到另一个陌生的医疗环境,改变了原有的生活规律和习惯。因而病人在适应新环境的过程中亟须及时了解大量的有关信息,如住院的生活作息制度,饮食特点,诊断和治疗安排,自身疾病的预后,如何配合医护人员的治疗和护理,等等。如果病人接受各方面的、充分的信息,就会减少疑惑和焦虑,从而增强其战胜疾病的信心,并能与医护人员密切合作,为顺利的治疗和康复奠定良好的条件。

4. 适当活动与寻求刺激的需要

在医院这样一个狭小的天地里,病人的活动受到很大限制。个人原先的工作,兴趣爱好,生活起居活动和文娱消遣等都会受到不同程度的限制,而病房的生活又相对单调,枯燥,活动很少。因而病人尤其需要增加适当的活动并寻求适当的刺激。不能仅仅简单地将病人的需要看成是治疗、饮食和睡眠。医护人员可根据病人的具体情况,客观条件适当地安排一些活动。使病人得以寻求适当的刺激,适当的活动和刺激还可以转移病人对自身疼痛的注意力,有利于疾病的痊愈和康复。否则,病人入院后会感觉到病房生活单调、乏味、厌烦、焦虑,度日如年,从而削弱病人的抗病力,增加自身的不适感和病感。

5. 安全和早日康复的需要

一般情况下,病人进入医疗环境,总是把医疗过程的安全和生命的安全以及早日康复看作是最重要的心理需要。事实上,病人在求医过程中,对任何医疗措施都可能会存在怀疑。因此,医护人员对任何一个可能影响病人安全感的行为都要小心避免,对于任何治疗手段和措施,都要尽量同病人沟通,事先进行耐心的、细微的解说。医护人员亲切地关怀病人,尊重和照顾他们的需要,可以增加他们的安全感和治愈疾病早日康复的自信心。

从某种意义上说,满足病人的心理需要是医护工作的根本目的。病人需要的满足程度是影响病人的情绪和医患关系的重要因素,也是考核医护服务制度的重要指标。

(二) 病人的一般心理反应

疾病作为一种应激源,当病人知道自己得了病之后,必然要引起一定的心理反应。但是,病人会有怎样的心理反应、强度如何则取决于对疾病和症状的认识与评价。而认识与评价又取决于病人的个性特征、社会文化背景和所患疾病的特点。因此,病人的心理反应相当复杂而且千差万别。这里只概述病人易于产生的几种心理反应。

1. 焦虑与恐惧

焦虑是每个人在其人生过程中发生的情绪反应。病人患病,自然更难免会产生焦虑情绪。焦虑是体验到了安全受到威胁而产生的担忧。病人的焦虑可能来自本身患病的不安,也可能来自于对疾病症状或体象变化的担心。有的焦虑反应直接与某些疾病相伴随,如甲状腺机能亢进、更年期综合征等。

恐惧多见于急性病和手术病人,主要来源于生命安全受到的威胁。病人唯恐医生诊断有差错,处理不适当;害怕开刀出意外;害怕留下后遗症;害怕特殊检查与治疗会带来疼痛和不适;更害怕造成生命危险;等等。

引起病人焦虑和恐惧的因素很多。例如,疾病初期病因和疾病的转归如何,尤其是预后还不很明确,或对预后过分担忧,都可能导致焦虑。对带有身体威胁性的检查和治疗、癌症等后果严重的疾病都可能引起患者强烈的焦虑和恐惧反应。有些准备接受手术治疗的病人,入院后盼望尽快手术,而一旦通知明天手术,却反而焦虑和恐惧起来。曾有人对住院病人的一次调查中发现,多数病人对于进入医院本身就有焦虑反应。由于看到重症病人的状况,听到病友的介绍,目睹为抢救危重病人而奔忙的医生、护士,一种难以自控、异乎寻常的恐惧感油然而生,好像自己也面临着重大的生命威胁,因而引起焦虑和恐惧。总之,病人生了病本身就是一件不愉快的情绪刺激,很容易形成不良心境。心境不佳,又会事事处处不顺心,甚至对医护人员能否有效地治疗自己的疾病也没有信心,总是感到心烦意乱,惶惶不安,这就容易产生焦虑和恐惧的情绪反应。

2. 疑心加重

病人在患病时,特别是住进医院以后,由于离开了正常的工作和生活环境,活动空间缩小,闲暇时间大大增多;同时由于身体的不适感和体力的减弱,加上自我消极暗示的心理增强,等等,这些情况使病人,尤其是慢性病人变得特别敏感多疑,容易胡思乱想。例如,当听到别人低声私语,就以为是在说自己的病情严重或已患上不治之症;对于别人的善意解释或好言相劝都将信将疑,甚至曲解原意。他们总是疑心重重,担心误诊,怕打错针;有的病人凭自己一知半解的医药知识,就胡乱推断疗效和预后,怀疑药物有副作用,担心偶发的医疗差错或不幸意外会降临到自己身上;身体的某些部位稍有异常,便乱加猜测,怀疑医生的诊断、治疗是否有误等等。结果使自己陷入心烦意乱、惶惶然不可终日的境地。

所以,医护人员在进行心理护理的过程中,要特别注意发现每个病人可能存在的种种疑虑,并努力予以消除;在给药打针时,对待病人的态度和操作过程要严谨、认真以取得病人的信任。医护人员之间在病人面前交谈时要大方、自然,以减少病人不必要的猜疑。对那些医药知识一知半解的病人则要进行耐心地、科学地解释。

3. 被动依赖性增强

一个人患了病,进入病人角色以后,很自然地会受到家人和周围的同事、亲友的关怀和照顾,成为被关照的中心。因此,病人一般会产生被动和依赖的心理状态。同时,在患病后,由于体力和活动能力都有所削弱,加上自我暗示作用,病人可能变得软弱无力,感情上也变得脆弱起来,以致一改常态,变得特别被动、顺从、依赖、娇嗔,甚至带点幼稚色彩。只要有亲人在场,本来可以干的事情也非得让别人去做;本来能吃下去的食物要几经劝慰才勉强吃完;原本个性独立,果断性意志力都很强的人却变得犹豫寡断、缺乏主见;原本是个自负好胜的人却变得没有自信心、小心翼翼、畏缩不前;一向当惯了领导和处于支配地位的人,这时对医护人员的嘱咐却是百依百顺。他们希望见到更多的亲友前来探视,从中得到更多劝慰关心和温暖,否则就会感到无所依赖、孤独自怜,变得心情压抑、沮丧。

从当前护理学的理论,特别是心理护理的原则来看,主张发挥病人在病程转归过程中的积极主动性,反对迁就、姑息病人的被动依赖心理;提倡病人的"自我护理"。病人患病后所产生的被动依赖心理对疾病的治疗和康复是不利的。过去的医院都喜欢病人唯命是从,被动等待别人护理,以为这才是"好病人"。现在看来,这种看法是不正确的。

4. 抑郁

抑郁是一种持续的郁郁寡欢、忧愁压抑的消极心情,主要由现时丧失或预期丧失引起。疾病对任何人来说都是一件不愉快的事情,都伴随着不同程度的丧失,包括时间和金钱等方面的损耗。因此多数病人都会产生程度不同的抑郁情绪。特别是一些慢性病或较重的躯体疾病更易引发抑郁,如各种癌症、脑血管意外、高血压、冠心病、糖尿病、类风湿性关节炎等疾病。抑郁的表现形式多种多样,情绪方面有的病人少言寡语,对任何事物都不感兴趣;有的病人变得被动、爱哭泣;还有的意志消沉、自暴自弃、放弃治疗,甚至出现轻生的念头。行为方面表现为厌食、消瘦、失眠、早醒、社交退缩、活动减少等。严重的抑郁往往导致无助感和绝望心情,这是一种无路可走、无可奈何、悲哀自怜的情绪状态,多发生在患有预后不良或面临生命危险的病人身上。

5. 孤独感加重

病人入院后,离开了家庭和工作单位,离开了熟悉的人群,在病房里接触的都是陌生的病人。医生只在每天一次的查房时和病人说几句话,护士也是定时送药、打针,交谈机会也不多。医院病房一般比较封闭,病人难得与外界接触和沟通。由于社会信息大量减少,对亲人依恋的需要不能满足,这样,病人就很容易出现孤独感。特别是在入院头一两天,病人常有度日如年之感。他们希望尽快熟悉环境、结识病友,更希望有亲友陪伴。有的病人在夜里入睡困难,身体疼痛不适,心情烦躁,会感到格外孤独,有时起来踱步,有时多次按信息灯借故与值班人员说话,以期缓解一下自己的孤独感。因此,医护人员要理解和体谅病人孤独寂寞的心情,耐心地给予安慰。同时,医院管理部门也应在可能条件下,允许病人亲友经常前来探视或昼夜陪护,以满足病人的心理需要。

6. 否认或侥幸心理

有些病人得病以后不承认自己有病,尤其是一些预后不良的疾病,如癌症病人中存在否认心理反应的更为常见。否认是某些病人应付危害情境的一种自我防御方式。研究表明,适当程度的否认对缓解心理应激是有一定作用的。当难以承受的恶劣情境袭来之时,自我否认可以起一定的自我保护作用,以期避免过分焦虑和恐惧的发生,从而保持自身心理的稳定和平衡。然而,否认这样一种防御方式在许多情况下会起消极作用。因为疾病本身是客观存在的,并不因病人的否认而自行消失。因而,否认心理往往导致延误疾病诊治的良机,反而会造成难堪的不利后果。有人曾对乳腺癌女患者进行调查,发现那些贻误诊治时机的病人,大多是有否认心理倾向的人。

病人还有一种与否认相类似的心理反应,即侥幸心理。实际上,病人大多数存在着程度不同的侥幸心理。特别是在疾病的早期,不少人不愿进入病人角色,特别是不愿意接受那些后果比较严重,对人的各方面会造成威胁的疾病,总幻想着医生会有诊断错误。即使已有了明确的诊断,有的病人往往也会存在侥幸心理,对诊断仍然半信半疑,甚至拒绝遵从医嘱。有的病人由于缺乏医学知识和科学态度而存在侥幸心理,往往认为医生所下的诊断是"吓唬人","上帝不一定和我过不去"。结果也贻误病情和诊断时机,酿成不良后果。而对这些病人,医护人员应针对其具体心理表现进行耐心、仔细的解释,说服帮助病人树立对疾病的科学态度,克服侥幸心理。

第二节　医护心理

在医学临床中,护理工作具有与医疗同等重要的作用。医护之间良好的合作,是医疗工作顺利实施的基本保证。处理好医护关系,也是每个医院管理工作中不能忽视的重要组成部分。

一、医护关系

医疗人际关系是医学中最富有社会学特色的重要课题。医护关系是医疗人际关系中一个重要组成部分,它是人与人的关系在医疗护理活动中的体现,是医生和护士作为人而存在和发展的独特方式。从心理学角度讲,医生和护士之间既有特定角色之间的职能关系,也有一般意义上的人际交往关系;既有医护关系,也有情感关系。这种关系的和谐与否将直接影响医护之间的工作配合,同时影响病人疾病的转归和医疗服务质量。

医护关系模式有两种类型:主导—从属型和并列—互补型。医生和护士具有战胜疾病的共同使命。在诊疗活动中,医生承担着"治"的社会角色,护士承担着"护"的社会角色。

(一) 以疾病为中心的功能制护理(主导—从属型)

过去医院流传着"护士的腿,医生的嘴"的说法,说明医护关系在以往的工作中主要表现为主导—从属型,即医生是主动的,护士是被动从属的。医生开医嘱,护士执行医嘱,这种对医生和护士的角色定位使医护间存在着天然的心理位差。形成这一模式与传统的生物医学模式下的功能制护理是分不开的。生物医学模式时期,将疾病看成生物因素所致,而没有考虑心理、社会方面的致病因素,护士整日忙于治疗、护理,制约了护士主动关心、了解病人的动机,摒弃了护士发挥主观能动性的作用,使医护关系成为支配与被支配的关系,形成主导—从属型的医护关系模式。

(二) 以病人为中心的整体护理(并列—互补型)

随着生物医学模式向生物—心理—社会医学模式的转变,护理学也经历了一系列的发展历程,逐渐形成自己特有的理论和实践体系,成为一门独立的学科。由护理"疾病"转向以护理"人"为中心的整体护理转变;护理人员也由以执行医嘱为护理工作的主要内容,向以护理程序为手段,对病人进行身心全面的有计划的整体护理转变,诊断和处理人类对现有的和潜在的健康问题的反应,实现 WHO 在 1978 年提出的"2000 年人人享有卫生保健"的战略目标。护士角色从照料者向护理者、教育者、预防保健者转变。这一切转变都使医护关系由以前的主导—从属型模式转变为现在的并列—互补型模式。

新型的医护关系模式,即并列—互补型模式,是指医疗护理是两个并列的要素,各有主次、各有侧重,组成了治疗疾病的全过程。在医疗护理过程中两者相对独立、不可替代。由于两者的关系既紧密联系又相对独立,这为相互弥补提供了可能。在并列—互补型模式下,医生的诊疗过程和护士的护理过程是有区别、有联系、有分工的共事过程,医生和护士之间是一种平等的、同事间的关系,而不是主从关系。

二、医护双方的角色期望

在新型的医护关系中,医护双方对彼此的角色期望也有了新的内容,具体体现在:

(一) 医生对护士的角色期望

医生往往期望护士能非常默契地了解医生的医嘱,有较熟练的护理操作技能,有较高的医学急救知识,能够迅速且严格认真地执行医嘱,及时而详细地报告有关病人的病情变化、疾病的态度以及有关的心理社会情况,对治疗的反应等信息。还期望护士能对病人进行科学的护理,做好病人及其家属的解释与心理沟通工作,以保证医疗过程的顺利进行和成功;若医嘱执行中有什么问题,及时和医生商议以便更好地解决问题。

(二) 护士对医生的角色期望

首先,护士期望医生要精通专业业务,有高度的责任感,抢救病人分秒必争,医嘱及时明确。诊断正确、治疗得当,尽可能按病房医疗护理工作时间表的规定开医嘱、做各种临床处置。医嘱执行过程中若有问题能给予适当的帮助,在必要与可能时,对医嘱做出修改。其次,是希望医生主动关心病人的各种情况,并协助护士做好病人的心理疏导,做好病人、家属及病人单位的必要解释工作。最后,还希望医生能认识到护士在医疗团队中的重要作用,在病人面前尊重护士的工作,注意树立和维护护士的威信,帮助护士提高医学知识水平。

建立良好的并列—互补的新型医护关系具有重要作用。首先,可以保证医疗过程的完整性。医疗过程是医护间不断交流信息的过程,是治疗信息传递和反馈不断循环的过程。在信息交流中,任何一个环节的信息阻塞,都会影响整个医疗过程的顺利进行,良好的医护关系是保证医疗过程完整性的基本条件。其次,可以适应医疗过程的多样性。由于疾病的类型不同,病人的心理、社会状况不同,治疗手段和救治的缓急程度也必然不同。要求医生和护士在医疗过程中不断调整关系,以适应治疗过程的多样性,如在抢救病人时,必须主动配合,行动准确、迅速,对有思想顾虑的病人进行解释、安慰,进行心理治疗时必须言谈一致、配合默契。医护关系是动态的,只有在信息交流中才能搞好协作,只有在协作中才能发现互补点,并各以其特定的专业知识和技能"互补",共同完成统一的医疗任务。并列—互补型的医护关系模式,提高了医疗护理质量,推动了医学、护理学的发展。

三、良好医护关系需遵从的原则

为建立这种良好的并列—互补型医护关系,需要遵循以下几点原则:

(一)相互尊重

尊重是以平等为前提的。以往人们错误地认为,诊疗过程中医生比护士重要,医生为主,护士为辅,医生下医嘱,护士机械地执行医嘱,把医生放在支配护士的地位上。事实上,医生和护士在医院为病人服务时,只有分工不同,没有高低之分。医生的正确诊断与护士的优质护理相配合是取得最佳医疗效果的保证。在医学发展的今天,护士不仅要执行医生的医嘱,还要根据病情制订出护理诊断、护理计划、护理效果的评价。整个护理工作过程是独立的,具有专业性的。如医生开一个"硬膜外麻醉术后护理常规"医嘱,护士就应做出针对性的护理计划与措施。这是一个专业性很强的内容,是医生无法替代的。因此,要做到互相尊重,医护双方首先要充分认识对方的作用,承认对方的独立性和重要性。

医护之间的相互尊重可以表现在许多方面,例如医生和护士都要意识到医护关系是一种平等的合作共事关系,任何一方都不应轻视、贬低另一方。同时医生护士都应该尽可能地在病人面前树立对方的威信,使病人对整个医疗护理过程充满信心。护士与病人接触机会多、涉及面广,要根据观察和了解,及时对诊治工作提出合理建议,主动地协助医生工作,认真正确执行医嘱,并把医嘱执行过程中病人的反应及时反馈给医生;医生要体贴护士的辛勤劳动,尊重、支持护理工作,从而达到充分认识双方的独立性和重要性,真诚支持对方工作的目的。

（二）相互"补台"、相互学习

医护工作是一个密切协作的过程，医护双方均要遵守"病人第一"的原则，即要把病人的生命、健康和利益，把病人治疗上的需要和安全放在首位。一般情况下，执行医嘱是护士的基本职责之一，执行医嘱时，护士要注意医嘱的正确性与合理性，对于医嘱中出现的"笔误"或其他不妥之处要勇于提出，及时"补台"，保证医疗的安全性，维护病人的利益。执行医嘱过程中，护士需要全面细致地观察病人反应，因此医生应重视护士提供的信息，采纳护士对治疗的正确建议和意见，及时修改治疗方案。同样，护士做治疗时要实事求是，不能盲目执行医嘱，对不理解的问题要虚心地询问医生，以达到最好的治疗效果。同时，医护之间要组织学习交流，共同总结正反两方面的经验教训，这样才能更好地提高医护质量。

（三）相互协作与谅解

医护之间团结协作是医疗工作顺利进行的基础，在制订医疗方案和护理计划时应注意相互通报和交流，及时修订出最合理的医护计划，积极为对方排忧解难。医护之间出现协调配合欠妥时，要主动谅解对方，分析并理解对方的医疗或护理用意，善意地提出合理的批评和建议，协商解决，不能打击别人，抬高自己，更不能在病人面前诋毁别人，影响正常工作的进行。

（四）相互督促

医护关系中的一个基本出发点是病人的生命、健康和利益。保证病人治疗上的安全，维护病人的利益，是医护人员最重要的道德标准。任何一种医疗差错都可能给病人带来痛苦和灾难，因此，医护之间应该监督对方的医疗行为，以便及时发现和预防，减少医疗差错的发生。一旦发生医疗差错，应该不护短、不隐瞒、不包庇，要给予及时纠正，使之不铸成大错。当然必须与人为善，不可幸灾乐祸，乘人之危打击别人。

第三节　心理护理

一、心理护理概述

（一）心理护理的概念与对象

随着由生物医学模式向生物—心理—社会医学模式的转化，护理工作从单纯的对病人生活和疾病的护理扩展为全面照顾和满足护理对象的生理、心理、社会方面的需要。护理的服务对象从病人扩大到健康人，不仅是帮助病人恢复健康，还包括对健康人的预防和保健服务。护理不仅服务于个体，还要面对家庭、社区，重视自然环境和社会环境对健康的影响。护理服务贯穿人的生命全过程。护理的概念早已超出了传统的疾病护理的范围，心理护理日益受到整个社会的重视。

心理护理是以心理学的理论为指导，以良好的人际关系为基础，运用心理学的方法,通过言语和非言语的沟通,改变护理对象不良的心理状态和行为,促进康复或保持健康的护理过程。

心理护理强调个体化的护理。每个人不仅有生理活动,还有情感、意识和智能等心理活动,同时也是社会的人。诸多因素是相互影响和相互依赖的,躯体疾病过程中不可避免的会出现情绪反应,而情绪的变化又由于个体对同类事物的认知不同而表现不同。护士的责任是帮助千差万别的人达到治疗和健康所需要的最佳身心状态。心理护理就是在观察疾病发展特点的基础上,了解在疾病发展中所表现的认知、情绪、行为反应的个体特征,以便有针对性地制订护理方案,对护理对象进行心理干预及心理支持。

从广义讲,心理护理的实施者并不限于专业的护理人员,也不限于具体的心理护理措施。临床护理工作中,无处不包含心理护理的内容。护士、护理员、医生、医院的各类工作人员以及病人的家属、朋友都可以进行心理护理。心理护理的对象也不仅是临床各科的病人,疗养院的休养人员、养老院的孤寡老人也都是心理护理的适宜对象。

(二) 心理护理的目标

心理护理是一个复杂的影响过程。心理护理的实施者在心理护理的过程中,通过各种言语和非言语方式影响病人,促进病人的康复或病情的好转。心理护理的目标可以分为阶段性目标和最终目标。阶段性目标是护士与病人建立良好的护患关系,实现有效沟通,使病人在认知、情感和行为方面逐步发生有益的改变。而心理护理的最终目标是促进病人的发展,包括病人的自我接纳和自我实现,自信心、自尊水平的提高,增强建立和谐人际关系的能力,获得适应现实的个人目标。具体而言,心理护理可以达到以下目标:

(1) 提供良好的心理环境。为病人提供适宜的物质环境、创造一个有利于病人康复的心理氛围,是做好心理护理的前提条件。

(2) 满足病人的合理需要。了解和分析病人的不同需要,采取措施满足病人的合理需要,是心理护理要达到的首要目标。

(3) 减轻或消除不良的情绪反应。帮助病人接受并适应病人角色,正确认识和对待疾病,及时发现病人的消极情绪,如紧张、焦虑、悲观、抑郁等,并及早采取多种措施减轻或消除不良情绪对病人的不利影响,这是做好心理护理工作的关键所在。

(4) 提高病人适应能力。调动病人的主观能动性,提高病人的整体适应能力,这是心理护理的最终目标。

(三) 心理护理的原则

对病人实施心理护理是一项专业性和科学性很强的工作,必须在一定原则指导下进行。心理护理的原则如下:

(1) 服务性原则。心理护理是医疗工作的一部分,因此它同医疗工作一样具有服务性。护士、护理员以及医生和医院其他工作人员为病人提供各项服务,不仅需要解决病人的生理需要,减轻躯体痛苦,恢复和重建生理功能,而且必须要满足其心理需要,减轻精神痛苦,保持良好的心理状态。医务人员热情、细致的态度,严谨的作风,精湛的技术都可以对病人起到心理安慰和支持的作用。可以说,在临床护理工作中,心理护理无处不在。

(2)主动性原则。护理人员与病人建立良好的人际关系有利于医疗护理工作的顺利开展,对于维护医务人员和病人的心理健康都有非常重要的意义。在与病人交往中要遵循一般人际交往的原则,且护理人员应当承担主导作用。通过与病人的交往,可以交流感情、协调关系、减少孤寂、满足需要,帮助病人保持良好的心理状态。

(3)启迪性原则。在给病人进行心理护理的过程中,护理人员应当不断地应用医学、医学心理学以及其他学科的知识对病人进行宣传教育,给病人以启迪,消除病人对疾病的错误观念、错误认识,使病人对待疾病、治疗的态度由被动变为主动,恢复健康的希望,启迪病人宣泄内心冲突,激起病人正视伤残的勇气。

(4)针对性原则。心理护理没有统一的模式。护理人员应当熟悉病人在疾病的不同阶段可能出现的不同心理状态,认真了解、分析每个病人的心理需要,根据病人的具体情况采取有针对性的对策。为了使心理护理具有针对性,护理人员在与病人交往过程中,要不断地观察、交谈、启发病人自述,必要时还可以使用心理测验等手段,及时掌握病人的病情和心理状态。

(5)自我护理的原则。心理护理不是一种替代的过程,而是协助和促进病人提高对疾病与健康的认知,自觉转化行为并积极建立和发挥自我护理能力的过程。心理护理人员应启发、帮助和指导病人尽可能地进行自我护理。自我护理是一种为了自己的生存、健康及舒适所进行的自我实践活动,包括维持健康、自我诊断、自我用药、自我治疗、预防疾病、参加保健。良好的自我护理是心理健康的表现。病人在医护人员的帮助指导下,以平等的身份参加对自身的治疗和护理活动,有助于维持病人的自尊、自信,也可以满足病人的某些心理需要,为战胜疾病创造有利的条件。那些能够坚持自我护理的病人,比那些被动依赖医护人员的病人恢复要快。

(四)心理护理的方法

实施心理护理时,应根据病人存在的心理问题提供个性化的心理护理。常用的心理护理方法有:

1. 一般性的心理护理

一般性的心理护理是针对所有护理对象共同的护理方法,所有的护理工作者都应掌握,并在工作中完成,包括:

建立良好的护患关系。良好的护患关系是进行心理护理的基础和前提,贯穿于心理护理的全过程。

创建良好的治疗休养环境。安静、舒适而优雅的治疗环境有利于病人放松情绪,对病人的心理调节具有重要的作用。而大量研究已证实情绪对身体健康有巨大的影响作用。

　　强化病人的心理支持系统。社会支持系统是个体面对应激性事件时的应对资源之一。通过促进病友间的良性交往，以及病人与家人、朋友、同事之间的沟通交流，能够强化病人的心理支持系统。

　　加强心理健康教育。通过各种医学相关知识的宣教，向病人解释疾病的发展以及常见的心理反应，提高病人对疾病的认识，将自己的病情和情绪反应正常化，从而有效地减低病人的焦虑和无助感，树立战胜疾病的信心。

2. 支持性的心理护理

　　该方法指运用积极关注、鼓励、安慰、解释、指导、启发、支持等方法帮助病人认识问题，改善情绪，矫正不良行为。通过心理—生理的交互作用，调节生理功能，改善健康水平，促进疾病的康复并预防其复发。护理人员必须学习医学心理学、心理咨询、心理治疗等相关知识，才能恰当地运用这类方法进行心理护理，达到预期的目的。

3. 技术性的心理护理

　　针对病人的异常心理，运用心理学的治疗手段，如精神分析、认知和行为矫正等，对病人心理状态进行系统性的干预。如果判断病人的心理异常较为严重，可与心理医生协作进行心理干预。

二、心理护理的程序

　　系统化整体护理于1994年由西方发达国家引进我国，它以整体医学观为指导，以病人为中心，以护理程序为框架，将护理临床业务与护理管理的各个环节系统化，突出了护理工作的科学性、系统性和整体性。心理护理正是系统化整体护理的一个重要组成部分，它兼顾病人身心的各个方面，遵循心理学"问题—解决"的过程。

　　心理护理程序是以恢复或增进病人的健康，确认和解决病人的心理问题为目标而采取的一系列有目的、有计划的步骤和行动，是一个综合的、连续的、动态的、具有决策和反馈功能的过程。它包括五个基本步骤：评估病人的心理需求和心理反应、做出心理护理诊断、制订心理护理措施、心理护理的实施和效果评价。

（一）护理评估

　　心理护理评估是收集资料，通过分析找到病人现存或潜在的心理健康问题，形成心理护理诊断的过程。资料的信息来源于病人、家属、医生、实验室或者其他检验结果，以及护士对病人的测量、询问和观察。护士可以通过访谈法、问卷法、心理测量法和观察法收集病人的一般资料、生理状况、情绪、认知、记忆、自知力、意志力、家庭情况及家庭成员关系等信息，从生物、心理、社会多方面评估病人的心身状况，及时发现可能存在的或已有的心理问题，并对问题的严重程度进行评估。

（二）护理诊断

　　心理护理诊断是对护理对象心理方面存在或潜在的健康问题的一种临床判断。这些健康问题必须属于心理护理的工作范畴，并且是能用心理护理的方法、手段加以解决或缓解的问题。北美护理诊断协会1998年已确立了148项护理诊断,有1/3的护理诊断属于心理社会范畴,如"沟通障碍"、"焦虑"、"个人应对能力失调"、"有自杀的危险"等。

(三) 护理计划

护理计划是心理护理过程中的具体策略,是对病人实施心理护理的行为指南,它以心理护理诊断为依据,以使护理对象尽快、更好地恢复心理健康为目标。心理护理计划应体现个体化,还应具有动态发展性,根据病人情况的变化和心理护理的效果进行适当调整。

(四) 实施护理

心理护理实施指为实现心理护理目标,将心理护理计划付诸行动,解决病人心理问题的过程。在实施心理护理的过程中,应严格遵守心理护理的原则,着重做好以下方面:建立良好的护患关系;尊重病人的人格;充分发挥病人的主观能动性;争取家属和亲友的配合;促进病人间良好的情绪交流;保守秘密;创造舒适的环境。

(五) 护理评价

心理护理评价是将实施心理护理计划后所得到的病人的心理健康状况的信息与预期的目标逐一对照,按评价标准对护士执行护理程序的效果、质量做出评定的过程。评价是护理程序的一个部分,只有及时客观地对心理护理的效果进行评价,才能掌握对病人的心理问题的评价是否正确,不断地修订护理措施,从而更有效地解决病人的心理问题,提高护理质量。目前国内心理护理的效果评价包括量表评价、病人满意度评价、目标评价三种方式。

(1) 量表评定。临床常见的焦虑自评量表(SAS)、抑郁自评量表(SDS)、症状自评量表(SCL-90)、埃森克人格问卷等有较好的信度、效度及良好的自评效果。心理护理实施前后和实施过程中,护士可选择性运用上述量表评估病人的心理健康状况及情绪状态。将量化结果作为评价心理护理效果的依据,比较客观、公正,有一定的科学性。

(2) 满意度评定。"满意度"是衡量护理工作质量的重要参照系数,因而它也适合评价心理护理效果。如病人的满意度高,表明护患关系良好,护理人员的言行带给病人正面的、积极的影响,是心理护理效果好的标志。反之,则表明护理人员的言行举止带给病人负面的、消极的影响,应视为心理护理效果不理想。

(3) 目标评定。心理护理实施前针对病人的心理问题制订相应的护理目标,通过评估目标是否达到来评价心理护理的效果。如通过各种心理指标、生理指标、平均住院日等来评价心理护理的效果。

心理护理虽然可以分解成这样5个步骤,但它是作为一个整体并动态地进行的。例如,在评估的同时就不断进行分析诊断,可能同时已经在酝酿实施的策略手段;另外,在实施的同时也常常在评价其效果,并随时地做出决策的修正。最后的评价不外乎两种结果：一是问题得到解决，说明心理护理的目标已达到。这样就可以根据病人新的心理需要，制订新的心理护理目标，进行新的心理护理程序；二是问题未得到解决或没有完全解决，则需要经过反馈来检查发生问题的环节，做出相应的解决。

三、不同心理状态病人的心理护理

（一）焦虑

要帮助病人有效减轻或解除焦虑情绪，就必须认真分析病人焦虑的具体原因，有针对性地做好心理疏导工作。

（1）帮助病人降低现有的焦虑水平。从生理、心理状况评估病人的焦虑水平，分析造成病人焦虑的原因，有针对性地进行疏导或提供支持、知识和保证等。改善环境，尽量减少不良环境刺激因素。

（2）减少或消除不良的应对方式。有些病人的焦虑是源于自身不良的应对方式，而非外界的刺激。这部分病人不能很好地适应外界环境的变化，及时进行心理调节。因此，要认真评估病人当前的应对方式是否适当，并帮助病人了解当前的应对方式对焦虑的存在或消除起到了什么样的作用。指导病人以有效的应对方式替代不良应对方式，并及时提供反馈意见，对病人的积极变化及时给予正性强化。

（3）进行健康教育和指导。焦虑的产生往往和知识缺乏有关。病人由于不了解疾病的相关知识或听信谣传而过分紧张、焦虑。因此，及时提供正确的知识对于缓解焦虑是非常重要的。进行健康教育首先要评估病人的理解能力及文化水平，用病人可以理解的方式讲解相关的医学、心理学知识。并及时、耐心地回答病人提出的各种问题，纠正病人的错误认识，可以显著降低病人的焦虑水平。

（二）恐惧

针对病人的恐惧情绪采取的护理措施与应对焦虑的措施类似，包括评估病人恐惧的程度，分析引起病人恐惧的原因，采取有针对性的措施，降低恐惧程度，以及进行健康教育和指导。例如，复发性视网膜脱离病人既期盼早日手术，以取得良好的术后效果，又害怕再次手术失败，因此手术之前都存在复杂的心理活动，往往表现为恐惧、烦躁。术前宣教可减轻病人的恐惧，保持生命体征的平稳，更好地配合手术。教育的内容主要包括：① 让病人了解恐惧、烦躁会影响生命体征，不利于手术顺利进行，并教会病人减轻紧张的方法，如深呼吸、听音乐等；② 向病人讲解术前准备内容和意义，手术的过程，根据手术要求，指导病人做好手术后的卧位训练；③ 讲解手术后的注意事项和可能出现的不适感，让病人了解第 2 次手术较第 1 次手术难度加大，反应也加重，对第 2 次手术做好充分的心理准备；④ 向病人讲解良好睡眠的重要性，手术前一晚和进手术室前，给病人服镇静剂，帮助病人解除紧张情绪。

此外，当病人面临伤残或死亡的危险时，感到恐惧是常见且正常的情绪反应，护理人员应当提前对这种情绪反应有所准备，当病人表现出显著的恐惧情绪时，应当为病人提供宣泄情感适宜的方法,以及安全舒适的环境,帮助病人宣泄恐惧情绪和转移注意力。

(三) 抑郁

抑郁是一种闷闷不乐、忧愁压抑的消极心情,主要由现时丧失或预期丧失引起。疾病对任何人来说都是一件不愉快的事情,都伴随着不同程度的丧失,包括时间和金钱等方面的损耗,因此多数病人都会产生程度不同的抑郁情绪。特别是一些慢性病或较重的躯体疾病更易引发抑郁,如各种癌症、脑血管意外、高血压等。

对于处于抑郁状态的病人,心理护理中的重点工作是防止病人的消极行为,避免自伤、自杀等意外行为。为了帮助病人消除或减轻抑郁,医护人员首先要分析病人抑郁的原因,密切关注病人的情绪变化,鼓励病人表达情绪,宣泄内心的感受,并与病人共同讨论面临的问题以及可能的解决方法,帮助病人改变对问题的认识,发掘病人自身的力量和资源,学会自我调节,提高病人战胜困难的自信心。必要时要与医生配合,结合抗抑郁药物进行心理治疗。

(四) 孤独

针对病人的孤独情绪,可以进行的心理护理措施包括:

(1) 评估导致孤独的原因。鼓励病人表达孤独的感受,宣泄内心的痛苦;与病人探讨孤独的原因,如社会支持不足、环境改变、生活变化等,从而采取有针对性的干预手段。

(2) 与病人讨论改善孤独情绪可能的方法,寻找改善的资源。

(3) 促进病人与他人的接触。帮助病人消除阻碍社会接触的各种原因;改变对人际交往的错误认识,学习社交技巧;增加社会支持系统的作用,鼓励病人与病友交流,主动参加病房的活动;建议病人家属、朋友、同事等增加与病人的接触和情感交流;鼓励病人发展适合自己的兴趣爱好,增加社会交往范围等。

(五) 否认

针对病人的否认态度,可进行的心理护理措施包括:

(1) 与病人建立起良好的护患关系,取得病人的信任。

(2) 认识到适度否认对病人具有保护作用。评估病人采取否认应对机制的原因,以及应用这种机制的频率、持续时间等,营造良好的沟通气氛,提供机会让病人表达内心的恐惧和焦虑,鼓励病人逐渐面对问题或表达对问题的关心。

(3) 不要直接质问病人的否认行为。在病人没有做好充分的心理准备前,不要强迫他面对现实问题或困扰,以免引起病人的焦虑甚至防御增强,破坏护患沟通。

(4) 若病人提出他所否认的问题或者表达对该问题的关心时,应及时提供有关的信息,并给予支持和鼓励。

(六) 疼痛

疼痛是疾病中最普遍、最重要的征象与症状,总是伴随着消极的情绪。因此对疼痛的心理护理十分重要。具体措施包括:

（1）认真观察病人的疼痛反应，掌握病人疼痛的情况。医护人员要善于敏锐地观察病人的疼痛反应，如面部表情、身体姿态和躯体反应，并耐心听取病人的诉说。要了解疼痛发作是首次还是持续性的，疼痛的性质、程度、部位等信息。表情痛苦、紧皱眉头、咬紧牙关，握紧拳头及深沉的呻吟，都表明痛得很厉害。有些意志坚强或受过某种训练的人，可以疼得咬破嘴唇、大汗淋漓，却不吭一声。医护人员要特别关心他们，从他们的外部反应判断他们疼痛的程度。

（2）减轻病人的心理压力。病人的疼痛反应是很不愉快的感觉。如医护人员对这些反应置之不理、缺乏同情心，特别是对一些不加克制或行为反应过激的病人表示反感，对神经症所致的功能性疼痛主观地认为是无病呻吟等，都会使病人痛感增加。疼痛具有明显的心理成分，因此，减轻病人的心理压力可以缓解疼痛。病人稳定的情绪、良好的心境、精神放松，都可以增强对疼痛的耐受性。医护人员要理解病人的痛苦，恰当地向病人解释疼痛的原因和影响因素，安慰病人。对行为反应过激的病人要进行耐心劝解，以防影响其他病人。对强烈克制的病人，给以鼓励，并允许他们呻吟。对疼痛强度突然改变，变得尖锐而严重的持续疼痛的病人应慎重对待，要注意是否有其他器质性改变。

（3）采取心理措施缓解病人的疼痛。首先，分散注意力可以有效地减轻病人的疼痛知觉。可把注意力集中在病人平时感兴趣的事情上，如阅读、听音乐、看电视、交谈等活动。其次，事先进行疼痛知识的教育，可以改变病人的疼痛反应。对有些可能造成痛苦的诊断和治疗手段，要主动告诉病人过程如何、目的何在、造成痛苦的性质，以及病人应如何配合等。可向病人解释疼痛不会超过他们所能忍受的程度。另外催眠疗法可以减轻疼痛，因为处于催眠状态的病人对施术者的言语暗示很敏感，可经暗示影响而对疼痛的感受性降低。减轻不良的情绪反应，争取家属配合等措施，也可减轻疼痛。

（4）争取家属配合。当病人发生疼痛时，陪伴家属会受其影响而表现出焦虑不安的情绪，这种情绪会反过来影响病人。两者互为因果、互相影响，致使病人疼痛加重，所以医护人员一方面要积极治疗护理，另一方面要向家属宣教卫生健康和心理教育，使他们增强信心，配合医护工作。家属对病人的鼓励和支持，会使病人的心灵得到很大的安慰，增强信心，缓解疼痛。

四、不同年龄阶段病人的心理护理

（一）儿童病人的心理护理

儿童病人的突出特点是年龄小，对疾病缺乏深刻认识，难以理解疾病的本质，心理活动多随治疗情境而迅速变化。因为他们注意力转移较快，情感表露又比较直接、外露和单纯，只要依据其心理活动特点进行护理，易于引导他们适应新的环境。

不同年龄阶段的儿童心理发育不一，因此患病时的反应也不一样。护理人员要根据不同年龄阶段儿童发育的特点，有针对性地进行护理工作。在新生儿期易产生惊骇、哭叫和痉挛,故在护理上应以敏捷、熟练、轻巧的动作以减轻刺激;婴儿期已有喜悦、愤怒、惊骇、烦闷等情绪反应,要多接触、微笑、说话和抚摸;幼儿期病人入院后易产生恐惧与对立情绪,要建立良好的医患关系来开展心理护理;学龄前期儿童病人有依恋家庭情绪,情感较为复杂,个性也在形成,因此要针对具体情况采取心理干预;学龄期儿童已对生病概念有所了解,但如果有过住院的痛苦经验,也会产生较强的惧怕心理,表现出孤僻、胆怯、悲伤、焦虑等,要以热情安慰、有的放矢地作好心理护理。

患病住院对每个儿童来说都是一件巨大的生活事件,会引起儿童心理上的明显应激。患儿可能会发怒、吵闹、哭泣、拒绝父母离开或拒绝配合治疗。患儿出现上述行为时,护理人员要理解这是患儿面对应激的防御方式,要尽量用温和、亲切的言语安慰、鼓励患儿,允许患儿在某些情况下哭泣,表达自己的情绪。切不可像要求大人一样要求儿童,以免给患儿造成新的心理压力。

由于儿童年幼不愿表达或表达不清自己的思想感情与心理反应,家属往往成为孩子的代言人。在我国当前现实生活中儿童大都是独生子女,一旦生病,父母格外紧张、焦虑。他们大都过分照顾、夸大病情,对医护人员提出过高要求,一旦认为治疗护理有不足之处就容易焦虑不满。所以,对儿童病人的心理护理,实际上在很大程度上是对家长的心理支持。家长的心理状态对儿童病人有着直接影响。例如父母对护士的不满意可以变成患儿对护士的愤怒;父母亲的倾向性可以变为儿童的倾向性,如要某阿姨喂饭,不要某阿姨打针等。因此,护理人员不但要了解儿童心理发育的特点,还要对患儿的家长进行宣教、指导和支持,帮助家长正确对待患儿疾病的变化,取得家长的配合和支持。

对患儿的护理要结合儿童的发展特点。护士可以通过与患儿一起做游戏、玩玩具、画画等方式与之建立信任关系,帮助患儿克服对医院的恐惧,并可利用孩子的好学心理进行启发诱导,取得其在治疗上的配合;针对儿童的模仿心理,在病区内树立配合治疗、顺从医嘱的儿童病人典型,通过个别带动整体。但要注意对待孩子要一视同仁,不要明显地有所偏爱,以免影响其他患儿的自尊心。

由于儿童病人病情急、变化快、又不善于表达,所以要求儿科护士有高度责任感,机智灵敏,善于从观察到的细微变化中发现问题,采取措施,防止突然事故发生。护理人员应具备扎实的专业基础知识和丰富的临床经验,才能做好患儿的护理工作。同时,护理人员沉着、冷静、严谨的态度,娴熟的操作,也可以有效地稳定家长和患儿的情绪。

(二)青年病人的心理护理

青年人的特点是情绪强烈而动荡,容易呈现极端化,易激动、兴奋,也容易沮丧、绝望。他们对待疾病也是如此。青年正是人生朝气蓬勃的时期,青年人充满对未来的憧憬,对求学、职业、婚姻和家庭都有美好的设想,当得知患病,尤其是那些比较严重、可能影响学习工作、生活甚至亲密关系,留下后遗症的疾病时,往往会紧张、焦虑、震惊,很难接受这一事实。大多数青年人会经历明显的"否认"阶段,不相信医生的诊断,拒绝接受治疗,直到真正感到不舒服和体力减弱时才逐渐默认。一旦承认有病,主观感觉异常敏锐,他们担心疾病会耽误自己的学习和工作,对自己恋爱、婚姻、生活和前途有不利的影响。倘若病情稍有好转,他们就盲目乐观,往往不再认真执行医疗护理计划,不按时吃药,常常导致病情反复。病程较长或有后遗症的青年人,又易于自暴自弃、悲观失望,情感变得异常抑郁而捉摸不定。由于疾病的巨大挫折,他们会出现严重的精神紧张和焦虑、甚至导致理智失控,走向极端,产生自杀念头。

由于青年病人的心理活动错综复杂、易变化,所以护理人员必须密切关注、预防可能发生的后果,要注意多给予心理支持,循循善诱,耐心疏导。

(三)中年病人的心理护理

中年是人一生中责任最重大的阶段。中年人是社会的中坚力量,也是家庭的支柱。他们同时承担着多种社会角色,也面临着很大的心理压力。既要在事业有成和家庭稳固上取得平衡,又要担负赡养父母,培育子女的重任。中年人患病会对整个家庭系统造成巨大的冲击。因此,中年人患病之后,心理活动非常复杂,既担心自己患病对家庭经济状况的影响,又担心对自身事业的影响。有时甚至将自身健康放在从属地位,因某些原因而中断治疗。对中年人的心理护理要结合疾病的种类、个体对患病的反应、家庭情况、经济情况、个性特征等,对病人进行多方面的考虑,认真细致的评估,以便准确判断病人的心理问题,提供有针对性的护理计划。

中年人心理功能已经达到相对稳定的状态,意志坚定,情绪稳定,个性固定且突出,对挫折也有较强的耐受能力。在护理过程中,一定要尊重病人,将病人视为合作者,才能取得应有的效果。

(四)老年病人的心理护理

老年人尽管理解衰老是生物体不可抗拒的规律,但一般都希望自己尽量健康长寿。他们自己不服老,也不希望别人说自己衰老。人到老年自然就有一种日落西山的感觉,这种脆弱的心理在患病后得到负性增强。老年人一般都有慢性或老化性疾病,所以当某种疾病较重而就医时,他们对病情多较悲观,心理上也表现为无价值感和孤独感,认为自己没用了,还要给别人增加负担,所以求治的主动性不高,往往被动配合治疗。有的情感变得幼稚起来,甚至和小孩一样,为不顺心的小事而哭泣,为某处照顾不周而生气。他们最强烈的心理需求是被重视、受尊敬。所以对老年病人心理护理一定要注意态度和语言,要耐心、温和、不厌其烦,对他们的称呼须有尊敬之意,听他们说话要专心,回答询问要慢,声音要大些。老年病人一般都盼望亲人来访,护理人员要有意识地鼓励家属前来探望,减少老人的孤独感和被遗弃感。对丧偶或无子女的老人,护士应倍加关心,格外尊重。

疑病心理在老年病人中较为多见,此类病人多具有固执、吝啬、谨慎小心和只相信自己不相信别人的性格特点。表现为过分关心自己的健康,如有一点不适,就怀疑自己是否患有某种疾病。在护理上要耐心倾听病人诉说,使病人表达内心的焦虑和不安,进行解释安慰。

随着年龄的增加,老年人的生理功能逐渐衰退。如果患有慢性退行性疾病,则会导致生理功能的进一步退化。这种功能的衰退会给老年人带来很大的心理压力。老年人身体的任何系统都可能出现不同程度的功能衰退,因此护理人员必须具备老年人的生理知识,认真评估其生理功能,并制订相应的心理护理措施,对这种衰退给予一定的补偿,如针对耳聋病人谈话声音稍大一些,语速慢一些,以减轻病人的心理压力,提高满意度。

老年人记忆力也发生了较大的改变。他们常常对近期发生的事情记不清楚,但远期记忆完好,对过去的事情记忆犹新。他们的人生已经进入了最后阶段,因此更愿意追忆往昔,反复诉说过去的经历。对美好往事的回忆可以给老人带来心理上的愉悦感和满足感,有助于老人情绪的改善。因此护理人员应当态度认真,耐心倾听老人的叙述。对于那些情绪低落,悲观失望的老人,护理人员还要鼓励他们回忆自身的成就,给予支持和肯定,改善他们的情绪状况。

老年科病人大多是慢性病,在反复住院和漫长的治疗中,会产生急躁或厌烦心理,觉得无事可干,度日如年。为此,在病情许可下,鼓励病人生活尽量自理。组织同病室的病友打牌或下棋。有条件的医院可在每个病房安放彩电,让病人在治疗时也能看到精彩的节目。既丰富了病人的文化生活,又消除了病人的急躁心理,使病人处于最佳的心理状态接受治疗。

五、临终病人的心理护理

生老病死是每个人都必然要经历的过程。然而,面对死亡每个人的反应不尽相同,并不是每个人都能够平静地接受死亡的来临。得知自己将不久于人世,对每个人而言都是一个巨大的打击。求生的欲望是人的本能,面对死亡这个巨大的心理应激,病人都会有种种的心理反应。虽然不同的人面对死亡的方式会受到个体自身因素以及环境因素的多方面影响,但美国医学博士库布勒-罗斯(Kubler-Ross)经过多年的临床观察认为,多数人在面临死亡时都会经历:否认期、愤怒期、妥协期、抑郁期和接受期这几个阶段。库布勒-罗斯认为临终时的心理反应过程因人而异,5个阶段的发生顺序和时间并没有一定的规律,可能同时发生,也可能重复发生,或停留在某阶段。在不同的阶段,病人有不同的心理需求。护理人员在面对临终病人时,要根据病人所处的不同阶段,给予相应的心理护理,协助病人走向人生的终点。

(一)否认期

当一个人真的意识到病情严重,初次感到死亡的威胁时,典型的反应是震惊和否认。"不,不是我?","我不会患癌症!","医生不会弄错吧?"否认,或至少是部分否认,是几乎所有病人在开始认识到自己患有不治之症时的第一反应。这种心理防御机制有一定的保护作用。我们每个人忍受痛苦和威胁都有一定的限度,如果突然受到的心理打击超出我们的耐受能力,我们就需要采取措施保护自己,使自己免受痛苦和震惊,否认起到了这种缓冲的作用。此时,护理人员不宜强求病人面对现实,而是要以和蔼的态度,耐心听取病人的诉说,理解、帮助病人,让病人感觉到关心和照顾,协助病人逐渐适应和接受即将死亡的事实。切忌使用一切生硬的语言和行为加重病人的思想负担。

(二) 愤怒期

病人终于开始接受现实,这时最常见的反应是愤怒。"为什么命运偏偏对我不公平?","为什么是我?"。病人可能无意识地迁怒于他人,将愤怒发泄到配偶身上和医生护士身上,显得格外挑剔和"难伺候"。愤怒可表现为烦躁不安,抱怨照顾不周,不喜欢医院的饭食,对家庭成员提出无休止的要求。这时候家庭成员极为难过,因为他们不知道怎么对付病人的烦躁不安。他们不理解这种愤怒,病人本人也不理解。病人感受的是在残酷命运面前孤立无援,一种软弱、无能、无用——又不愿离去的感觉。实际上,愤怒是一种能量。病人正在动员他的全部能量同孤立无援的局势作斗争。护理人员要认识到这种愤怒、怨恨等失态表现并不是针对某一人,相反却是一种对病人有益的健康适应性反应。因此在护理中要允许他们情感发泄,对无端的斥责、怒吼,护士要忍耐、谅解、同情,避免和他们争辩,以免加重病人的痛苦。可以鼓励病人提出他们感到不好意思提出的要求,说出他们想干什么,想见什么人,逐步将这种能量导入有益的、建设性的渠道。

(三) 协议期

病人经历了愤怒期后,心情逐渐趋于平静,开始较为理智地面对现实的问题。但他们还对生命抱有希望,不愿一下丧失得太多,开始"讨价还价",希望通过采取某些措施而达到延长生存时间的目的。他们常常要与医护人员商讨"如果我现在……,能不能多活……(时间)"。此时医护人员可以按照病人的意愿,在条件许可的情况下尽量满足他们的需求。这一阶段,病人的治疗态度积极,非常配合和顺从。所以在护理中要充分利用病人的这一心理特点,更加关心病人,尽最大的可能减轻病人痛苦,必要时给予镇痛药,尤其是阿片类药物。由于临终病人不存在治愈和康复的可能,故不主张限制止痛药的使用,应让病人在生命的最后阶段尽可能感到舒适,充分体现医疗护理工作中的人道主义。

(四) 抑郁期

最后病人认识到,无论采取什么手段,都已经于事无补了,死亡将不可避免。病人真正绝望了,精力开始衰退,日渐虚弱,甚至不能自理大小便,这是最困难的时期。这时病人会表现出抑郁情绪,对亲属和来访者毫无兴趣。病人已认识到自己的生命即将结束。让病人表达其悲伤也许更好些。这是他"对付"即将来临的"事"的方法。尽管很痛苦和悲伤,这个阶段仍具有意义,病人比以前能更现实地对待死亡。允许病人将临近死亡的悲伤自然地表达出来有助于下一阶段的到来。当病人谈及死亡等内容时,家属和医护人员应当耐心倾听,给予及时而准确的回应,使病人感到被接纳。如果家属和医护人员不能理解和体会病人的心理需求,回避谈论死亡问题,就会使病人感到孤独和疏远,从而关闭了情感交流的通道,这样做不利于病人顺利度过抑郁期。在这一阶段,医护人员可以告知病人家属,他们可以为病人做的一件事是告诉他,他在亲人心中占有多么重要的地位,大家多么爱他,将怎样怀念他。家属可能觉得难以表达这些感情,护理人员要让家属了解到在这个关键时刻,病人需要家属撇开平日的矜持,向病人敞开真正关心的胸怀。

(五) 接受期

经历前几个阶段的否认、愤怒、协议、抑郁,病人会进入这一个平静、几乎是明朗的接受阶段。这个阶段来之不易,但并非每个将死的人都必然经历这一阶段。那些愿意理解并克制自己的感情,得到医务人员、家庭成员和朋友支持的人能进入这一阶段。在这一阶段,病人对死亡采取了接受态度,能够平静地思考即将到来的死亡,可以平静地回忆和评价自己的一生,与他人探讨人生的价值和意义。病人的睡眠情况很好,就像新生儿的睡眠一样。病人似乎正在从世事中隐退,但这种隐退与抑郁阶段的隐退不同。病人的谈话似乎显示出从未有过的崇尚。病人不再把死亡看成残酷的命运复仇,而是看成受欢迎的朋友或"回家"。此时病人非常希望自己最亲近的人能够陪伴在身边,伴随自己走过人生的最后阶段。因此应当告知病人家属尽量陪伴病人,尽可能满足病人的心理需要。这一阶段,病人心里虽已消除恐惧,但身心却处于极度衰竭。护理人员应满足病人的基本生理需要,尽可能地减轻病人的躯体痛苦,使其舒适。除此之外,护士在这个阶段应注意允许病人冷静、安静和独立。不必强求有护患的互动行为,并继续陪伴病人,协助病人达到各种愿望,不断地给予适当的支持,使病人在安详的气氛中走完人生旅途。

实施临终病人的心理护理,其家属也是护理对象之一。病人即将辞世,家属情绪上的纷乱和悲痛是巨大的,尤其是突发性疾病的病人家属,因无心理准备,心灵创伤更为严重。因此在护理临终病人的同时,还要注意做好其家属的心理支持。要选择合适的时间、地点,向家属讲解病人可能出现的情绪变化及心理需要,用安慰性语言进行劝说,解释生老病死是谁也无法抗拒的自然规律,劝导其节哀顺变,避免家属因过度悲伤,带来不必要的负面影响。

12

医患关系问题

世界卫生组织总部卫生处主任萨特瑞斯(N. Sartorius)博士曾尖锐地指出："在高技术时代，即使患病率与死亡率有大幅度的下降，但与此同时对治疗和服务的不满也在增加。"他称之为"医学的非人性化"倾向，现在的医生每碰到一个问题，总指望通过单纯技术方法来解决，而忽视人与人之间密切的相互联系，不重视人际信任对治疗效果的直接影响，所有这些都可能导致医患信任危机，带来长远的不可弥补的损失。因此，医患关系问题是现代医学中不容忽视的一个重要问题。本章将就医患关系问题进行心理探析，以期引起医护人员的重视和学习需求。

2007年8月受中国医师协会委托，由《医师报》发起的大型问卷调查活动"假如我是患者"历时两周的调查结果表明八成医师不满意当前的医患关系。《人民日报》报道过协和医院博士生导师被患者家属殴打事件、华西医大医师被患者砍伤成终身残疾事件、湖南中医学院老教授被病人连捅46刀死亡的事件。2001年北京医师协会调查显示：1998年至2001年，北京市共发生殴打医务人员事件502起，影响医院正常诊疗秩序事件1567件。自2002年9月1日《医疗事故处理条例》实施以来，医患纠纷与医疗事故仅由北京市医疗事故技术鉴定委员会受理的案件就有400多件。患者不满意，医者心情压抑，甚至出现了患者就医要带上如何打官司的指导书，有的医生居然戴着头盔上班以防被殴打的现象。紧张的医患关系冲击着医院这个本该人道圣洁的场所，最终受害的还是广大群众。因此，重建和谐的医患关系，维护正常的医疗秩序，保护医患双方的合法权益，已成为建设和谐医院刻不容缓的问题。建立良好的医患关系呼唤医疗体制改革，同时需要加强医患间的沟通与信任，也急需医护人员掌握医患沟通的理念和方法。从我们每个人自身做起，那么理想和谐的医患关系就会建立。

第一节　医患关系概述

医患关系是人际关系在医疗情境中的具体体现。医患关系泛指医院系统与患者系统之间的关系。医患关系应该建立在医患相互信任、相互接纳、共同应对疾病的基础上。医患关系是否正常良好，和许多因素相关。但医患关系可以直接影响医疗进程和治疗效果,已经是普遍的共识。近年来受经济因素、管理体制、技术发展以及患者健康意识与维权意识的改变等因素影响,国内医院中出现了许多与发展不适应、不协调的医患关系问题,并已经引起卫生管理部门、医护人员和全社会的广泛关注。

一、医患关系的含义

医患关系是人际关系的一种,是人际关系在医疗情境中的一种具体化形式。著名医史学家西格里斯曾经说过:"每一个医学行动始终涉及两类当事人——医师和病员,或者更广泛地说,医学团体的社会,医学无非是这两群人之间多方面的关系"。这段话精辟地阐明了整个医学最本质的东西是医师与病人的关系。现代医学的高度发展扩充了这一概念,"医"已由单纯医学团体扩展为医院全体职工;"患"也由单纯求医者扩展为与之相关的社会关系系统。

概括来说,医患关系是医疗情境中的人际关系形式,是以医务人员为一方,病人为另一方的人际关系。其中,医生与病人间的关系是医患关系的核心。医患关系包含着医务人员与病人之间的多种关系。例如,医患之间的经济关系指的是病人就诊需付诊疗费,而医务人员则需以医疗为职业取得必须的经济生活来源;再如伦理道德关系方面,医护人员对病人的医护是为了救死扶伤,病人求医是为了康复和生存;又如医患之间的法律关系指的是医护人员和病人双方的人身安全都应受到法律的保护和监督,双方在法律面前都是平等的;服务与被服务的关系指的是医务人员是为病人服务的,他们面对的不仅是一种病,而且更是一个患病的人,因此应全心全意为病人服务。这里我们主要讨论心理方面。

二、医患关系模式

医患关系模式是医学模式在人际关系中的具体体现。现在国内外广为引用的医患关系模式是 1956 年萨斯(T. Sxas)和霍华德(M. Holhade)在《内科学成就》中提出的,这种理论被广泛应用于临床医学之中。该理论根据实行医疗措施的决定和执行中医生和病人的相互关系,各自所处地位的主动性大小如何,将医患互动依次分为三种可能的模式。

(一)"主动—被动"型

即医生在给予患者治疗中,医生是完全占有主动性的,而病人是完全被动的。医生的权威不会受到质疑,病人不会提出任何异议。这种模式常用于手术、麻醉、抗感染治疗等技术。对休克、昏迷、某些精神疾病、智力严重低下等病人以及患有不具备表达意见能力疾病的病人,这种模式也是适合的。在心理治疗中,精神分析治疗、催眠治疗等也可以见到这种类型的医患关系。对于一般患者,由于这种模式是单向作用的模式而不是相互作用模式,虽然医生也确实在为病人尽力,但病人仅仅是医务人员活动的被动接受者,在诊疗中不利于发挥病人的主观能动作用。因此,医患双方没有真正的相互作用。在这种模式下,病人就像是不能自助的婴儿,医生如同他们的父母。这种医患关系的特征是——医生为病人做决定。

(二)"指导—合作"型

这是一种医务人员给予指导,病人进行配合的有限度的合作模式。按照这个模式,在临床实践活动中,医生与患者在决定治疗措施中均有主动性,但医生仍具有技术上的权威性,医生的意见会受到病人的尊重,同时病人可以提出疑问,寻求解释。也就是说,在这种模式中,医生是主角,病人是配角。病人处在有一定的主动性又积极配合治疗的情境下,神志清醒,有正常的感知能力,情感、意志和行动尚处于正常范围,只是由于疼痛或有其他不适的症状而主动寻求医疗帮助,而且乐于"合作"。在病人求助于医生时,就把医生放在了有权(虽然有限)的地位上。由于病人认为医生能掌握他们身体病理变化过程的知识,而自己在这方面不懂,所以只能听命于医生的指导和治疗。在治疗结果上,病人比"主动—被动"型模式有更多的主动性,但由于在整个医疗情境中医生的作用仍占优势,处于主导地位,并且要求病人尊重和听从;而病人虽有清醒的意识,但因患有疾病,其康复仍依赖于是否遵循医生的指令。所以在这个模式下,医生和病人仍然不是起同等作用的。"指导—合作"型的医患关系模式常用于术前、术后、理疗等治疗,目前临床上的医患关系多属于此种模式。这种医患关系的特点是——医生告诉病人做什么。

(三)"共同参与"型

这是一种以平等关系为基础的医患关系模式,医患双方对医疗措施的决定与实施有近似的同等权利,在临床实践中强调医生和病人都处于平等的地位,是一种朋友式的关系。在这个模式中,医患双方都具有治好疾病的共同愿望,他们相互依存、相互需要、相互作用,作为伙伴在一起工作,主动致力于双方都满意的活动。这个模式适用于患有慢性疾病并愿意和能够在自己的医疗中起积极作用的病人。如患有糖尿病,溃疡病,神经官能症,慢性心血管病等的病人。他们不仅是清醒的,而且对诊断和治疗都有所了解,甚至"久病成医",一个老病号在他所患的疾病上,也许比一个年轻的医生还有经验,在这种医患关系中,需要病人和医生一起商讨采取什么防治措施,共同做治疗决定,主要由病人自己去执行。慢性疾病的防治常牵涉到生活习惯、生活方式、人际关系的改变和调整,共同参与的防治措施便显得十分必要。这种医患关系的特点是——医生协助病人自疗自愈。

在临床诊疗过程中,这种模式的存在是"现实的"。原因有以下两点:首先,病人自身的经验常常可以为治疗提供可靠而重要的线索;医生事实上只能起一种技术提供性的辅助作用,而不能起主导的决定作用。其次,治疗方案主要是由病人来实施,医生只是协助病人。病人自身的能动性调动起来,对于治病的疗效肯定会发挥巨大作用。而且这种能动性调动得越充分,在治疗过程中起的作用就越大。共同参与型的医患关系模式是以医患平等关系为基础的,使得病人的主观能动作用得以充分发挥。这个模式是复杂化的心理和社会结构的表现。医生和病人在智力、知识、受教育程度和经验上的相似性越大，在治疗过程中这种医患关系模式就越是适合，越是需要。相反，它不适合于儿童、智力落后或受教育程度很差的人。

另外，除了上述三种模式，还有一些特殊的情况。例如在心理治疗，特别是性治疗中，医患关系便存在着一些更为复杂的问题。再如，在临床试验中，医患关系中又出现了"研究者"和"研究对象"的特定关系，需要遵守一系列的伦理和法律规定。

1977年，恩格尔提出了当时新的医学模式，即"生物—心理—社会医学模式"，强调从整体化、社会化的观点来研究人体与疾病，既重视生物因素在疾病中的重要作用，又重视患者的心理和社会环境因素的重要影响，把病人、疾病、环境之间有机地联系起来。由于这种转变，医学和以生命科学学科群为核心的自然科学之间相互渗透，医患关系也逐步从传统的医方主导向医患平等、相互尊重的"共同参与"模式转变，即患者和医生共同对医疗决策和治疗结果负责。这种发展变化体现在两个方面。一方面，患者不断要求平等参与。有研究表明，较低阶层的人倾向于更顺从地将医生看作权威人物，自己控制健康问题的意识表现得较少；而处于中高社会、经济地位的人倾向于把自己定位为消费者并积极参与医生的互动。随着受教育水平的不断提高，人们更希望也有能力参与到医疗决策中去。另一方面，这是作为现代社会最常见的卫生问题即慢性病的流行所导致的结果。伴随着饮食结构和运动习惯等改变出现的高血压、糖尿病、冠心病等慢性病常常需要长期治疗和生活上的调整，这使医生必须与患者相互沟通、长期配合，成为更加密切的合作伙伴。

表 12-1　医患关系的三个基本模式

	"主动—被动"型	"指导—合作"型	"共同参与"型
医务人员的作用	为病人做某事	告诉病人做什么	帮助病人自助
病人的作用	接受（不能反对）	合作者（服从）	合作关系的一方
临床应用	严重外伤、昏迷等	急性感染过程等	大多数慢性疾患
模式的原型	父母—婴儿	父母—儿童	成人—成人

从表12-1可以看出，从"主动—被动"型到"共同参与"型关系，医生对病人的主导或"控制"地位逐渐削减，而病人在自己的疾病诊治中的作用逐渐加大，病人的"人"的身份逐渐变得突出。应当注意的是，随着病人主动性的增加，医务人员的作用和责任并没有随之减少。恰恰相反，为了调动病人的积极性，医务人员不仅要充分发挥其技术特长，而且要引导病人配合或共同参与医疗活动以促使其早日康复。由此可见，医务人员的工作不是少了，而是增添了新的内容。

在实际的医疗活动中，医务人员同特定的病人间的医患关系类型不是固定不变的。随着病人病情的变化，可以由一种模式转向另一种模式。例如，对一个因昏迷而入院治疗的病人，应按照"主动—被动"的模式加以处理。随着他病情的好转和意识的恢复，就可逐渐转入"指导—合作"模式。最后,病人进入复原或康复期,适宜的模式就变成"共同参与"模式了。

目前对于医患关系模式的类型还有一些不同的见解。著名的心理学家弗里德森(Freidson)曾对萨斯和霍华德提出的医患关系模式作过补充,他认为从医患关系双方考虑,还应有病人指导医生的合作模式,甚至是病人主动、医生被动的模式。例如在医疗美容行业,一些演员、外事人员等,为塑造形象、事业的需要,不惜忍受痛苦做整容手术。这种医患关系可以说是病人指导医生合作的模式。这类"病人"是满足高层次的心理社会需求。

近年来,临床中还有一种新的"知识型病人"大量涌现,他们可能并无大碍,但会带着许多与健康、生命相关的问题来诊(或咨询),甚至提出些离奇的现象要求医生解答。如果医生不能对答如流,给他们满意的解释,会被给予很低的评价。"亦师亦友"是知识型病人乐于接受的医患关系。

由于与医疗活动效果更直接的是医患间的技术关系,有人主张在改善医患关系中可以尝试伊曼纽尔的"信息式模型"。即患者的自主性占主要地位,"病人选医生"。目前一些发达国家的医患关系有向这种模型靠拢的趋势。

总之,对医患关系模式的探讨,是为了从医学心理学的角度出发,更好地把握医患关系,特别是在当今整个生物医学模式转向生物、心理、社会医学模式后的时代,关注医患关系模式的改变,掌握并及时采取适当的应对措施,是对医疗事业发展的巨大推动,也是对创造和谐医患关系的具体贡献。

第二节 医患关系的意义和作用

一、医患关系的意义

医患关系问题,在医疗实践中有着极其重要的作用,前面曾提到过医患关系是人际关系的一部分,每个人都不可能一辈子不得病,人人都会生病,因此,每个人都要直接地或间接地和医务人员发生关系。凡是与身心健康有关,与疾病有关的问题都和医患关系有联系,必须从医患关系中得到引申或解决。

在医疗活动中,医患关系的重要性早在现代医学出现之前就已为人们所认识,并成为医生治疗手段的一个重要部分。然而,随着近几十年发生的医学技术革命,现代医学中去人性化的繁多生物技术被广泛地应用于医疗实践中,导致了医学以越来越快的速度向其纵深微观发展,临床分科越来越细,导致过分注意局部而忽视整体的现象发生。潜心于生物医学的医务人员很少有精力和觉悟来关注他们的治疗对象是和他们一样有思想和情感的社会人,常常忽视病人的陈述而习惯于依靠各种数据来诊断疾病,对病人本身不感兴趣。病人在医务人员面前遭到的冷落和失望,必然使他们对医务人员是否尽职产生怀疑,从而造成了就医环境、设备及医技水平改善提高,然而医患间的"信任度"却较低的现象,并导致医患矛盾甚至医疗纠纷等不良后果。因此,医患关系应当引起各级医疗管理部门和医务人员的充分注意。

二、医患关系的作用

医患关系的功能体现在以下两个方面。

(一) 医患关系是医疗活动顺利开展的必要基础

医疗活动的各个环节都需要医患间的有效沟通和配合。从诊断方面看,医患之间如果没有充分的交往,医生就很难采集到确切的症状与病史资料。采用新技术、新装备对病人检查,也要求病人充分的合作。显然,如果没有病人的密切配合,就难以发挥这些装备的效用。从治疗方面看,病人遵从医嘱是治疗成功的关键;而病人的依从性往往取决于医患关系。此外,预防和康复往往涉及改变病人的生活方式,没有病人的合作这也是绝难做到的。病人的合作正是源于对医务人员的信任,源于良好的医患关系。

作为一个医生,其医术是否高超,从技术上看主要有两个方面,一是要能够做出正确的诊断;二是要能制订一个对症的、准确的治疗方案。但是,有了正确的诊断和对症、准确的治疗方案是否就一定能给病人治好病呢?也不一定。因为即使有了一个对症、准确的治疗方案,如果不能很好地实施,病人不遵从与执行遗嘱,也不会取得良好的满意的疗效。

医生的治疗方案能否顺利实施,或者说病人遵照、执行医嘱的程度如何,无疑与许多因素有关。首先,病人是否意识到自己疾病的严重性或对自身疾病(包括精神疾病)的自知力可以影响医嘱的执行。虽然医生认为病人的病十分严重,因而提供了一个周密的、对症的治疗方案,但是病人却认为自己的病不重,满不在乎,这样就很难与医生密切配合,并很难认真遵从、执行医生的医嘱。当然,危重病人也有可能不遵从医嘱,因为有其他因素在起作用。其次,医生给病人提供的治疗方案的性质(如用药种类太多,服药次数过多,治疗过程拖得太长,药物治疗副作用较大等)也会影响病人对医嘱遵从和执行。还有,病人对自身疾病的知识,对治疗措施的看法和接受的程度如何也会影响医嘱的遵从和执行。

然而,影响治疗方案顺利实施的最重要、最直接的因素是医患关系。医生的治疗方案要能够贯彻执行,就必须要求病人很好地遵从医嘱,而病人能否遵从于医嘱,就与医患关系如何有直接关系。如果医患关系良好,就是说,病人对医生是满意的、信任的、尊重的,而且对治疗的安排也是满意的、相信的、合作的,一般说来,病人就能按照医生的要求去做,并能主动跟医生配合,这是取得如期疗效的重要保证。反之,如果医患关系不好,例如医生的态度不当,没有把病情和治疗方案向病人做必要的解释与说明等,这样病人就可能会反感而不听医生的话,不执行医嘱。在这种情况下,再好的治疗方案也等于一纸空文。有这样一件真实的事情:有一天,一位老医生在医院门前的汽车站等车,见到一个病人手里拿着两瓶药,怒气冲冲地从医院出来,朝着车站旁边的路边走去,手一扬,两瓶药扔到路边摔碎了,老医生有点不解,走过去与病人谈起来。病人说,他一大早就起来到医院排队挂号,候诊看病,满怀希望能碰上一个好医生,给他仔细检查一下到底得的什么病。好不容易轮到了,可是进入诊室时,医生连头也不抬,态度冷淡,简单地问了问病情,随便地敲敲听听,就开起药方来了。病人还没说完病情,医生却不耐烦地摆了摆手,接着一张药方就放到他的面前。病人拿起这张药方,心里疑团重重。他想,这药能治好病吗?他出了医院,越想越有气,于是忍不住将两瓶药都摔碎了。老医生询问了他的病情,又看了看医生开给他的药方,知道那个医生开的药还是对症的,于是向病人做了解释,可是病人还是把头一摇,愤愤离开。

上述情况,在临床工作中是时常可以见到的。有些医生在看病时,只知道下诊断、做治疗,而不知道应以同情、关心的态度去对待病人,毫不注意病人的情绪状态、心理需求。结果,同样的药物、同样的医疗方案在同一病人身上,由于医生的态度不同、医患关系不同,其治疗效果就会迥然不同。据调查发现,在医疗实践中,有 40% 的病人不能很好遵从和执行医嘱;1/3 的母亲在孩子生病时不能遵从和执行医嘱。究其原因,在我国,一方面是经济上贫困落后,财力物力缺乏,但另一方面,许多人(特别是享受公费医疗者)看了病,开了药,回到家里一放,并不遵照医嘱服药,结果造成大量的浪费,同时也严重影响了治疗的效果。为了充分发挥自身医术,使自己给病人制订的医疗方案能够顺利实施,以提高医疗效果,同时也为了节省国家财物(药物),作为医生,注意建立良好的医患关系是十分必要的。

(二) 医患关系与病人的情绪状态及心理需求

融洽的医患关系对于病人说,不仅可消除疾病所造成的心理应激,而且可以从良好的情绪反应所致的身体反应中获益。对于医生来说,从这种充满和谐气氛的医疗活动中也可以得到更多的心理上的满足和工作的成就感。所以良好的医患关系本身就是一种治疗的手段,它不仅可以促进病人的康复,而且对医生的心理健康也是有益的。

医患关系的好坏可以直接影响到病人的情绪状态和心理需求。这是因为病人忍受着疾病折磨的痛苦,他们不仅需要从医生那里得到医疗技术上的帮助,以摆脱疾病的折磨;而且也非常需要从医生那里获得心理需求的满足,把解除疾病折磨的希望寄托在医生身上。病人最紧迫的心理需求是同情、鼓舞、安慰、信心、心理舒适和平静以及安全感等等。这两者是相互影响、相互作用、相互促进的。良好的医患关系,两者都可获得,即病人既可从医生的医疗技术帮助上获益,又可在心理需求上获益;否则,心理需求得不到满足,医疗技术帮助也会大打折扣。

在医疗实践中常可见到,良好的医患关系气氛下,病人对医生是亲近的、信任的、满意的,病人觉得医生对其是关心的、负责的、了解的。这样,病人就会得到安慰,就能增加安全感,并从医生那里得到战胜疾病的力量。于是,病人就能形成一种积极的情绪状态。有了良好的、积极的情绪状态,病人就能够确立战胜疾病的信心,并能积极主动地配合医生的要求,不折不扣地遵从医嘱,使治疗方案得以顺利实施。毫无疑问,这样就能大大地提高治疗的效果。

相反,不良的或恶劣的医患关系,就会使病人感到心理需求得不到满足,并造成不良的消极情绪状态;增加了病人的思想负担,削弱病人治病的信心。这样就会造成不良后果,轻则造成病程迁延;重则可以加重疾病,甚至造成新的疾病。所谓"医源性疾病"很多是由于医生的不良态度与言语或不负责任的医疗作风所造成的。

俄国著名的病理心理学家别赫列捷夫医生说过:"如果你的病人走出你的诊室以后不能够做到病情得以减轻三分,那么,你就不是一个好医生。"这句话是很值得我们深思的。

第三节　增进医患关系的途径

一、影响医患关系的问题

医患关系是一种通过医疗实践活动而实现的特殊的人际关系,也是一种交往关系,即通过医务人员和病人相互交往活动而实现的一种特殊的关系。因此,可能影响医患关系的问题,也是在医务人员和病人相互交往过程中发生的。其中的问题主要都是由于交往双方自身存在的原因而发生的交往障碍或者是交往的信息量过少造成的。

关于交往障碍的问题,在医生方面,主要是有的人虽有高明的医术,但缺乏医德修养;有的人则两者皆缺乏。他们在诊治过程中对病人的病痛缺乏应有的同情和责任感,对病人态度冷淡、漠不关心,甚至鄙视病人,以权威、救世主自居。在治疗和护理工作中,对病人及其家属的一些要求轻易地加以否定或无视他们的正当要求。有的人以错误的价值观对待临床工作,以是否有"治疗价值"或"科研价值"为标准去对待病人,只注意自己"提高技术"而不关心病人疾苦;对常见病、多发病不是马虎地诊治,就是推脱了之。有些医务人员因受不正之风的影响,以对方能否给自己带来某种物质利益或获得某种方便(如走"后门"等)来确立医患关系的好坏等。这些现象的存在,必然要影响医生的威信,成为医务人员和病人之间的交往障碍,导致医患关系的紧张。

在病人方面,也会出现类似的问题,由于疾病的折磨而变得情绪不稳、容易烦躁、反应敏感,对医务人员过分挑剔或态度冷淡,这些也会成为医患关系中的交往障碍。不过,这都是病人由于疾病而带来的心理变化与异常情绪。只要医务人员满腔热情,以热待冷,态度和蔼、耐心细致地进行诊断和护理,满足了病人的心理需求,这些医患关系中的交往障碍是容易克服的。

关于医患关系中交往的信息量过少的问题,在医务人员方面,主要表现为不愿听完病人的话，即使是与疾病有关的，也是如此，甚至显得不耐烦；对于疾病以外的话更是不愿谈、不愿问、不愿听。在病人方面，在医患交往中常常处在被动的地位，即使与疾病有关的话，也只是与医生进行"封闭式"的回答，很少采取"讨论式"的交谈，而对于疾病以外的话更是不想说，不好意思去交谈。这样，医患双方交换的信息就受到局限。此外，还表现在医务人员方面，对病人所迫切需要了解的有关自己病情的实况与变化，详细的治疗手段和预后如何等信息，常常不能及时地诚恳地传递给病人，或者只是"报喜不报忧"，对于坏消息则回避或支吾搪塞。因而在病人方面，就会使病人领悟为"没有消息就不是好消息"。这样，也势必造成医患之间交往的信息量不足，而且会发生误解，造成病人对医生失去信任感，进而影响到医患关系交往的正常进行。

二、增进医患关系的途径

由于到目前为止，医患关系交往的模式大多还是处在"指导—合作模式"的范围。因此，在医患关系的交往过程中，医务工作者仍然是起着主导的（或主动的）作用。能否建立良好的医患关系，主要责任仍然是在医务人员方面。当然，并不是说病人方面没有责任。既然是一种相互交往关系，是好是坏，必然牵涉到双方，双方都有责任。不过在医务人员方面处在主导的地位，应负主要的责任。所以，要确立良好的医患关系，对医务人员必须有一定的要求，也就是说医务人员要有高尚的医德和熟练的医术，要善于了解自己的病人，同时还要善于与病人进行良好的沟通。

（一）医务人员要有高尚的医德和业务上精益求精的精神

1. 为病人服务的思想和情感

要建立良好的医患关系，对医务人员来说，最重要的是要树立为病人服务的思想和情感。我国自古以来就十分重视这个问题，确立了高尚的医德传统，曾经称医道为"仁术"，认为医生的目的，就是要救人疾苦，强调医生要忠诚医业、一视同仁、施药济贫、廉洁正派、淳厚慈善、温雅有礼、端庄有德、谨严求实、精益求精……。我们一贯提倡救死扶伤的精神，也是这个意思。就是说，医务人员要具有为医疗事业献身的精神，把病人看做亲人，不分贵贱贫富和男女老幼；要具有对病人深切的同情心，要把病人的痛苦当作自己的痛苦；还要有毫不计较个人得失，不畏艰苦，不避寒暑，一心一意为病人解除痛苦的崇高品质。

我国古代具有这种品质的医学家是很多的。如汉代董奉，行医治病从不计报酬，病人治愈后，自动给他种杏树一颗作为纪念，后来他住宅附近，杏树巍然成林，至今传为医坛佳话。被奉为"医圣"的唐代名医孙思邈，学识渊博、医术高超、医德高尚。他曾说过："人命至重、有贵千金、一方济之、德愈于此。"又说："若有医厄来求救者，不得问贵贱贫富，长幼妍蚩，怨亲善友，华夷愚智，普同一等，皆如至亲之想。"这种病人至上，一视同仁，视病人如亲人的高尚医德，受到后人的普遍称颂。

2. 要有严肃认真、谦虚谨慎、耐心诚恳、平易近人的态度

医务人员在与病人接触的过程中,其一举一动,一言一行,甚至每个细小的表情动作,实际上对病人都有特殊的意义,都会直接影响到病人的思想和情绪,并进而影响到病情的变化。所以作为医务人员,特别是医生,在病人面前必须非常注意。因为在医生观察病人的时候,病人也在观察医生,而且有时可能比医生观察得还要仔细。医生在接触病人的过程中,态度一定要谦虚谨慎、严肃认真、耐心诚恳、平易近人,坚定而有信心。医生切忌有轻率马虎、不负责任、犹豫不决、高傲凌人等不好的态度和表现,只有这样才能取得病人的信任。

在《大医精诚》中,孙思邈说过:"夫为医之法,不得多语调笑,谈虐喧哗,道说是非,议论人物,炫耀声名,毁诸医,自矜己德。偶然治愈一病,则昂头载面,而有自许之貌,谓天下无双,此医人之膏肓也。"这里不仅说明了医生态度的重要,也指出了医生应有的道德品质。医生在病人面前调笑喧哗,道长论短,态度轻浮,治好一病,则沾沾自喜;炫耀自己,诋毁他人都是非常错误的。这不仅不会抬高自己的身价,反而只能降低自己的人格和威信。此外,在临床工作中,为病人保守病情秘密也很重要。由于病人信任医生,为了治好病,常会把不愿告人的隐私统统告诉医生。无论从道义上或责任上,医生都应为病人保守秘密。更不应该将病人的一些特殊症状表现当笑料,随便宣扬取乐。

3. 对医生业务和技术要有精益求精的献身精神

医生的服务对象是病人,而人是世界上最复杂的动物,人也是世界上最宝贵的。因此,医德的精通娴熟是无止境的,在治疗中发生差错的可能性是很大的,而医疗上的对错牵涉到人的生命问题,事关重大。这就要求医生必须时刻虚心学习、刻苦钻研、精通本科业务。

如果有了全心全意为病人服务的思想、情感,又有高超熟练的医疗技术,就为建立良好的医患关系打下了充分的基础。病人才会把医生当作良师益友,甚至成为病人的精神支柱。医生和病人心意相通,这是确保疗效的重要因素,也是增进良好医患关系的重要途径。

(二) 医务人员要善于了解自己的病人

1. 要善于体察病人的情绪状态

病人因病痛可能处于痛苦的情绪状态之中;可能为自己的健康状况和疾病的后果而忧心忡忡;也可能在看病时因排队、等候或与工作人员有争议等,情绪愤懑,心情不快。作为医务人员,尤其是医生都要善于体察和体谅病人的情绪变化,才能以正确的态度来对待病人。

此外,还要注意,病人的紧张情绪常常以躯体症状作为主诉,例如神经症病人常常诉说吃不下饭,胸闷、头痛、腰酸、恶心等,很少说自己情绪焦虑、抑郁、愁闷等。病人并不一定了解,他的疾病其实就是由于心理矛盾冲突和紧张情绪造成的。作为医生应该明了紧张、焦虑和抑郁情绪常以各种形式的器官不适症状表现出来。相反,有些器质性病变却有可能以某种情绪变化来表现。如果不了解其中的联系,就可能发生大量的误诊。

2. 要善于识别病人看病的动机

医生只要细心和多加注意,就会很容易发现,病人来看病往往带着各种不同的动机。如有的病人要求医生为他治好病;有的只要求减轻痛苦;有的则只是为了预防患病;有的想跟医生谈谈家庭或生活中的其他问题,以求得到指导;有的是为了与人交往及寻求同情;有的是为了想证实自己已经得了病或已经痊愈了;有的病人虽然确实有病,但并不严重,他来看病,并不是来要求治病,而是想开一张请假条;有的是不想上班,是为了泡病号来看病的;等等。

医生如果能很好地识别病人的动机(这是困难的事情)就可以针对不同情况做好思想工作,分别予以适当的对待和处理。有的可以迁就、有的可以解释、有的给予适当的教育和帮助,既不能绝对地迁就和盲从,又不能伤害了病人的情感。例如据肿瘤大夫说,每天到肿瘤门诊看病的人,其中有一部分根本没有肿瘤,只是害怕得了肿瘤而来要求检查的。

3. 要善于了解病人的人格特征

一个人的人格特征常常与病人所得的疾病有关,尤其是各种慢性病。因此,了解和掌握病人的人格是一件很重要的事情。这是因为人格特征作为一种心理因素可以影响到疾病的病因、临床表现、病程、治疗、康复和预后等各个环节。同时人格特征常常是一个人的情绪状态和所持有的动机的决定因素之一。了解了病人的人格,就更能深入地体察病人的情绪和识别其动机。怎样来了解病人的人格特征呢? 首先可以通过细心观察病人的言谈举止,从中得出初步的结论;然后可以通过病人的自我评价作为印证;更为客观的评定方法是要靠各种人格量表,通过对病人答卷的分析来得出结论。

4. 要善于探明病人生活的社会文化背景

人是一个社会成员,社会关系和人际交往的变动极大地影响着人们的心身健康。这是人的情绪变化和动机形成的源泉,也常常是各种躯体和精神疾病的直接或间接的根源所在,也是直接或间接影响到疾病治疗效果的重要因素。一个人处在社会关系、人际交往失调状态下会造成长期的情绪紧张,进而导致某种疾病。尤其在得了严重疾病以后,在思想上就会有很多想法和顾虑,如想到今后的工作、学习、生活、爱人、子女、父母、家庭经济、个人前途等,也能影响到疾病的治疗效果。总之,病人是一个"人"而不只是一个像动物那样的有机体。人是社会集体中的一员,总是生活在一定的人际关系之中,有着非常复杂而丰富的内心世界。如果了解了病人生活的社会文化背景,就能更深入、更正确地了解病人的情绪状态、动机和人格特征。

(三)加强医患沟通

医患沟通是医患关系的主题。如果医患沟通良好,病人就会更好地配合治疗,医疗过程能顺利完成,病人可以尽快康复,医生也会有工作成就感。在良好的医患关系中,即便产生一些技术问题,病人也能理解,便于商量解决,这就能够减少医疗纠纷。减少医疗纠纷的重要途径是加强医患沟通,医患沟通又有助于增进医患间的信任。

医患沟通在医患关系中起着重要的作用。对于医生来说,提高自己的业务水平和道德修养、理解病人、尊重病人才能更好地得到病人的认同。医生医治病人能去除病人的痛苦,给病人带来幸福的生活,同时医生也能体会到一份快乐,这是改善医患关系动力的源泉。

医务工作人员与病人沟通时可以通过两种方式,一是语言沟通,二是非语言沟通。在语言沟通方面:医生要以尽可能通俗和简洁的语言让病人了解自己的病情。在沟通交流中正确使用词汇,避免使用专业性太强的词汇,并尽量使用轻松的语言形式,还要考虑到病人的文化和受教育的水平。对于模糊的问题要尽可能地询问清楚,切忌主观臆测病人的意思。这样就会使医生和病人双方都感到谈话自然而轻松。并可大大降低发生误解的可能性,从而增强医患之间的相互信任。

在医患交流的过程中,体态、表情是配合言语同时进行的。面部表情、眼神、手势、身体姿势、语音语调和外表装束都能配合语言传达丰富的信息,对医患双方产生微妙的情绪影响。有研究认为,交往时非言语沟通的信息约占所有信息的近70%,可见其在交往中的重要程度。体态语言要做到自然又不失庄重,严谨又有温情,细心又不做作,尽可能传达医疗信息和人文关怀,还要注意病人的家庭、社会、文化背景,考虑病人的接收程度。细心的医生会利用观察的方式了解病人隐藏在内心深处的通过非语言方式表达出的内容而协助诊断。观察病人的手势等能更有效地了解病人的信息。比如,在问诊时需要适当的目光接触,表达对对方所讲内容的兴趣和重视。一个只顾低头写病历的医生常常被患者认为"不关心人"、"经验不足"、"能力低"等,给予很低评价。又如,谈话过程表现出不断移动身体、搓手或手指不停搅扰东西、目光游移、不时叹气看表,都会被对方感觉到内心焦虑、情绪不稳、谈话内容不真实、对谈话不感兴趣等,从而影响谈话质量。因此作为临床医生,一定要经过心理沟通培训、练习,要对自己的非语言信息有清晰的觉察,才能在有限的时间内收获尽可能多的信息,并正确理解这些信息的含义,做出准确判断。

下面从言语沟通和非言语沟通两方面说一下沟通的技巧。

1. 言语沟通的技巧

(1)询问的技巧

医生在问诊过程中,应注意语气自然和蔼,让病人在没有压力、负担的情况下倾诉自己想说的内容。即使医生觉得这些信息无关紧要,也不要无礼地打断病人,可以适时提问其他内容。提问可以先问一些容易回答、不易引起紧张的问题,病人说完某种情况以后,医生要礼貌地给予回应,再自然地接问下一个问题。也可以点一下头,或者示意接着讲。要善于引导病人谈话。临床调查表明,医务人员是否具有同情心,是病人是否愿意与其谈话的关键。我国自古以来就十分注意这个问题。称医道为仁术,认为一个负有救死扶伤责任的医生,要具有与病人建立共情的能力。病人常认为自己的病痛很突出,而对医务人员来说,病人的病痛是很正常的事。如果病人不能从医务人员那里得到理解,就很难主动配合,这就使医生失去大量的临床资料。所以,医务人员要善于表达自己的关心与理解,只有取得病人的好感,才能引导病人说话,获得治疗有用的资料。

（2）开放式谈话

应减少封闭式的谈话。如病人说:"大夫,我失眠。"医生若回答说:"那吃点安眠药吧。"这样,谈话就终止了。而开放式的谈话是病人不能用是或否结束的提问,如:"什么时候开始的? 有什么感觉?"。医生可从病人的回答中获得很多信息并可以继续提问。这种谈话就是开放式的谈话。封闭式的谈话常常使医患间的沟通受到阻碍。如一位第二天就要做手术的病人告诉护士:"我有点害怕",护士说:"不用怕"。谈话就这样终止了。其实这位护士也很想安慰病人,可是她缺乏语言沟通的技巧,结果病人的心理担忧未能进一步地表露,使病人的害怕未能得到解决。如果护士能够关切的问一下"您主要担心什么呢?",就会给病人一个倾诉焦虑的机会。往往病人有机会把心中的担忧倾诉出来,压力就自然减轻,情绪也就平稳许多了。这时如果能给他一些关心的安慰和平稳心情的信息互动是更理想的。

（3）倾听与回应

在所有基本交流技巧中,良好的倾听是最重要的。医生准确地倾听和回应患者谈话的内容,患者就能增加对医生的信任,增加治疗的依从性。肢体语言、非语言暗示都是辅助提高倾听的方法。在倾听的同时,医生也要重视给病人的反馈信息,适时地应答、进行解释、点头,都可以让病人知道医生关注他的叙述,听懂了他的意思,并对他说的内容感兴趣,从而打消疑虑,继续与医生合作。同样,医生向病人说话时,可采用目光接触、简单发问等方式探测病人是否在听、听懂没有,以决定是否谈下去,或谈话的方向和深度,这样能使双方的交谈始终融洽,不致陷入僵局。还要注意谈话时的态度认真务实,这会给病人留下好印象。若交谈时心不在焉、似听非听、随便打断病人的谈话或随意插话都是不礼貌的。听话时应集中注意,甚至要听出谈话内容的"弦外之音"。谈话时,要让对方方便地看到自己,谈话效果最好。

（4）注意谈话中的沉默

病人谈话中出现沉默有几种情况,一种是故意地停顿,可能是病人在寻求医生的反馈信息。这时医务人员有必要给予插话和引导,以鼓励病人进一步更清晰地表明自己的病情。第二是思维突然中断,或是出于激动,或突然想到了另外的一些事,这时医生可以重复病人刚刚提到的事,提示病人按照原来的思路说下去,医务人员不要依据自己的猜测替病人说下去。这样会妨碍病人说出原来要说的内容。第三是有难言之隐,医生要尊重病人的选择,如果病人没有做好准备或对医生尚无足够信任时,不必诱导其一定暴露隐私。第四是思路进入自然延续的意境，有时谈话看起来暂时停顿了，实际上是谈话内容正在富有情感色彩地引申，沉默本身也是一种信息交流，所谓"此时无声胜有声"，医务人员对病人谈话时，也可运用沉默手段交流信息，但这一手段要运用恰当，过长时间的沉默又会使双方情感分离甚至陷入对立，应予避免。打破沉默的简单方法是接着前面的谈话内容适时提问。

2. 非言语沟通技巧

（1）非语词性提示

言语直接沟通信息，而超语词性提示可以辅以生动而深刻的含义。换句话说，说话的态度有时比说话的内容更重要。超语词性提示就是我们说话时所用的语调、所强调的词、声音的强度、说话的速度、流畅性以及抑扬顿挫等，它会起到帮助表达语意的效果，所以有人又称之为"言语表情"。如"我给你提一点意见"这句话，如果说的声音低一些，语气很亲切，就被人理解为恳切的帮助；如果声响很高，语气又气又急，就会被人理解为情绪发泄；如果加重"你"这个词，就突出对你个人的不满意；等等。

（2）目光接触

目光接触是非言语沟通的主要信息通道，眼睛是心灵的窗口，它既可以表达和传递情感，也可以从目光中显示个性的某些特征，并影响他人的行为。目光接触可以帮助谈话双方话语同步，思路保持一致。但目光相互接触时间长，则成凝视，凝视往往包含多种含义，有时带有敌意，有时也表示沉思。病人对医生的凝视多是求助。医务人员与病人交谈时，一般用短促的目光接触检验信息是否被病人接受，从对方的回避视线、瞬间的目光接触等来判断对方的心理状态。

（3）面部表情

面部表情是人的情绪和情感的生理性表露，一般是不随意的，但又可以受意识的调节控制。在某种情况下，即使可以做出掩饰真实情感的表情，那也只是暂时的、有限的，当然也与习惯过程和表达能力有关。至于病人的表情，只要注意观察，就能"透过现象，抓住本质"。因此。医务人员应当善于表达与病人沟通的面部表情，更要细心体察病人的面部表情，有的医务人员话语并不多，但微微一笑，往往比说多少话都起作用，"微笑是最美好的语言"。

（4）身体接触

研究表明，接触的动作有时会产生良好的效果。在医院这一特殊的环境中，医务人员主动善意的身体接触是病人能够接受和对治疗有益的。如握着危重病人的手，会给他们带来极大的心理安慰和支持；搀扶行动不便的病人或孕妇，轻按病人的肩头表示对病人的信任和自己治疗的信心；身体检查后为病人整理衣服，以及双手紧握出院病人的手，以示祝贺，这些有意的身体接触，都会使病人感到医生的善意，能增强治疗信心。

总之，医患沟通技巧在医患关系中起着重要的作用。虽然有很多的客观原因会影响到医患关系的和谐,但是随着社会的关注,对于医院、医生、病人来说,选择更有效的沟通而不是互相猜疑,对各方来说都是有利的。特别是对于医生来说,提高自己的业务水平和道德修养,理解病人,尊重病人才能更好地得到病人的认同。医生医治病人能去除病人的痛苦,给病人带来幸福的生活,同时医生也能体会到一份快乐,一份成就感。这正是改善医患关系动力的源泉。

13

躯体疾病的心理治疗干预

第一节　心理治疗的意义和作用

　　心理治疗指的是在良好的治疗关系基础上,由经过专业训练的治疗者运用心理治疗的有关理论和技术,对求助者(或病人)进行帮助,以消除或缓解求助者(或病人)的心理问题或心理障碍,促进其人格向健康、协调的方向发展的过程。从广义上说,心理治疗是指通过解决人的各种心理问题或改善人的心理状态而有助于增进健康,减轻、消除病痛的一切方法与措施。心理治疗,包括病人所处的环境和生活条件的改善,人际关系调整,周围人的言语作用,特殊的布置、安慰剂或安眠药的使用,整形外科手术以至医生或心理治疗家所实施的各种心理治疗技术;催眠状态下的暗示治疗和催眠术治疗;心理动力治疗(其中有精神分析治疗、患者中心治疗、存在主义治疗和交互作用治疗等)以及行为矫正疗法、生物反馈疗法等。至于气功治疗、瑜伽治疗、放松训练治疗、音乐治疗和体育运动治疗等,从某种意义上说也是一种心理治疗。

　　在一般人的心目中,治病必须用药,其实这种看法并不全面。人终究有别于动物,既是一个生物有机体,又是一个社会成员;既是一个有意识、有理想、能从事创造性劳动,过社会生活的人;又是一个有着非常丰富又极端复杂的主观内心世界的人。在人身上既表现着生理、生化过程的物质活动,又表现着非物质的精神活动,这两种活动过程在人身上是不可分割地联系着的,它们相互制约,相互影响,形成一个统一的整体。因此,人的一切活动,一般来说,既受生物学规律的支配,同时又受心理学和社会学规律的支配。在人体的健康和疾病的问题上也是如此。生物、心理、社会三方面的因素是在一个统一的生命系统里共同起作用的。现代科学表明,人体的生理、生化变化,固然能影响人的心理活动;同样,人的心理变化,也能影响人体生理、生化的改变。而作为一个社会成员,人的心理活动又直接受外界环境,主要是社会生活环境的影响。人通过自己的头脑,对外界环境的刺激信号进行信息加工,并按信息量大小,调整个体的行为,动员体内的物质潜能,以便对信号刺激作出适当的反应。而人总是在一种特定的社会环境中生活,从而就形成了一整套相对稳定的心理活动方式(包括认知过程、动机和情绪过程、意志行为和人格特征等）。在社会生活环境发生急剧变化的情况下，人的心理活动方式必须做相应的变化和调整以适应改变了的社会环境。然而，并不是每一个人都能这样做到的，例如不能在自己的心理活动方式上作出相应的改变和调整，就势必出现适应不良的状态，造成心理机能的紊乱，从而损害人体的健康，造成躯体和精神上的疾病。

由此可见，造成人体疾病的因素是错综复杂的。因此对疾病的处理方式也决不能简单化。每个医生，不管是内、外、妇、儿、皮肤等各科的医生，在日常医疗工作中，都经常可以碰到这类病人，在身体检查方面并没有任何异常发现，但患者主诉却很严重，有的甚至自认为已到了非住院不可的地步。这一类所谓患有功能性疾病的病人，普通的治疗方法常常是无效的。他们自觉症状未获改善而经年累月地寻求治疗，如此长期往复，给自己造成极大的痛苦，也给医院及社会造成负担。其原因是有许多疾病尤其是功能性疾病和心身疾病，心理—社会因素（包括精神刺激、紧张情绪，不良人格特征、早期经验和社会文化背景等）在其中起着主要的或重要的作用，单纯的药物治疗常常难以奏效。如果医生懂得应用心理疗法进行必要的心理干预，则往往在很短的时间内就能收到明显的疗效，使患者能及早从疾病中解脱出来。

由于我们面对的是活生生的人，是发生在人身上的疾病，从原则上说，人的一切疾病包括病的病因、病程、预后和康复等都要受到心理因素的影响。有些疾病，如神经症、心身疾病和心因性精神病等则主要是由于心理—社会因素造成的。总之，心理—社会因素时时刻刻都在作用于人体的健康和疾病。特别是当今世界，社会迅速发展，科学技术飞速进步，工业化、都市化及由此而来的拥挤、噪声、生活节奏加快以及紧张、复杂化的人际关系等等，给人们带来的心理—社会紧张刺激越来越严重，对人体健康的影响也越来越大。同时由于新药的合成和生产越来越多，而医学研究发现药物对人体的不良副作用比我们想象的要大得多。因此，医学家们也越来越多地倾向于采用一些毋需用药或少用药而又能治好疾病的方法和措施。这样，心理治疗作为帮助人们减轻以致消除疾病的一种重要治疗方法，在维护人类身心健康，与疾病进行斗争的事业中有着极其重要的作用。在世界范围内早已引起了人们的普遍重视。而且心理治疗的方式方法也被越来越多地创造和发展起来。

其实，各科的医师不论是有意的还是无意的，在他们跟病人接触以及谈话时，事实上就在进行心理治疗。

第二节　精神分析治疗干预

精神分析疗法（psychoanalysis therapy）又称心理分析疗法、分析性心理治疗，是奥地利神经精神病学家、心理学家弗洛伊德于 19 世纪末 20 世纪初创立的。精神分析疗法作为世界上第一个被创立的心理治疗方法，它的影响远不是局限于临床心理学领域，对于整个心理科学乃至西方人文科学的各个领域均有深远的影响。

精神分析理论认为心理障碍的根源在于幼年时期性心理发展中未能解决的心理矛盾冲突,症状是神经性冲突结果,它是经过化装的,背后必有无意识的症结。因此,精神分析疗法致力于挖掘并将病人压抑到无意识中的幼年创伤性体验带入到意识之中,启发患者重新认识这些体验,使无意识的矛盾冲突获得解决,从而消除患者的症状。其常用技术有自由联想和释梦等。

一、精神分析治疗技术

1. 自由联想

弗洛伊德认为浮现在脑海中的任何东西都不是无缘无故的,都是具有一定因果关系的,借此可挖掘出潜意识中的症结。自由联想(free association)就是让患者自由诉说心中想到的任何东西,鼓励病人尽量回忆童年时期所经历的事件。精神分析学说认为,通过自由联想,患者无意识的大门不知不觉地打开了,无意识的心理冲突可以被带入到意识领域,治疗师从中找出患者无意识之中的矛盾冲突,并通过分析促进病人领悟心理障碍的"症结",从而达到治疗的目的。自由联想是精神分析的基本手段。

2. 梦的分析

弗洛伊德在他的著作《梦的解析》中认为"梦乃是做梦者无意识冲突欲望的象征,做梦的人为了避免被人察觉,所以用象征性的方式以避免焦虑的产生","分析者对梦的内容加以分析,以期发现这些象征的真谛"。他认为睡眠时自我控制减弱,无意识中的欲望乘机向外表现,但因为精神仍处于一定的自我防御状态,所以这些欲望必须通过化装变形才可进入意识成为梦象。因此,梦是有意义的心理现象,梦是人愿望的迂回的满足。他把梦分为两种:一种称为外显的梦,一种称为隐性的梦。前者可以在实际生活中找出对应的人、事或物;而后者,则需要经过仔细推敲、联想多次才可悟出其中含意。

在治疗中,当事人叙述梦境,并在鼓励下自由联想梦中的内容,回忆其中被唤醒的感觉。同时,治疗师帮助探索梦中内容的意义,使对方能够顿悟目前的困扰根源。

3. 移情的分析

移情(transference)是指患者把对童年或过去的某个重要人物的情感体验和反应模式转移到治疗师的身上的过程。后来也泛指患者对治疗师的各种情感态度。移情有正移情和负移情。正移情是病人将积极的情感如依赖、顺从、爱恋等转移到治疗师身上;负移情是患者将消极的情感如气愤、憎恨、攻击、不信任等转移到治疗师身上。

由于精神分析认为患者在治疗过程中都会对治疗师产生移情,因而对移情的处理就成为患者对症状领悟的重要来源。通过移情的分析,使患者注意到自己对治疗师的情感,尤其是早期的关系和情感在其中的重现,以帮助患者更好地理解自己

4. 解释

解释(interpretation)是指在心理分析的过程中对患者的体验与这些体验的根源的理解和解析,以及依据精神分析不同阶段的目标对这些理解和解析作出言语的表达。

在治疗过程中治疗者的中心工作就是向患者解释他所说的话中的无意识含义,比如患者常常意识不到的愿望、幻想、阻抗、怨恨等,使患者领悟症状的真正含义。

解释是逐步深入的,根据每次会谈的内容,用患者所说过的话做依据,用患者能理解的语言告诉他的心理症结的所在。在做合适的解释时,治疗师必须感受到对方已做好思考告知内容的准备。治疗师根据对方的反应来做判断。解释的时机相当重要,否则会遭到阻抗。一般的原则是,当解释的现象接近意识知觉时,就是解释的时机。换言之,当患者能够接受,但自己尚未能明了时,分析师就应该加以解释。其次,解释时应由浅入深,使对方能够跟得上。第三,在解释压抑的情绪或冲突前,最好先指出对方可能会有阻抗或防卫的现象。因此,解释是一个缓慢而又复杂的过程。

二、精神分析疗法的应用

1. 治疗对象的选择

早期经典精神分析的治疗对象主要是癔病、强迫症和恐怖症患者。随着精神分析治疗的发展和改良,其治疗对象在扩大。比如人际交往困难、自卑心理、进食障碍、性问题以及某些人格障碍等也可以采用。但最严重的精神分裂症、抑郁症或药物滥用、企图自杀的患者一般不适用。具体来说,患者应有比较强烈的求治动机,对治疗性解释有良好的反应,能与治疗师建立起情感的接触和沟通。

2. 治疗实施过程

心理分析治疗通常是每周会谈 1~2 次,每次平均 1 小时。其治疗疗程少则半年至1 年,多则 2~4 年。在各种短程精神动力学治疗中,一般提倡每周 1 次的会谈,每次 30~60 分钟,共 10~20 次。短程的心理治疗疗程短,治疗侧重某一个问题的改变,并不强调广泛的人格分析。

治疗的过程一般通过四个阶段:第一阶段,目的在于建立治疗的同盟关系。第二阶段是移情的出现及其解释。随着移情的发展,治疗者要及时进行解释,使病人对他将过去的经历、体验投射至治疗者身上的情况有充分认识。在对移情的分析和理解过程中,治疗进入第三阶段,帮助病人对移情有更深刻的认识,并着力克服治疗中遇到的各种阻力,使病人对治疗者的解释,即其症状的隐义有更为清晰的认识。第四阶段,是治疗的结束阶段。要解决病人对治疗者的依赖问题和拒绝治疗结束的企图。此期要彻底解决病人对治疗者产生的移情。

第三节 行为治疗干预

行为疗法又称为行为矫正疗法或学习疗法,是现代心理治疗的一种重要形式。行为疗法的基础是行为主义者通过对学习过程的实验研究而得出的理论模型。这一模型认为,人的绝大多数行为,包括正常的和异常的行为,是通过学习的过程而获得的,因此可以通过改变或消除这种学习过程来予以矫正。简而言之,行为疗法就是应用通过实验而确立的有关学习的原理和方法,克服旧的、不适应的行为习惯,建立新的适应性行为的过程。

行为疗法的基本理论主要来自行为主义的学习原理,主要包括:经典的条件反射原理、操作性作用原理和模仿学习的原理。其理论及治疗方面的主要代表人物,早期有巴甫洛夫、华生(Watson)和斯金纳,后来有沃尔朴(Wolpe)、艾森克(Eysenck)和班杜拉(Bandura)等。

一、行为疗法的一般步骤及过程

行为治疗技术通常从实验中发展而来,是以实验为基础的,与其他治疗学派的技术相比,行为治疗的过程更具有系统性和可操作性,往往可按照一定的步骤实施一系列行为矫正或干预措施。大体来说,有以下基本要点:

(一) 评估患者的不良行为或疾病

通过会谈,收集患者问题的详细信息,了解患者都有哪些问题,这些问题对他产生了哪些影响,与这些问题有关的各种人物、条件、环境都有哪些,他自己是怎样看待这些问题的。对所收集的信息进行整理和分析后,对患者的问题进行评估,明确患者的不良行为或疾病。患者的不良行为或疾病往往十分复杂,有的症状表现可能是“原发性的”,有的可能是“继发性的”;有的患者描述的尽是躯体不适症状,其本质是心理问题。这些在评估时需要注意。

如果问题行为是由于躯体疾病或器官的损伤造成的,则不适宜采用行为疗法。

(二) 向患者说明行为疗法的目的、方法和意义

行为疗法的实施方案和程序,虽然由治疗者制订,但具体实施的过程却由患者本人执行。因此,患者的主动配合行为是治疗能否取得成功的关键。在治疗初始,就应向患者明确说明行为疗法的目的、意义和方法,激发患者参与行为疗法的积极性和主动性,消除患者由于无知而产生的不必要的顾虑和心理阻抗。有时,为让患者更好地配合治疗,坚持治疗,可签订一份治疗协议。

(三) 对问题行为功能分析,确定治疗目标

所谓行为功能分析,是指在进行行为矫正前,对引发患者的问题行为的起因、所带来的后果以及患者在此方面的动机与需求等做出评估,以便对症下药,确定患者的问题行为和治疗的目标和方法。行为分析所针对的不是治疗的目标,而是找到行为治疗的方向。其主要作用是找出患者问题行为的原因,即问题行为出现的情境;分析问题给患者带来的直接或间接的后果——获益性,即问题行为所带来的“好处”;解释患者问题行为的性质、形式和可利用的资源;确定靶行为——即在以后的治疗过程中,需要改变患者问题行为中的具体目标或阶段目标;确定治疗方案和评估手段等。

在行为治疗中,确定治疗目标具有举足轻重的地位。如果治疗目标的确定脱离现

实或是脱离患者的真正需求,就会使治疗偏离正确轨道。通常治疗目标是患者和治疗师共同协商下制订的,且在治疗过程中不断地加以评估,以评定达到目标的程度。

(四) 实施专门的行为治疗技术

行为治疗技术多种多样,但每种技术都具有一定的适应范围,如系统脱敏法一般用于恐怖症;厌恶疗法一般用于消除各种不良行为,如戒烟、戒酒或某些行为偏离等;代币疗法一般用于激励患者形成良好的行为习惯,以取代不良的行为习惯。总之,在行为治疗中,应根据靶行为的临床特点、治疗目的选用恰当的行为治疗技术,以达到可靠的治疗效果。有时为了更快、更稳定的取得疗效,配合使用一定的药物或治疗器具作为综合性治疗措施也是必要的。

(五) 对治疗的进展及效果进行检测与评估

在行为治疗的过程中,不断地对其治疗效果进行评估是行为治疗中的一个不可缺少的重要环节。它能帮助治疗师及时总结治疗的经验、调整治疗计划,同时也有助于患者及时了解治疗的进展,增强患者在治疗中的主观能动性。对治疗效果的测定与评估主要是对患者的主观感受和来自患者的各种心理的、生理的和行为的评定指标进行评估。

(六) 治疗结束

作为治疗中的最后一个步骤和治疗环节,其主要内容是把治疗情境中所获得的疗效巩固下来,并将疗效进一步扩展到日常生活中去。由于患者的不良行为或疾病往往不是突然发生的,大多是经过相当长的时间逐渐形成的,原因也很复杂,一般难以一下子矫正过来,需要在日后的具体生活中加以体会和练习。

二、放松训练治疗

放松训练又称为松弛反应训练,是一种通过机体的主动放松来增强行为者对体内的自我控制能力的有效方法。通过放松训练达到强身健体、治疗疾病的效果,已有很长的历史。源远流长的气功、印度的瑜伽、日本的坐禅以及近代欧美各国的自主训练和渐进性放松训练等都是通过自我放松,达到自我调整和自我控制的目的。放松训练对于应付过度焦虑、恐惧、精神紧张、稳定情绪等具有特殊疗效,而且对于与心理应激密切相关的各科疾病,尤其是心身疾病也有明显效果。

研究表明,在放松状态下,可出现呼吸频率和心率减慢、血压下降、全身骨骼肌张力下降,并有四肢温暖、头脑清醒和全身舒适的感觉。在深度放松时,会出现大脑皮层的唤醒水平下降,这时交感神经系统及其有关功能下降,而副交感神经及其功能则上升。这时,机体耗能量和耗氧量减少,血氧饱和度增加,血红蛋白含量及携氧量能力提高,唾液分泌增多,指端血管容积增大,皮肤电反射减弱,血糖、血去甲肾上腺素及胆固醇含量均降低。这说明在放松状态下,通过神经、内分泌的调节作用,进而影响机体的各方面机能,达到治疗和预防疾病的效果。

　　下面介绍渐进性肌肉放松、想象性放松、腹式深呼吸和三线放松功等四种训练方法。

(一) 渐进性肌肉放松法

　　渐进性肌肉放松(PMR),最早由美国生理学家伊蒂门德·杰克勃逊(Edmund Jacobson)于 20 世纪 30 年代创立,后来逐步完善,广为应用,是目前一种良好的放松术。它通过全身主要肌肉收缩—放松的反复交替训练,使人体验到紧张和放松的不同感觉,从而更好地认识紧张反应,并对此进行放松,最后达到心身放松的目的。

　　这种放松训练进行一次需要大约 20～30 分钟,在安静的环境中采取舒适、松弛的坐位或卧位,然后按引导词进行肌肉的"收缩—放松"交替地训练(引导词可由训练者口述,也可放录音)。在这种放松训练的每一个步骤中,最基本的动作是:

　　紧张你的肌肉,注意这种紧张的感觉。保持这种紧张感 3～5 秒钟,然后放松 10～15 秒钟。最后,体验放松时肌肉的感觉。

　　具体的放松程序如下:

　　足部:把脚趾向后伸,收紧足部的肌肉;然后放松。重复。

　　腿部:伸直你的腿,跷起脚趾指向你的脸;然后放松,弯起你的腿。重复。

　　腹部:向里向上收紧腹部肌肉(好像你的腹部正要受一拳);然后放松。重复。

　　背部:拱起背部;放松。重复。

　　肩部/脖子:尽可能耸起你的双肩(向上、向内),头部向后压;放松。重复。

　　手臂部:伸出双臂、双手,放松,弯起手臂。重复。

　　脸部:紧张前额和脸颊。皱起前额,皱起眉头,咬紧牙关。

　　全身:紧张全身肌肉:足、腿、腹部、背部、肩颈部、手臂和脸。保持全身紧张几分钟;然后放松。重复。

　　做完后,若仍感到紧张,可重复一次。如果是仅一部分身体还感到紧张,可重复此部分的练习。当你完成这一练习,且感到放松时,应休息一小会儿时间放松你的心理。可想象一些让你最感舒适、宁静的情景。此时要注意呼吸:节奏缓慢,从鼻子深深地吸气,慢慢地呼出来。持续 1～2 分钟后,睁开双眼。起身时,动作要缓慢、轻柔。

(二) 想象性放松

　　想象性放松的程序比较简单,但你必须想象出一个情景或某种东西,用来诱导放松练习过程。诱导物,可以是一个令你愉快、平静的情景,如美丽的海滨沙滩;可以是很有特色且能让你放松的一幅画或某一物体;也可以是能让你放松的声音或话语,比如:大海的浪涛声或"平静"、"放松"这一类词。选择哪一种诱导物根据自己的情况来定,重要的是它必须让你放松。下面是沙滩情境的一段引导词:

　　"我来到了金色的沙滩,躺在松松的、暖暖的沙滩上,天是蓝的,海也是蓝的,静静地,我凝望着远方海—天相连处。海很安静,也很温柔。望着这一往无边的蔚蓝色的大海,蓝蓝的,蓝蓝的。海风轻轻地向我吹来,吹拂在脸颊上,微风带来一丝丝海腥味,淡淡的。我深深地吸一口气,清新的空气一直渗入到我的心里,渗入到我身上的每一个细胞。此时,我感觉到自己的身心像大海一样——豁然开朗,我的内心像静静的海面一样的平静,一样的安逸、一样放松,我感到自己的身心非常舒适,非常平安,非常安逸,非常放松。"

练习时,有时会出现注意力分散,这是一种正常现象,不必过分注意它。只要把注意力重新集中到让你放松的情景或声音——诱导物上,就可以消除这种现象。一旦你开始作这一练习,一般要花费 10～20 分钟。当你完成时,应闭着眼睛静静地坐在那儿 2～3 分钟。然后睁开双眼,不要急于站起来走动。

(三)腹式深呼吸

腹式深呼吸是一种慢节律方式的深呼吸。具体的要点是通过鼻子吸气,让你的胃部鼓起来,这意味着你用全肺呼吸。尽量使上胸部活动最少,保持缓慢地吸气。屏住呼吸 2～3 秒钟,然后,缓慢、均匀地将气从鼻子完全呼出,腹部收回。练习者要把注意力集中在呼吸的感觉上(如肺部的扩张与收缩、空气的进与出、腹部的运动等),体验随着每一次的深呼吸而带来的放松感觉。

(四)三线放松功

三线放松功是有意识地注意全身各部位结合默念"松"字,使之放松。其基本方法是将身体分为两侧、前面、后面三条线,自上而下地依次进行放松。具体如下:

(1)头顶→颈部→两肩→两上臂→两肘→两腕→十指;

(2)头顶→面部→颈部→胸部→腹部→两大腿→两膝关节→两小腿→两脚掌→十脚趾;

(3)后脑部→后颈部→背部→腰部→两大腿后面→两膝窝→两小腿后面→两脚底。

进行训练时,姿势取坐位或半卧位,自然呼吸,宽衣解带,排空大小便。按上述的次序把注意力集中于每个部位,配合呼吸,意念部位时吸气,默念"松"字时呼气。

三、系统脱敏法

系统脱敏是一种以渐进方式克服焦虑恐惧反应的行为治疗技术,最早由沃尔朴在南非发展起来并得到广泛应用。系统脱敏法利用的是交互抑制原理或反条件作用的原理来达到目的。即通过肌肉放松去拮抗由焦虑或恐怖引起的个体的心率、呼吸、皮电等生理上的变化,从而抑制焦虑或恐怖情绪。放松状态多次与引起患者恐怖或焦虑的刺激物结合,即可消除原来该刺激物引发的恐怖或焦虑的条件反应。

系统脱敏技术包括三个程序:放松训练、建立恐惧(或焦虑)事件等级层次、实施脱敏。

(一)放松训练

治疗师可以选择任何一种自己比较熟练的放松技术对患者进行训练,教会他如何彻底放松。在临床上,通常采用呼吸训练与肌肉放松相结合的方法训练患者达到放松的目标,具体可以参考上面所述的内容。

（二）建立恐惧（或焦虑）事件等级层次

系统脱敏技术的特征在于引起患者的恐怖情绪的刺激呈现时，患者正处于放松状态，并且所呈现的刺激不会让患者感到非常的害怕。为做到这一点，治疗师需要找出一系列让患者感到恐惧的事件，通常这是靠患者的口头报告完成的，治疗师向患者提问一些情境，让患者给出他对这些情境感到的主观干扰程度，即 SUD，在 0～100 的 SUD 分级中，0 代表没有恐惧或焦虑，100 代表极度的恐惧与焦虑。然后，治疗师按各事件的 SUD 将它们排列为一个等级序列，称为恐惧事件等级。一般所建立的等级层次以 6 至 10 个为宜，最多不超过 20 个。

表 13-1　一名电梯恐怖症患者的恐惧事件等级

SUD	事件
90	单独一个人坐电梯上 20 层以上
70	单独一个人坐电梯上 15 层
60	单独一个人坐电梯上 10 层
50	单独一个人坐电梯上 5 层
40	有人陪伴坐电梯上 20 层以上
30	有人陪伴坐电梯上 15 层
20	有人陪伴坐电梯上 10 层
10	有人陪伴坐电梯上 5 层

（三）实施脱敏

患者在学习了放松技术并建立起恐惧事件等级后，就开始按等级层次中列出的项目进行想象或实地脱敏。治疗开始，先让患者进行放松训练，当进入放松状态后，治疗师便用语言描绘恐惧等级中的最低一级情境，让患者想象这一情境，这会产生轻微的焦虑。患者在想象的同时继续放松，约 20～30 秒钟后，患者停止想象，然后报告想象时的 SUD。重复进行这一过程的练习，如果放松起作用了，可以发现患者报告的 SUD 逐渐下降。若患者连续三次报告的 SUD 都低于 10，便可以进入下一个等级事件。治疗师接着描绘一个能引发稍重一点恐惧的情境，患者在想象的同时继续放松。这个过程不断地重复，最后就可以通过所有的等级事件，消除恐惧反应。

在上面的治疗程序中，患者是在想象的同时进行放松，并没有接触真实的恐惧情境，这叫想象系统脱敏。与此相对的还可以进行现实系统脱敏，即让患者逐渐暴露在真实的恐惧情境中。使用现实脱敏，患者也必须先学习放松技术，然后与治疗师建立一个恐惧等级事件。在治疗中，患者无需想象等级中的那些事件，而是到现实中去直接体验等级中的每个事件，同时用放松反应代替恐惧反应。在开始的时候可以由治疗师陪同患者一起接触真实恐惧事件，等患者能够放松以后，逐渐练习自己单独去体验恐惧情境。

四、冲击疗法

在系统脱敏技术中,治疗师向患者暴露的是让患者感到轻微焦虑的刺激或情境。与系统脱敏技术正相反,在冲击治疗中治疗师使用对患者来说能引起最强烈的焦虑情绪的刺激来"冲击"患者,因此叫冲击疗法。其治疗原理是,被治疗者的焦虑或恐惧反应是后天所习得的。在治疗中,一旦将被治疗者暴露于引发焦虑、恐惧等不适症状反应的情境中,如果没有真正的威胁发生,其焦虑或恐惧症状是不可能保持下去的,症状自然会逐渐减轻和消退。经过反复训练,被治疗者会逐渐习得新的情绪反应(张雨新,1989)。此法在实施时与系统脱敏法有所不同,即在接触恐怖情境时不采取放松或其他抗恐怖的措施,而且接触恐怖的时间往往要长。

冲击疗法的治疗过程,是在保证患者身心安全的前提下,让患者完全置于最感到恐惧或焦虑的情境中,让其面对和体验这种恐怖的感受,并保持相当长的时间,而且在此过程中不允许患者逃避,直到患者逐渐适应于该情境。冲击疗法的过程中,每次暴露持续的时间在十几分钟至一、两个小时不等。在暴露的形式上可分为现实暴露和想象暴露。其治疗成功的关键是患者能忍受强烈的恐怖或焦虑反应。由于冲击疗法是一种较为剧烈的治疗方法,治疗前应做身体检查以排除严重的心脑血管疾病、支气管哮喘、身体虚弱者等。

五、厌恶疗法

厌恶疗法又称为对抗性反射治疗,是将某种负性刺激及厌恶反应与患者的非适应性行为结合起来,从而使患者因感到厌恶而最终放弃该行为。在临床上厌恶疗法常用于戒烟、戒酒、性欲倒错(如同性恋、恋物癖),以及其他冲动性或强迫性行为障碍。

例如,对酒精依赖者采用的厌恶疗法,是让酗酒者服用吐酒石,或注射脱水吗啡、吐根碱,在即将出现恶心反应时,让酗酒者饮酒。如此反复多次进行,直到他在没有使用药物的情况下见到酒也出现恶心反应为止,即形成了对酒的厌恶情绪反应,从而帮助酗酒者戒掉过度饮酒的行为习惯。

在行为治疗中,常用的厌恶刺激可分为三种类型:物理刺激、化学刺激和想象中的厌恶刺激。

六、行为塑造法

这是采用逐步晋级的作业,并在完成作业时按情况给予奖励(称为强化作用),使期望行为不断出现并建立的过程。最有效的强化因子(奖励方法)之一是行为记录表,即要求患者把自己在规定的时间内取得的进展正确记录下来,并画成图表,这样做本身就是对不良行为改善的一种强大的推动力。根据图表所示进展,治疗者还可以应用其他强化因子,如口头表扬、患者喜爱的物质等。塑造过程中,每一个步骤必须比前一个步骤更靠近目标行为,每个步骤所体现出的改变不能太大,否则个体的会感到难以实现。当然,每一步骤塑造的行为也不能太细小,因为其进展会太慢,过于费时。

使用此方法的关键是如何让患者把在特定环境中学会的行为转换到家庭或工作的现实环境中去。此方法可用于训练孤独症患者说话,改善恐怖症、进食障碍、肥胖症以及儿童行为不良等,用于促进精神分裂症患者的社交和工作的行为;在社会教育中用于低能者的训练以及用于治疗某些性功能障碍等。

七、生物反馈疗法

生物反馈治疗是用现代电子仪器,将生物体内生理功能予以描述,并转换为声、光等反馈信号,使受试者根据反馈信号来学习调节自己体内不随意的内脏功能及其躯体功能,达到防治疾病的目的。生物反馈治疗是在操作性条件反射原理基础上发展而来,因而这个技术被归入行为疗法中。

生物反馈治疗是心理治疗技术与现代生物医学的结晶,它的贡献在于,第一次借助于某种仪器设备,使那些原来不能由人来随意控制的人体内脏器官机能系统的活动,进入到人的意识中来并受人的随意控制,这无论在理论上还是在实践上都将有深远的意义。例如,我们如果能够成功地学会随意控制自己的血压,就可以主动地有意识地改善或消除高血压的症状。

临床常用的生物反馈方式如下:

(一) 肌电生物反馈

肌电生物反馈(EMG biofendback)是通过测量肌群活动传到皮肤表面的电位变化,来了解肌肉的收缩和松弛情况,它是生物反馈中最常用的一种。反馈仪将肌电信号叠加输出,并转换成被试者能直接感受到的反馈信号(如数字、声响、彩色灯光等)。被试者根据反馈信号的变化,学习对全身肌肉进行松弛训练使肌电值下降,降低肌紧张水平,从而起到减轻或消除紧张、焦虑等情绪障碍,以及治疗躯体及精神障碍的作用。临床上,肌电反馈的用途有两点:一是作为肌肉松弛训练使人们有效地了解紧张与松弛之间的差异,从而消除过分的紧张,达到松弛的效果,多用于治疗偏头痛和紧张性头痛,以及焦虑症、恐怖症等;二是作为对神经肌肉的训练,常与物理治疗相结合,用于神经系统功能性与某些器质性病变所引起的局部肌肉痉挛、抽动、不全麻痹,如痉挛性斜颈、口吃、职业性痉挛、磨牙、某些癫痫发作、大脑瘫痪、小儿麻痹症等。

(二) 脑电生物反馈

脑电生物反馈是采用测量脑电活动(简称 EEG)的电子仪器。在安静状态下 α 波占优势,思考问题则 α 波受干扰,让治疗者的 α 波与一个声音信号联系起来,每当 α 波出现时治疗者就听到这个声音,α 波消失则听不到。听觉信息作为脑波状态的信号,要求被试者尽量设法增多(或减少)声音出现的时间,用同样的办法可以进行 θ 波的训练,θ 波是人在入睡时占优势的脑电波。因此,脑电反馈训练有助于人达到放松、安静和入睡的状态。脑电反馈对于那些肌肉放松而又不能入睡的顽固性失眠以及癫痫患者有较好的治疗作用。另有文献报道,脑电反馈也可用于治疗焦虑症、抑郁症、神经衰弱等。

(三)皮肤温度反馈

皮肤温度反馈是借助自动半导体体温计将皮肤温度信息转换为光或声音信号,通过反馈控制皮肤温度上升或下降。皮肤温度的改变是由于外周血管的收缩或舒张,而外周血管的舒缩功能是受交感神经支配的血管平滑肌所调节的,人在交感神经系统占优势时,皮肤血管收缩,皮肤温度下降,汗腺分泌增加,皮肤湿冷。与此相反,当副交感神经占优势时,皮肤干而温热。指端血液循环丰富,其温度变化可反映外周血管的舒缩,而且便于测量。常用部位为食指或中指腹侧。

皮温反馈可用于松弛训练,也可用于治疗血管性偏头痛、雷诺氏病、焦虑症以及与交感神经活动亢进有关的心身疾病如高血压病和支气管哮喘等。

(四)皮肤电反馈

皮肤电反应(GSR)是反映受交感神经系统和外周神经系统所支配的汗腺活动和变化情况的指标。在紧张、焦虑、恐惧等引起交感神经兴奋情况下,汗腺分泌增加,导电性增加,即 GSR 升高。皮肤电反馈仪将其转换成视、听信号,患者根据反馈信号的变化进行情绪控制训练,从而达到治疗的目的。它常用于治疗高血压病、焦虑障碍、神经衰弱以及应激性障碍等。

(五)血压生物反馈

血压生物反馈是借助于自动血压测量仪,将血压转换为光或声音信号,通过反馈调控人的血压升降。据研究报告,直接用血压反馈训练来治疗高血压病效果不如用一般松弛法、肌电反馈和皮电反馈治疗的效果好。

(六)心律生物反馈

利用遥控或自动的心律监测仪,将心跳信息转换为灯光或声音信号,进行反馈训练来调节心律的变化,可加快心律也可减缓心律。因此,心律生物反馈可用于治疗心动过速或过缓以及心律不齐的患者。

第四节　认知治疗干预

认知疗法(congnitive therapy)于 20 世纪 60～70 年代在美国诞生,其基本假设是人的认知过程影响情绪和行为,因此可以通过认知和行为技术来改变求治者的不良认知,从而矫正并适应不良行为的心理治疗方法。认知治疗的基本观点是,认知过程是个体情感和行为的中介,适应不良的情感和行为与适应不良的认知有关。认知治疗重视患者的不良认知和思维方式,并且把自我挫败行为看成是患者不良认知的结果。通过改变患者的认知过程以及在这一过程中产生的认知观念,可改善情绪和行为问题。其主要代表有贝克(A. T. Beck)的认知行为疗法、埃利斯(A. Ellis)的合理情绪疗法、迈琴鲍姆(Meichenbaum)和古德曼(Goodman)的自我指导训练等。

一、认知治疗的理论基础

认知治疗有三条基本原理：① 认知是情感和行为反应的中介,引起人们情绪和行为问题的原因不是发生的事件本身,而是人们对事件的解释;② 认知、情感和行为相互联系、相互影响,不良认知和负性情绪、异常行为彼此之间相互加强,形成恶性循环,是情感和行为问题迁延不愈的原因;③ 情绪障碍患者存在认知歪曲,只有识别和矫正其歪曲的认知,其问题才可以得到改善(徐俊冕,季建林,1999)。

由于文化、知识水平及周围环境背景的差异,人们对问题往往有不同的理解和认知图式。所谓认知一般是指认识活动或认识过程,包括信念和信念体系、思维和想象。具体来说,"认知"是指一个人对一件事或某对象的认知和看法、对自己的看法、对人的想法、对环境的认知和对事的见解等等。图式是指过去经验中有组织的知识结构,人们用它来解释新的经验。它是从儿童时代逐渐建立起来的一种比较稳定的心理特征,是决定对自我和对外部世界如何知觉和编码的内部心理模型。它虽然随生活经历不断得到修改和补充,却是相当稳定的,直接影响着我们对事件的解释和评价。

在个人所形成的认知图式中,几乎人人都或多或少地存在着一些不合理或错误的成分。经过多年总结,贝克将常见的认知歪曲形式归纳为以下六种：

① 任意的推断：在缺乏充分的证据或证据不够客观和现实时,仅凭自己的主观感受便作出草率的结论。

② 过分概括化：由于一次失败或挫折,就把一切都归结为极坏的、可怕的。这是一种以偏概全,以一概十的不合理思维方式的表现。

③ 选择性概括：只依据个别、片面的细节而不考虑其他情况就对整个事件作出结论。

④ 非黑即白的思维：以"全或无"的方式看待问题,对事物的判断和评价要么是全对,要么全错。把生活看成非黑即白的单色世界,没有中间色彩。

⑤ 夸大或缩小：过分夸大消极和不足之处,忽视长处和积极的方面。不见长处,忽视个人的长处和优点,而只注意到自己的不足。

⑥ 个人化：将一切不幸、事故都归因于自己的过失,并不断自责。也就是说,主动为别人的不幸或过失承担责任。

除了这些常见的认知歪曲外,还有如：① 贴标签(labeling)：给自己或他人以整体的负性评价。例如："我是不受欢迎的"或者"他是个极讨厌的人"。② 选择性负性关注(negative filter)：几乎只关注于负性信息而很少注意到正性信息。例如："看看所有这些不喜欢我的人"。③ "应该"(should)：根据事物应该怎么样而不仅仅依据事物是什么来评价事件。例如："我应该做得好。如果我做不好,那么我就是一个失败者。"

认知理论的出发点在于不合理的思想和信念是情绪状态和行为困扰的原因。因

此,认知治疗强调评价某个信念如何被证明是错误的和不合理的,帮助纠正歪曲的认知,从而改善其困扰的情绪和行为。

二、贝克的认知转变法

贝克根据抑郁症的认知模型,创制了认知转变法。他所倡导的认知治疗技术主要有以下几个方面:

1. 识别负性主动性思维

贝克的认知模型认为认知评价具有多重水平。最直接的水平即是自动想法,它是自发产生的,看上去似乎很有效,并且它常与有问题的行为或紊乱的情感相联系。由于自动式思维已成为固有思维的一部分,人们常常意识不到自己出现不良情绪之前首先出现了负性自动式思维,而且从来不会怀疑它们的真实性。因此,认知治疗的首要步骤是指导患者学会挖掘和识别那些在抑郁、焦虑和愤怒情绪之前出现的负性自动式思维。

2. 识别认知性错误

认知性错误即上面所述的认知歪曲,一般来说人们容易在概念和推理上犯错误,它比自动式思维更难识别。为了识别认知错误,治疗师应该听取和记下患者诉说的自动式思维,还要特别注意他们的口头禅,如"我应该"或"我总是"等等,然后采取辩论式或逻辑式提问发现问题,帮助患者对不同情境和问题进行归纳,找出一般规律,发现共性。

3. 真实性检验

真实性检验是将患者的认知观念看作是一种假设,然后对其确切性进行检验。它是认知治疗最为核心的部分。实际中常用两种具体操作方法:① 言语盘问法。治疗师通过一系列的提问引导患者重新评价自己的想法,认识到想法中的不合理之处后,用合理的想法代替不合理的想法。通常向患者提问的问题有:"我这样想的证据是什么?";"有没有可供选择的其他解释?";"如果这是真的,最糟糕的结果可能是什么?"。② 行为试验。治疗师与患者共同设计某种行为作业,来检验想法的真实性。需要注意的是,一定要以"无丧失方式",即不会给患者带来任何损失、造成任何伤害的方式,鼓励患者尝试。

4. 去中心化

许多患者感到他们是人们注意的中心,他们的一言一行都受到他人的"评头论足",因而表现被动、回避。治疗师可以指导患者略微改变与他人的交往方式,然后要求他记录别人有无特别的反应。如治疗师要求患者带着帽子上街,通过记录可以发现实际上很少有人注意他的言行。

5. 抑郁或焦虑水平的自我监察

许多患者往往认为自己几乎一整天处于抑郁、焦虑之中,而且会一成不变地存在下去。事实上,人的情绪有一个开始、高峰和消退的过程。要是患者能够认识到这一点,不仅可以消除过分担心的心理,降低焦虑水平,而且可以增强他们控制自己情绪的信心。

　　监测的内容可以因人而异,主要是根据自己的情绪状况来记录。并记录当时正在发生的事情的事件。情绪可以采用如下评估尺度。评估情绪使用情绪评估量表,便于观察自己一天里情绪是如何变化的。

0	10	20	30	40	50	60	70	80	90	100
无			略有			中度			许多	最强烈

情绪强度评估尺度

情绪记录表

情境 ① 何人 ② 发生何事 ③ 何时 ④ 何地	情绪 ① 你那时的感受如何? ② 评估情绪(0—100%)	不自主的思维 在你有这样的感受之前,你的心里想些什么?思维?

　　注:描述让你感觉不舒服的情境,当时和谁在一起?你当时在做什么?那是什么时候发生的?你在哪里?

三、艾利斯的合理情绪疗法

　　该疗法是由美国临床心理学家阿尔伯特·艾利斯于 60 年代创立的一种心理治疗体系,他认为人有其固有本性,人的先天倾向中有积极的取向,也有消极的本性。换句话说,人有趋向于成长和自我实现这样的内在倾向,同时也具有非理性的,不利于生存发展的生活态度倾向,而且艾利斯更强调后一种倾向,他认为正是这种非理性的生活态度导致心理失调。

　　艾利斯认为人的情绪来自人对所遭遇的事情的信念、评价、解释或哲学观点,而非来自事情本身。情绪和行为受制于认知,认知是心理活动的"牛鼻子",把认知这个"牛鼻子"拉正了,情绪和行为的困扰就会在很大程度上得到改善。埃利斯总结了通常会导致各种神经症症状的 11 种主要不合理的信念。后来,他则进一步把这些主要的不合理信念归并为三大类,即人们对自己、对他人、对自己周围环境及事物的绝对化要求和信念。

　　艾利斯将合理情绪疗法的理论归纳为 ABC 理论。其中 A(Activating events)代表诱发事件;B(Beliefs)代表信念,是指人对 A 的信念、认知、评价或看法;C(Consequences)代表结果,即症状。艾利斯认为并非诱发事件 A 直接引起症状 C,A 与 C 之间还有中介因素在起作用,这个中介因素是人对 A 的信念、认知、评价或看法,即信念 B。换言之,事件本身的刺激情境并非是引起情绪反应的直接原因。个人对刺激情境的认知、解释和评价才是引起情绪反应的直接原因。

改变不合理的想法,并以合理的观念代替,是合理情绪疗法的核心。其中最为重要的方法是对不合理的信念进行质疑,加以驳斥和辩论,使患者对其不合理信念产生动摇,进而产生治疗效果。因此,合理情绪疗法的治疗模型就可以概括为 A—B—C—D—E。

三、认知治疗的基本过程

认知治疗的基本过程可以分为三个阶段:早期,建立治疗关系、明确问题、确立治疗目标;中期,实施治疗;后期,结束阶段工作。

(一) 早期

任何心理治疗都特别重视建立良好的治疗关系,良好的治疗关系是心理治疗得以持续进行并取得疗效的关键因素,认知治疗也不例外。认知治疗强调唯有以先建议信任的关系为前提,否则患者难以接受治疗的观点。关于治疗关系,要注意以下三点:首先,在治疗过程中,若发现患者有不满意、敌视等不合作的态度,治疗师应首先让患者表达、疏泄这些情绪,然后再讨论他对治疗师以及对治疗过程的看法,切忌与患者发生争执。其次,在治疗师与患者讨论歪曲认知的过程中,应该注意避免直接否定患者的看法,而是要在相互理解的基础上,共同收集资料,对歪曲的认知加以验证。最后,认知治疗师自己要坚持正确的认知,不受患者偏见的影响。

根据患者对其问题的陈述,明确当事人情绪和行为上的问题,并与患者一起明确治疗的目标。认知治疗的根本目标是发现并纠正歪曲认知,学会理性地思考,从而改善目前的情绪和行为问题。在治疗过程中,要根据患者的不同问题确定更加明确具体的治疗目标。治疗目标越具体,可操作性越强,治疗效果越好。

(二) 中期

明确患者的问题和目标后,开始对其不同层次的认知观念进行识别、检验和矫正。最终让患者认识到自己的观念是错误的、不合理的或不恰当的,从而纠正和改变原有的想法。需要注意的是,认知治疗不是讲大道理和说教,而是引导患者自己领悟。

罗丝(Ross)总结引起认知改变的主要途径有三种,即信念不能被证实、概念重建和领悟。

(1)信念不能被证实。信念不能被证实指在收集资料检验信念的过程中,没有得到事实证据的支持,却发现它们与以往的生活经验相矛盾,或找到与信念完全相反的证据,从而使患者的信念得以动摇。

实施此策略的关键是,信念不能被证实的过程应是患者自己体验到的,而不是被说服的。贝克提出了协同检验的方法,即在识别患者的负性自动式思维后,鼓励患者以此作为一个需要被检验的假设,共同设计严格的检验方法来证明其真实性。检验的方法包括从正反两方面讨论、行为实验、鼓励面对和认知作业等。

（2）概念重建。它是指改变观察、理解问题的角度,赋予问题不同解释,促使患者重新选择,从而改变其态度和行为。就像俗话说的,换个角度看问题。

（3）领悟。领悟是指患者对自身问题的本质达到了理解,从而使情绪和行为问题有所改善。合理恰当的解释、同情式的理解有助于患者对问题本质的深刻理解。

（三）后期

当患者的情绪和行为问题逐渐改善,能够以合理的思维方式对待问题时,会谈次数可逐渐减少,直到患者在实际生活中能够自己调节认知、情绪和行为时,治疗才可告一段落。

在结束阶段,治疗师要与患者共同回顾在治疗过程中的收获和体会,针对具体情境进行自我练习。同时还要督促患者不断以家庭作业的形式,继续对新的认知观念进行巩固复习,使之真正成为患者自身的思考模式,并学会在治疗结束以后能自己面对可能出现的问题。

四、认知治疗的临床应用

认知治疗在开创之初,主要用于抑郁症的治疗,目前仍是抑郁症的最常用的治疗方法之一。一般认为,该方法对轻、中度的抑郁症及非精神病性抑郁最为有效,躯体疾病或生理功能障碍伴发的抑郁状态也有较好的疗效,而内因性抑郁或精神病性抑郁,常需配合药物治疗。

目前,认知治疗已广泛用于治疗许多心理障碍,其常见的适应症有:焦虑障碍（包括广泛性焦虑症、惊恐发作、恐惧症、强迫症、创伤后应激障碍）,疑病症,自杀和自杀企图,进食障碍（包括肥胖症、厌食症和贪食症）,睡眠障碍,人格障碍,性功能障碍和性变态,成瘾问题（包括酒精中毒）,一些心身疾病（如高血压、冠心病、肠易激惹综合征、糖尿病）,儿童的情绪障碍。同时,对于一般性的心理问题,比如婚姻冲突、人际关系问题、不良的情绪、工作中的压力等,也常采用认知治疗的方法。认知治疗理论和方法对于一般人的心理调节,也具有很强的现实意义。

第五节　催眠暗示治疗干预

一、什么是催眠暗示治疗

催眠和暗示现象,是客观存在的人类心理活动的一种特殊形式。人们在谈起催眠术的时候,往往有一种神秘感,其实它并不是什么神奇的现象。催眠自古以来就为人类所熟悉,并作为一种方法用来治疗疾病或减轻疼痛。早在2世纪,古希腊和古埃及的医生就曾广泛地使用催眠和暗示来治疗疾病。现代催眠术的前身来自"麦斯麦术"。麦斯麦(A. Mesmer)是18世纪末维也纳的一个医生。他在广为流传的"动物磁力术"的基础上创立了所谓的"麦斯麦术",即用一块磁铁接触病人,认为这就有一种能使人健康的"磁气"(或称"流体")通过病人的身体,从而达到治疗和镇痛的效果。当时,对他迷信并请他治病的人很多,而且效果良好。但那时,也有人用实验对催眠作用进行探讨,结果发现"麦斯麦术"的治疗作用并不是因为有什么"磁气",而只是因为病人怀着希望以及可能痊愈的心理状态,即存在着一种自我暗示作用的缘故。

在19世纪上半叶,即在乙醚等麻醉药物发明并广泛使用之前,催眠术曾是一些外科医生手术时减轻病人疼痛的重要方法,即在催眠状态下对病人进行外科手术。例如,当时的一个英国外科医生艾斯戴尔曾到印度的加尔各答,利用催眠术成功地为261例病人进行阴囊、肿瘤切除手术(这是当地土人的一种流行病)。另一个著名的法国外科医生布莱德(J. Braid)也曾广泛地采用催眠术来治疗以及减轻手术时的疼痛。他批评了"麦斯麦术",并写了《神经催眠学》一书,提出催眠的要素是暗示。布莱德被认为是历史上尝试对催眠现象进行科学解释的第一人。

然而,自从麻醉方法兴起并广泛应用以后,催眠术作为一种外科手术时的镇痛方法已经很少使用,因为催眠术的镇痛作用有很大的局限性。不过,催眠术作为一种镇痛方法,在某种特殊的情况下,如病人对麻醉药物过敏或病情危重不能使用麻药时,仍然是一种可以替代药物的有效方法。直至今天,催眠暗示作为心理治疗的一种重要方法,在神经精神科、妇产科、牙科以及内科的某些机能性疾病的治疗,在世界范围内还是被相当广泛地使用着。由于现代科学技术的发展,催眠暗示不仅作为一种医疗方法加以应用,而且也正在利用现代科学技术对它的本质和机制进行深入的研究。维特科沃(B. Wittkower,1977)认为,心身疾病将来可能是催眠治疗应用的一个相当广泛的领域。

二、催眠术是怎样进行的

现在的催眠暗示疗法已不再采用神秘的、离奇的方式,而只是向被催眠者说明催眠术的优点、性质和要求,以便解除被试的疑虑,让其认真地按所说的去作。在进行催眠之前,要测定被试暗示性的高低,并选择那些受暗示性高的人进行催眠。在进行催眠时,让被试坐在一张舒服的躺椅或床上,治疗室须昏暗和安静,先让被试休息片刻,放松全身肌肉,然后令其凝视头部上方或天花板上方或天花板上的一个光点(即视觉刺激)或其他听觉、触觉或温觉刺激,作为诱导辅助条件。同时用坚定有力、简单明确和清晰的言语进行诱导性暗示,直至使被试者进入催眠状态。

催眠的深度指征一般分为三级:浅度催眠表现为催眠者处于舒适的肌肉松弛状态,他不愿意动、不想动,也没有力气去睁开眼睛,呼吸深而缓,仍保持着随意运动。在催眠解除后能记得催眠中所发生的一切事情;中度催眠表现为瞌睡加强,随意运动消失,四肢僵硬难曲。催眠解除后只保留部分记忆,而大部分遗忘;深度催眠表现为被催眠者除了对施术者的说话声以外,其他什么也听不见,痛觉减退,对针刺不起反应,可施行外科手术,催眠解除后对催眠过程中的事情不能回忆(完全性遗忘),催眠状态的解除一般不会有什么困难,可使用相应的言语暗示,切勿过于急速,以免产生不良感觉。在着手解除催眠状态之前,应给被试者以自觉良好,精神愉快等的言语暗示。如果被试者已陷入催眠性睡眠之中成了自然睡眠,在有可能的情况下可不必唤醒被试者,而等其自然醒来。

三、暗示作用和暗示疗法

暗示作用能增进和改善人的心理、行为和机体的生理机能,成为治疗疾病的一种有效的心理治疗方法。暗示既可在催眠状态下进行,也可在觉醒状态下进行。在催眠状态下,暗示的治疗作用主要是由于催眠造成了一个特殊的意识阈非常狭窄的状态。这时被试头脑中的比较和联想有限,批判能力减弱,所以可使催眠者无批判能力的接受施术者的指令——暗示,从而使暗示作用效果大大加强。至于在觉醒状态下的暗示疗法,由于无需经过催眠,方法比较简便,应用范围也广一些。觉醒状态下的暗示又可分为他暗示和自暗示。他暗示是指暗示者把某种观念暗示给暗示者,使这个观念在被暗示者的意识和下意识中发生作用。他暗示又可分为直接暗示和间接暗示两种方法。直接暗示法是让病人静坐在舒服的椅子上,医生用均匀有力的语气给予事先编好的暗示性语句。间接暗示法是借助电流刺激或仪器检查等相配合,并用语言的强化进行暗示治疗。此外,给病人讲述有关与疾病作斗争的经验体会也能起到间接暗示的效果。在觉醒状态下的暗示常常需要与解释、说服的方法同时进行,这样效果会更加明显。自暗示是自己把某种观念暗示给自己,对于那些处于兴奋、激动,甚至失眠、紧张状态的人来说,使用一些能使人平静、缓和及放松的语句进行自我暗示,对于缓和兴奋,调整情绪和缓解心理应激紧张情绪都会产生良好的效果。

四、催眠暗示治疗法的临床应用

催眠暗示治疗法作为一种医疗方法有广泛的应用价值,它不仅可用于治疗某些精神病和神经症,还可以用于治疗人体疾病,特别是各种心身疾病。美国学者维特科沃(1977)甚至认为"心身医学(心身疾病)将构成使用催眠暗示疗法的最有希望的医学领域"。他指出催眠疗法可以治疗的疾病包括呼吸障碍、心血管障碍、泌尿生殖系统障碍和皮肤疾病等。在他的著作中列举了大量的治疗病例。

呼吸系统障碍:哮喘病。病例1:男性,26岁,未婚。10岁开始患哮喘,16岁时在一个儿童医院精神医学部治疗,一直每天服药,不愈,经劝告勉强来门诊接受催眠治疗,经一个疗程以后,病人及其家属都认为哮喘发作频率减少。6个疗程以后中止,病人在其生活中第一次完全摆脱了哮喘。三个月后随访未见复发。

心血管障碍:心动过速。病例2:女性,24岁,未婚。法律秘书,3年来出现心悸和暴发性心动过速等症状,由于不遵照心脏病医生的医嘱而症状日增,最后被迫放弃职业来门诊作催眠治疗。每周4次,每次30分钟,后来减少到每周2次。经3个月药物治疗,症状完全消失。恢复了工作,改变了生活面貌,未见复发。

泌尿生殖系统障碍:性功能障碍。病例3:男性,45岁,商人,4年来患早泄和阳痿。由于性功能障碍,妻子与其离异。曾做多次体检,均未发现异常体征,男性激素水平正常。曾向医生求治,注射激素6个月无效,完全失去了性要求。开始做催眠治疗以后停止了激素治疗,催眠治疗最初每周5次,后来改为每周3次,每次30分钟,治疗一个月后,性要求得到了恢复。经3个月的治疗以后,他报告说,他已同一个认识只有10天的寡妇成功地性交了三次。此后一直很好并打算同最近的一个情人结婚。从此,停止治疗以后没有再复发。

内分泌障碍:肥胖症。病例4:女性,43岁,她在童年和青年时期都是苗条的。但在她18岁时,由于男朋友和她分手,开始发胖,逐渐达到280磅。直到她30岁那年来做催眠治疗以前,体重一直没减。治疗开始,她住在医院进行饮食调理,同时做催眠治疗,7个月后出院,体重减少150'磅,达到了她的理想重量130磅。随访13年,体重未有增加。

胃肠道障碍:十二指肠溃疡。病例5:女性,28岁,未婚,护士,7年来反复5次出现十二指肠溃疡性出血,曾就诊于外科门诊要求咨询指导是做保护治疗。每周进行2次,每次30分钟的催眠治疗,3个月后病人恢复了健康。

皮肤病:阴部瘙痒症。病例6:女性,45岁,已婚,3年前开始患有严重的外阴瘙痒症,用局部反应性治疗等均无效。由于与丈夫性交后感到非常不适,不愿与丈夫同居。经常使用放松和暗示的催眠治疗3个月以后,症状明显减轻。她同丈夫恢复了性生活。后来虽没有进一步的治疗,瘙痒已完全消失。

可见,催眠疗法虽不是万灵药方,但如果使用得当,它将是一项有效的治疗措施,能为许多患有心身疾病的病人暂时地或长期地减轻或消除疾病。

第六节 音乐治疗干预

音乐治疗学是集音乐、医学和心理学等多种学科为一体的交叉性应用学科,作为一门独立的学科,于20世纪中期在欧美建立。虽然学科创建至今不过半个多世纪,但是音乐治疗学却以惊人的速度在世界上许多国家传播开来,并且不断地发展壮大。近年来在中国,音乐治疗也逐步得到人们的重视。

一、音乐治疗的定义

目前世界上对音乐治疗学并没有一个权威的,得到各国公认的学科定义。由于各国专家各自开展音乐治疗的领域及治疗方法的不同,所以都有着自己的界定。但是,目前最为权威的定义应属美国著名音乐治疗学家,前美国音乐治疗协会主席,Temple 大学教授布鲁斯卡亚(K. Bruscia)在他的《音乐治疗定义》一书中所做的定义:"音乐治疗是一个系统的干预过程,在这个过程中,治疗师利用音乐体验的各种形式,以及在治疗过程中发展起来的,作为治疗的动力的治疗关系来帮助被帮助者达到健康的目的。"

　　该定义强调了:① 音乐治疗是一个科学的系统治疗过程,在这一过程中包括了各种不同方法和流派理论的应用,而不是像有些人误解的那样,以为音乐治疗只是一种简单的疗法;② 音乐治疗运用一切与音乐有关的活动形式作为手段,如听、唱、器乐演奏、音乐创作、歌词创作、即兴演奏、舞蹈、美术等等,而不是有些人认为的那样,以为音乐治疗只是听听音乐,放松放松;③ 音乐治疗过程必须包括音乐、被治疗者和经过专门训练的音乐治疗师这三个因素。缺少任何一个因素都不能称其为音乐治疗。没有音乐参与的治疗过程不是音乐治疗,因为在音乐治疗中,音乐是一个基本的因素,音乐治疗正是通过音乐的作用来达到治疗的目的。没有经过专门训练的音乐治疗师介入的任何活动也不能称其为音乐治疗。有些人在商店里买一些所谓的"音乐治疗录音带"回家聆听的做法也许对身心有一些的放松作用,但这不能称其为音乐治疗。因为没有音乐治疗师的介入,也就没有治疗师与患者的治疗关系这一关键的动力因素的存在。

二、音乐治疗的发展历史

　　实践证实,音乐与人类健康有着密切的关系。例如,远古的人类曾把音乐当成一种自然药物来利用,认为它能祛邪降福。因此各种庆典祭礼都伴以音乐,人们敲击着大腿或圆木模仿心脏的搏动,巫师念唱咒语来为病人驱邪,古阿拉伯唱道:"音乐是灵魂"等等。这些疗法带有神秘的宗教色彩,但其中都包含着合理有效的成分。

　　在中国传说中的黄帝时代,尝遍百草的神农是位音乐家;春秋战国时期的医和则是一种著名的音乐理疗医生。内经中的《五音五味篇》即是选用宫、商、角、徵、羽等调式,对症下"乐"的音乐处方。我国古籍《礼记》、《乐记》中也都指出,音乐能促进人的和谐生活和身心健康。在古埃及则记载了大卫的竖琴曾安抚过所罗门王的忧郁情绪。古希腊最博学的哲学家亚里士多德首先指出音乐可以治病,并认为其机理为激起情感,其效果与酒、强壮品及发泄手段相同。这些都是来自生活的比较科学的记载。

　　到了 18 世纪,人们开始把音乐与健康作为科学课题来研究。心理学界认为,音乐疗法的第一个科学工作者是 18 世纪末的 I. M. 阿路特秀拉氏,他第一次对患者使用音乐来配合情绪和精神的节奏,发现音乐对精神病患者的反应有促进作用。美国音乐治疗史上最早出现的参考文献是 1789 年《哥伦比亚杂志》上发表的《音乐的生理思考》,文章表述了音乐治疗的基本原理和个人主张及建议,对音乐治疗具有重要的意义。

　　音乐疗法比较重要的发展时期是第二次世界大战期间。在第二次世界大战时,在美国的一所野战医院里,当时的医疗和生活条件都十分恶劣,因此伤兵们的情绪都非常糟糕,每天叫骂不止。手术后的感染率很高,死亡率也很高。有一个医生用留声机播放士兵们熟悉的家乡歌曲。很快伤兵们的情绪稳定下来了,令人意外的是,手术后的感染率大大下降,死亡率也随之下降,甚至手术后的愈合期也明显缩短。这一发现受到美国国防部的重视,在各个野战医院推广这个办法,收到很好的效果。战争结束后,很多医院开始雇用音乐家来参与治疗工作,美国的医生们也开始认真地研究音乐对人的健康究竟起着什么作用? 为了弥补音乐家所缺少的对音乐治疗过程评估的训练和相关的医学、心理学背景知识,一些专门的课程陆续开设,同时一些专门的组织也陆续建立。1944 年和 1946 年,在美国密西根州立大学和肯萨斯大学先后建立了专门的音乐治疗课程来训练专门的音乐治疗师,于是音乐治疗作为一门新兴的学科诞生了。1945 年,国家音乐联合会建立了音乐治疗委员会。1950 年,将国家音乐治疗委员会改为国家音乐协会(NAMT),这是世界第一个国家的音乐治疗协会。1958 年英国成立了音乐治疗协会。从 60 到 70 年代,一些欧洲国家,如荷兰、瑞典、挪威、丹麦和德国等建立了音乐治疗的专门机构或治疗协会。在世界上有 200 多个国家成立了音乐治疗协会,并每两年召开一次世界音乐治疗大会。

音乐治疗作为一门完整的现代学科,在中国起步较晚。1979 年,美国音乐治疗博士刘邦瑞教授应邀到中央音乐学院讲学,第一次把欧美音乐治疗学介绍到国内。1981 年,沈阳军区医院开展了音乐电疗,随后又与传统针灸相结合,使中国的音乐治疗从一开始便具有不同于西方的中国特色。1984 年,湖南长沙马王堆疗养院开展了心理音乐疗法,又与长沙医疗器械厂共同研制了心理音乐治疗机。1985—1986 年,北京安定医院和回龙观医院与音乐专业人员合作,先后开展了老年抑郁症的主动治疗和慢性精神分裂症的操作性音乐治疗。1989 年,中国音乐治疗学会成立,大大促进了我国音乐治疗事业的发展步伐。到目前为止,全国已有近 300 家医疗单位开展了音乐治疗,初步形成了音乐家、心理学家、医学家和其他专业人员组成的音乐治疗队伍。

三、音乐治疗的原理

对于声音对人体的影响,科学界进行了大量的实验与探索,以阐明它们之间的相互关系。19 世纪 50 年代通过著名的感觉剥夺实验发现,缺少声、光刺激将导致人的身心功能紊乱。定时播放优美的音乐,可促进某些动物、植物的生理功能。美国心理学家给初生婴儿播放心跳录音,在正常速度时可以催眠,速度过快时则惊醒、吓哭婴儿。工作场所美好的"背景音乐"可以影响情绪、行为,提高 30％的工作效率;而在公共场合的噪声可以造成在场者的晕厥。

归纳起来,音乐在临床治疗中的作用机制可以分为三个方面:物理—生理、心理—情绪、人际—社会。

(一)物理—生理作用

声音信号是由听觉感官的神经纤维传导至丘脑和大脑皮层的,音乐中的音高、力度、声色这些基本成分能够直接通过丘脑等皮层下结构使机体产生自主反应,而不需要通过大脑皮层的加工。国内外大量的研究证实,音乐可以引起各种生理反应,如使血压降低、呼吸减慢、心跳减慢、皮肤温度升高、肌肉电位降低、皮肤电阻值下降、血管容积增加、血液中的去甲肾上腺素含量增加等等,从而明显地促进人体的内稳态,减少紧张焦虑,促进放松。生理和心理上的长期紧张会对人体造成严重的损害,如导致心血管系统的疾病,如心脏病、高血压;肠胃系统疾病,如胃溃疡、十二指肠溃疡等;另外还有癌症、神经性皮炎、荨麻疹、偏头痛。因此音乐可以对上述疾病的治疗产生良好的作用。

由于大脑皮层上的听觉中枢与痛觉中枢的位置相邻,而音乐刺激造成大脑听觉中枢的兴奋可以有效地抑制相邻的痛觉中枢,从而明显地降低疼痛。同时音乐还可以导致血液中的内啡肽含量增加,也会有明显地降低疼痛的作用。据大量的实验和临床报道,在手术过程中使用音乐可以使麻醉药的计量减少一半,在手术后的恢复期可以大大减少甚至不用镇痛药,从而减少麻醉药或镇痛药的有害副作用。音乐的镇痛作用也被用来减少产妇在分娩过程中的痛苦,效果也是十分明显的。

此外,80 年代末起,美国一些医学家开始研究音乐对人的免疫系统的作用。研究发现,音乐可以明显地增加体内的免疫球蛋白 A（IgA）的含量。IgA 存在于人体的分泌物之中,是人体抵抗细菌侵害的第一道防线。因此,音乐可以增强人体的免疫系统功能,这一功能已经得到初步的证实。关于音乐对人体免疫系统的作用的研究只是刚刚开始,深入的研究还在继续。

（二）心理—情绪作用

音乐能使人怡情悦性、陶冶情操,塑造美好的性格;美妙的音乐激起人的美感与想象（包括色彩、形象的联想）,改善和调节情绪。中枢神经尤其是边缘系统与情绪有着密切联系,因此积极的情绪可通过内脏活动的最高中枢—边缘系统来改善机体功能。实践证明,不同的音乐对情绪的影响不尽相同。节奏鲜明的音乐,如进行曲,可振奋情绪;悠扬舒缓的乐曲则引起心旷神怡的欣赏反应;C 调温和引发人的放松情绪。日本音乐美学家渡边就音乐与情绪的密切关联提出以下四点:① 音乐与情绪都在时间的过程中进行;② 音乐与情绪都具有一种非物体的性质;③ 音乐与情绪都与视觉的固定性没有关系;④ 音乐与情绪都内含动力性的运动性。

（三）人际—社会作用

音乐是一种社会性的非语言交流的艺术形式,音乐活动（包括歌唱、乐器演奏、创作等）本身就是一种社会交往活动。人生活在群居的社会里需要表露自己的身体和精神的需求。人的生存与发展本身就有赖于对外界的感知和自己的智能,而患病往往使人产生孤独感和不安全感,它损害了患者与外界正常联系中所依赖的感情。音乐可以帮助他们在沟通中表达自我。

音乐治疗师通过组织各种音乐活动,如合唱、乐器合奏、舞蹈等等,为患者提供一个安全愉快的人际交往环境,让他们逐渐地恢复和保持自己的社会交往能力。患者在音乐活动中学习和提高他们的人际能力、语言能力、行为的自我克制能力,并提高自信心和自我评价。另外,音乐活动为患者提供了一个通过音乐和语言交流来表达、宣泄内心情感的机会。患者在相互的情感交流中相互支持、理解和同情,使他们的各种心理和情感的困扰和痛苦得到缓解,促进心理健康。

四、音乐治疗的临床应用

(一)音乐治疗在精神科领域中的应用

在精神科中,音乐治疗中放松训练的方法可以用来帮助患者缓解紧张焦虑情绪,聆听和演唱歌曲可以帮助患者正确表达感情,并促进他们的认知功能。在集体的音乐活动中可练习和提高自我行为的控制能力,学习和提高与他人的合作能力和沟通交流能力。许多患者,由于精神疾病的原因,他们的自信心和自我评价往往比较低,音乐演奏或演唱歌曲中的成功体验有助于提高患者的自我评价。另外,由于音乐具有强迫接受的特点(视觉感官可以在不愿意看的情况下通过闭眼来拒绝视觉刺激进入,而听觉感官则不可关闭,因此听觉信息可以在主体不愿意的情况下仍然进入人的大脑),所以音乐活动可以强迫患者从他们的异常或扭曲的主观世界中摆脱出来,回到现实世界中来,最终重建与现实世界的正确联系。

(二)音乐治疗在儿童心理障碍中的应用

在儿童心理障碍中,适合的对象主要有智力障碍、孤独症、听觉障碍、学习障碍、多动症、语言交流障碍等,音乐治疗可以发展患者正确的社会行为和情绪行为,发展沟通交流能力,发展运动技能和感知觉的水平。在儿童中的音乐治疗,具有节律的运动可以帮助患儿提高他们的运动协调能力;歌唱可以引发和促进语言的交流,并刺激语言交流的动机;音乐欣赏、歌唱、乐器演奏和音乐游戏可以帮助患儿学习正确识别和表达情感,提高听觉能力、注意力集中的能力,自我冲动的克制能力。各种音乐活动为患儿提供了一个愉悦的、安全的和满足感的体验机会,这些体验可提高他们的自我评价和自信心。

(三)音乐治疗在老年性疾病中的应用

音乐治疗在老年性疾病中最常见的对象是脑中风和老年性痴呆,如施沃尔(Schauer,2003)等运用音乐反馈疗法治疗脑中风后偏瘫引起的步态异常,收到了很好的效果。科威顿(Covington,2001)发现音乐治疗明显提高精神错乱患者的合作交流、社会认知及自我表达方面的能力。各种音乐活动在老年疾病中主要有以下作用:① 促进和保持老年患者的各种肌肉和关节的生理功能,提供丰富的听觉、视觉甚至触觉和动觉的感官信息刺激,以提高和保持他们的精神功能水平;② 抑制由于各种疾病所引起的疼痛,降低紧张焦虑感;③ 演唱歌曲可以提高和保持患者的语言功能和记忆力;④ 音乐的集体活动可以为患者提供重要的社会活动和人际交流的机会,以消除和减少孤独感,在音乐的娱乐活动中改善他们的生活质量和精神生活;⑤ 提供一个自我表现和获得成功感的机会,有利于提高和保持他们的自我评价。

（四）音乐治疗镇痛和提高疼痛的耐受力

用音乐减轻疼痛或缓解手术及治疗中的不适感的应用很广泛，主要用于牙科、分娩、慢性疼痛、儿科、外科手术的辅助治疗，以及减缓注射和其他治疗的紧张反应。音乐治疗减轻疼痛感受的作用机制有：① 作为集中或分散注意力的刺激物；② 促进放松反应；③ 掩盖令人不快的声音；④ 作为积极的环境刺激；⑤ 作为信息载体。

五、音乐治疗的过程

由于音乐治疗在临床运用中采用的形式多种多样，其具体实施过程根据不同的目标、不同的治疗对象，可灵活选择。一般来说，音乐治疗的过程包括四个主要步骤：① 确定（评估）患者的问题所在，即通过收集患者的情绪、认知状况、生理、社会功能等方面的信息，确定患者的问题；② 制订治疗目标，目标可分为长期目标和短期目标；③ 根据治疗目标制订与患者的生理、智力、音乐能力相适应的音乐活动计划；④ 音乐活动的实施并评价患者的反应。

参 考 文 献

陈瑞,陈红,羊晓莹.进食障碍预防的理论模型.中国临床心理学杂志,2007,15(4):445—446

陈素坤,周英.临床护理心理学教程.北京:人民军医出版社,2007:12—19

葛春芳,凌万军.1088例恶性肿瘤患者病前精神生活调查报告.中国肿瘤,1996,5(11):20—21

龚忠发,宋艳艳.恶性肿瘤发病机理研究新进展.肿瘤防治杂志,2001,8(5):449—451

郭兴.癌症病因新认识.科学与生活,2005,3:41—42

何军.医护关系的心理学思考.护理研究,2007,21(9):2324—2325

洪炜.医学心理学.北京:北京医科大学出版社,2001:182—183

洪晓虹,刘炳仑.神经性贪食症的认识进展.国外医学精神病学分册,1994,21(2):71—74

胡佩诚.医护心理学.北京:北京医学大学出版社,2002:232—244

霍莉钦,王倩等.都市生活减压法.南京:江苏科技出版社,2006.1.

霍莉钦等编译.家庭案头心理咨询.北京:科学出版社,2006.6.

吉米·霍兰.癌症人性的一面.唐丽丽译.北京:中国国际广播出版社,2007

贾玫,陈信义.肿瘤心理神经免疫学研究进展.综述与进展,2005,34(10):63—65

姜乾金.心身医学.北京:人民卫生出版社,2007,170—173

姜乾金.医学心理学.北京:人民卫生出版社,2008。

李诚,宇红.从香港患者看神经性厌食症的跨文化差异.中国神经精神疾病杂志,1995,21(3)138—140

李殿富,张铁山.医患沟通的障碍.中国医院管理,2005,09:55—56

李嘉诚基金会"人间有情"全国宁养医疗服务计划办公室主编.古稀医学:晚期癌症的宁养疗护.汕头:汕头大学出版社,2008:216—222

梁英政.医护关系的原则和角色期望.中国实用护理杂志,2000,16(7):54

廖秦平主编.妇产科学.北京:北京大学医学出版社,2004

马莉.我国医患关系紧张的原因与对策研究.中国医药导报,2007,11(32)119—121

钱明,刘畅,崔光成.医学心理学.天津:南开大学出版社,2005,350—355

王建平,林文娟,崔俊南等.心理干预在放疗患者中的应用.应用心理学,2001,7(3):13—17

王明旭.医患关系学.北京:科学出版社,2008。

熊真真,袁丽.医疗人际关系中新型医护关系的建立.护理学杂志,2005,20(15):78—80

杨婧,张捷.恶性肿瘤伴发心理相关因素研究现状.中国肿瘤临床与康复,2008,15(2):188—190

伊茂森.神经性厌食症临床症状的诊断与治疗.山东精神医学,1994,(4):42—45

于传清等.实用妇科内分泌学.上海:复旦大学出版社,2004

于慧,宋爱云,丁兰萍等.恶性肿瘤病因研究进展.河南肿瘤学杂,2003,16(5):388—390

余学丽.运用护理学程序对一例肾上腺皮质功能减退症病人的心理护理.青海医药杂志,2007,37(8):64—65

张丽华.论互补性在医护关系中的核心作用.华夏医学,1999,12(5):613—614

张宜宏,施琪嘉.肿瘤患者的心理治疗.中国康复,2005,20(1):56—58

赵丽珠,刘丹,李晓苗.进食障碍研究进展.首都公共卫生,2007,10,1(5):207—209

朱熊非,姚树桥.医学心理学.北京:人民卫生出版社,2006,50—57

邹从清,韩元华.社会心理因素对人类免疫系统的影响.中国行为医学科学,2003,12(5):594—595

Baltrusch H J, Stangel W, Waltz M E. Cancer from the biobehavioral perspective: the type C patterns. Act Nerv-Super, 1988, 30(1): 18—21

Bonnie A et al. Cognitive-behavioral stress management increases benefit finding and immune function among women with early-stage breast cancer. J Psychosomatic Research, 2004, 56: 1—8